全国中医药行业高等教育『十三五』创新教材

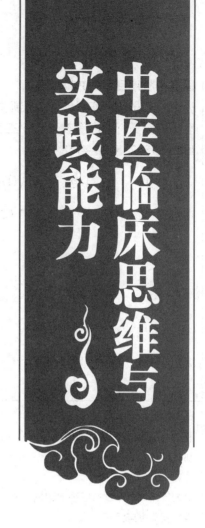

中医临床思维与实践能力

赵　凯◎主编

中国中医药出版社
·北京·

图书在版编目（CIP）数据

中医临床思维与实践能力 / 赵凯主编 . —北京：中国中医药出版社，2018.10

全国中医药行业高等教育"十三五"创新教材

ISBN 978-7-5132-4758-0

Ⅰ.①中…　Ⅱ.①赵…　Ⅲ.①中医临床—研究生—教材　Ⅳ.① R24

中国版本图书馆 CIP 数据核字（2018）第 014270 号

中国中医药出版社出版

北京市朝阳区北三环东路 28 号易亨大厦 16 层

邮政编码　100013

传真　010-64405750

山东百润本色印刷有限公司印刷

各地新华书店经销

开本 787×1092　1/16　印张 20.5　字数 361 千字

2018 年 10 月第 1 版　2018 年 10 月第 1 次印刷

书号　ISBN 978-7-5132-4758-0

定价　62.00 元

网址　www.cptcm.com

社 长 热 线　010-64405720

购 书 热 线　010-89535836

维 权 打 假　010-64405753

微信服务号　zgzyycbs

微商城网址　https://kdt.im/LIdUGr

官 方 微 博　http://e.weibo.com/cptcm

天猫旗舰店网址　https://zgzyycbs.tmall.com

如有印装质量问题请与本社出版部联系（010-64405510）

编写说明

如何培养、提高中医院校学生临床实践能力一直是中医临床教学的难题，目前关于中医临床思维方法的教程及书籍较多，大致可分以下几类：①通过列出临床各科代表性的病证，以传统的中医辨证思维模式，即第一步通过四诊明确是何病证，第二步确定证型，再确立治法，最后制订方药。②首先阐述各种中医辨证临床思维的方法，再通过病案分析总结其辨证思维方法，以博采众家之长。③针对住院医师为主，首先介绍中医临床思维一般概念和基础辨证思维方法，治疗策略，再分别阐释临床各科的思维特点。对于培养提高中医院校的学生及临床医师建立良好的辨证思维和临证能力都有很好的作用。

但目前针对中医研究生的中医思维与实践能力培养的教材较少，为了推进中医临床专业学位研究生教育改革，促进中医专业学位研究生教育与住院医师规范化培训制度衔接，特进行此次编写。研究生与本科生相比有其特点，已具备少量的临床实践经历，自我学习及思考能力较强，知道将书本的知识应用于临床，但没有形成较系统的临床思维方法，多数还停留在"头痛医头，脚痛医脚"的对症治疗及简单的辨证分型治疗阶段，最欠缺的还是如何将课堂上学到的理论有效地运用到临床的能力，而这也是提高中医临床实践能力的关键。首先必须让学生建立系统的临床思维方法，因此研究中医临床思维方法至关重要。有了系统、科学的临床思维模式，对于临床实践能力的提高往往具有事半功倍的效果。这也就是中医特别强调"悟性"的原因。那么"悟性"是先天决定的吗？我们认为"悟性"是可以通过后天培养，不断努力而提高的。

本书面向研究生，简单概括基础的中医辨证思维方法，重点突出如何建立系统、科学的临床思辨方法，以及临床各科的思维方法和实践能力的培养。限于篇幅，临床各科临证思路不以单病种讨论，不展开讨论具体疾病的病因病机、诊断治疗等内容，侧重于临床各科临证思维的培养，以启发为主。

由于时间仓促，水平有限，书中不妥之处敬请广大同道及读者不吝赐教，以促不断完善。

赵 凯

2018 年 7 月

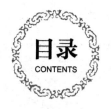

目录
CONTENTS

上篇
中医临床思维概论

下篇
中医各科临床思维

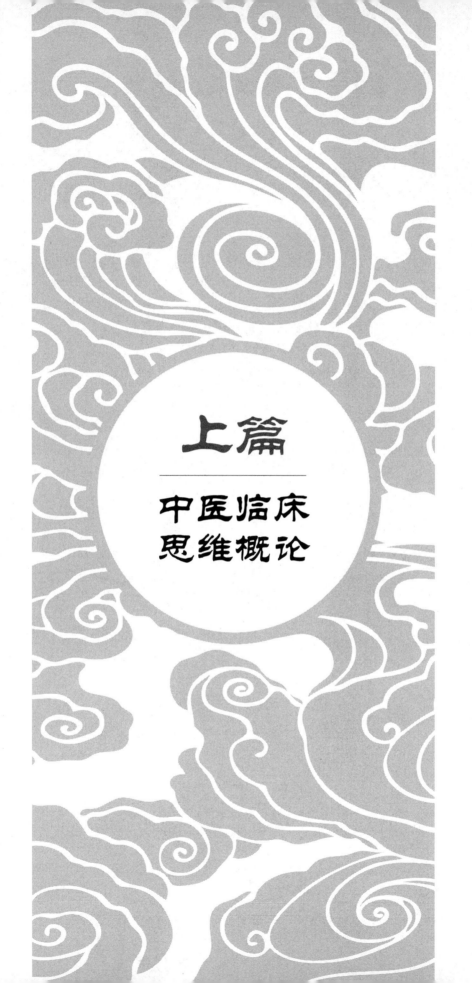

上篇

中医临床
思维概论

第一章　中医临床思维的基本内容和基本特征

第一节　基本内容

一、阴阳学说在中医学中的应用

阴阳学说是研究阴阳的内涵及运动变化规律的一门学说，是建立在古代朴素辩证法思想上，用来解释宇宙中各种事物发生、发展和演变的一种古代哲学理论。古人认为，宇宙中的所有事物与现象，都普遍存在着阴阳两种既联系又对立的势力，如水与火、上与下、左与右、日与月、寒与热等。

（一）指导疾病诊断

在临床当中，各种疾病表现往往错综复杂，但其基本病理机制是阴阳失调。《素问·阴阳应象大论》中说"善诊者，察色按脉，先别阴阳"，指出在疾病的诊察中要把握好阴阳，看清疾病的大方向，在临证处方上才不会犯错误。

1. 辨别望诊中的阴阳属性

五脏六腑气血通过经脉上荣于面，面部的色泽是人体脏腑气血的外部表现。色泽鲜明为病在阳分，提示病情比较轻浅；如色泽晦暗为病在阴分，提示病情较深重。特别是一些复杂疾病的后期，如面色枯槁不润泽，即使病、色相生，也难调治；如面色明润内含，即使病、色相克，也有向愈的可能。

2. 辨别闻诊中的阴阳属性

患者来诊，与医生交谈时，如语声洪亮高亢，兴奋多言者，多属于实、热，为阳；语声低微软绵，乏力少言者，多属于虚、寒，为阴。从患者呼吸上来判别，呼吸微弱，动则气喘，多属虚而为阴；呼吸有力，声高气粗，多属实而为阳。

3. 辨别问诊中的阴阳属性

与患者交谈可以了解疾病的性质，如患者自诉少气懒言，身重畏寒，口吐清水，饮食无味，不思水饮等，往往是阳虚的症状，用药则可以采用温阳的方法。如主诉干咳无痰、饮水不休、潮热汗出、夜寐盗汗等，往往是阴虚的症状，用药则考虑用养阴的方法。

4. 辨别切诊中的阴阳属性

《素问·脉要精微论》中说"微妙在脉，不可不察，察之有纪，从阴阳始"。从脉象上而言，浮脉、滑脉、数脉、大脉、实脉之类的脉象皆为阳，沉脉、涩脉、迟脉、小脉、弱脉之类的脉象皆为阴。以摸脉的部位来分，则寸为阳，尺为阴。以脉动过程来分，则至为阳，去为阴。

需要注意的是，望、闻、问、切四诊，是调查了解疾病的四种不同的诊断方法，各有其独特的作用，不应该相互取代，只能互相结合，取长补短。四诊之间是相互联系、不可分割的，因此在临床运用时，必须将它们有机地结合起来，也就是要"四诊合参"，只有这样才能正确判断阴阳。

（二）指导疾病防治

《素问·生气通天论》中记载："阴平阳秘，精神乃治，阴阳离决，精气乃绝。"阴与阳相互对抗、相互制约和相互排斥，以求其统一，取得阴阳之间的相对的动态平衡。

1. 阴阳偏胜

阴阳偏胜是指阴或阳的亢盛有余的统称，治疗上一般采用"损其有余"的原则。阳偏盛，是指在疾病过程中，机体阳气病理性偏盛，机能亢奋，热量过剩的病理状态。多由于感受阳热邪气，或虽外感阴邪，但从阳化热；或由于情志内伤，五志过极而化火；或因痰湿、瘀血、食积等郁久化热所导致。"阳胜则热"，故阳偏盛的病机特点多表现为阳盛而阴未虚的实热证，临床表现以热、动、燥为其特征。热即热象，如发热、目赤、面赤、舌红、苔黄、脉数等；动即躁动不宁，如烦躁、发狂，或出血等；燥即干燥，如口渴、尿少、便干等。治疗上当用寒凉性的药物以直接清热，也就是"热者寒之"的方法。阴偏盛，是指在疾病过程中，机体阴气病理性偏盛，机能障碍或减退，产热不足，以及阴寒性病理产物积聚的病理状态。多由于感受寒湿阴邪，或过食生冷之物，寒滞中阳，遏抑阳气温煦作用的发挥，从而导致阳不制阴，阴寒内盛。"阴胜则寒"，故阴偏盛的病机特点多表现为阴盛而阳未虚的实寒证，临床表现以寒、静、湿为其特征。寒即寒象，如恶寒肢冷、面色苍白、脘腹冷痛、舌淡、脉迟等；静即沉静少动、静卧等；湿指水液代谢障碍所致的水湿留滞症状，如泄泻、水肿、痰液清稀、带下清稀、小便清长等。治疗上宜采用温热性的药物以直接祛寒，也就是"寒者热之"的方法。

当然在临床中还需要注意的是，阳热亢盛进一步发展必然损伤体内阴液，疾病则会从实热证转化为实热兼阴亏证或虚热证。即"阳胜则阴病"，治疗中应采用清热兼滋阴的方法。阴寒偏盛进一步发展必然耗伤体内阳气，疾病则从实寒证转化为实寒兼阳虚证或虚寒证。即"阴胜则阳病"，治疗中宜采用祛寒兼温阳的方法。

2. 阴阳偏衰

阴阳偏衰是指阴或阳的虚损不足的统称，治疗上一般采取"补其不足"的治疗原则。阳偏衰，即是阳虚，是指机体阳气虚损，机能减退或衰弱，热量不足的病理状态。一般地说，其病机特点多表现为机体阳气不足，阳不制阴，阴相对亢盛的虚寒证。形成阳偏衰的主要原因，多由于先禀赋不足，或后天饮食失养和劳倦内伤，或久病损伤阳气所致。临床上一般采用温阳药来治疗。阴偏衰，即是阴虚，是指机体阴气虚损，机能减退或衰弱，阴液不足的病理状态。一般地说，其病机特点多表现为机体阴气不足，阴不制阳，阳相对亢盛的虚热证。形成阴偏衰的主要原因，多由于先禀赋不足，或后天饮食失养和劳倦内伤，或久病损伤阴气所致。治疗上一般用滋阴药治疗。

3. 阴阳互损

阴阳互损是阴阳的互根互用关系失调而出现的病理变化。阴阳双方之间本来存在着相互依存、相互资生、互为化源和相互为用的关系，一方亏虚或功能减退，不能资助另一方或促进另一方的化生，必然导致另一方的虚衰或功能减退。在阴虚的基础上，继而导致阳虚，称为阴损及阳，治当"阳中求阴"，即在补阴的基础上兼以补阳；在阳虚的基础上，继而导致阴虚，称为阳损及阴，治当"阴中求阳"，即在补阳的基础上兼以补阴。如此则阴阳双方互相资助、互相促进、互源互化。如唐·王冰注《素问·四气调神大论》说："阳气根于阴，阴气根于阳，无阴则阳无以生，无阳则阴无以化。"

二、五行学说在中医学中的应用

五行学说是古代劳动人民将古代哲学理论中以木、火、土、金、水五类特性及其生克制化规律来认识、解释自然的系统结构和方法论运用到中医学而建立的中医基本理论，用以解释人体内脏之间的相互关系、脏腑组织器官的属性、运动变化及人体与外界环境的关系。

（一）阐释人体生理特性

《尚书·洪范》中谈道："五行：一曰水，二曰火，三曰木，四曰金，五曰土。水曰润下，火曰炎上，木曰曲直，金曰从革，土爰稼穑。润下作咸，炎上作苦，曲直作酸，从革作辛，稼穑作甘。"其对五行的特性从哲学高度做了抽象概括。古人还将五行特性类比五脏的生理特点，演绎五脏与其他脏腑、官窍、形体的联系，用以说明五脏与自然环境之间的关系以及五脏相互之间的关系（表1-1）。

表1-1　五脏特性及与阴阳五行的类比

	肝	心	脾	肺	肾
比喻	将军之官	君主之官	仓廪之官	相傅之官	作强之官
阴阳属性	阴中之阳	阳中之阳	阴中之至阴	阳中之阴	阴中之阴
五行属性	木	火	土	金	水
与季节相通	通于春气	通于夏气	通于长夏	通于秋气	通于冬气
生理特性	1. 为刚脏主升发 2. 体阴而用阳	1. 为火脏 2. 为五脏六腑之大主	1. 以升为健 2. 喜燥恶湿	1. 主治节 2. 为娇脏	1. 主封藏 2. 为水火之脏
生理功能	1. 主疏泄 2. 主藏血	1. 主血脉 2. 主藏神	1. 主运化 2. 主化生气血 3. 主升清 4. 主统血	1. 主气司呼吸 2. 主宣发肃降 3. 主行水 4. 朝百脉	1. 藏精，主生长、发育、生殖和脏腑气化 2. 主水 3. 主纳气

（二）阐释人体病理变化

由于五脏被分归到五行中，所以五脏的功能会因为五行的相互关系而连接成一个整体，一旦某一脏的功能出现异常情况，必然受到其他四脏的影响或帮助，也会造成其他四脏出现异常。

1. 相生关系病理传变

这里包括"母病及子"和"子病犯母"两个方面的关系。

（1）母病及子：是指五行中的某一行失常，影响到其子行，导致母子两行皆异常的变化。母病及子的一般规律是：①母行虚弱，累及其子行也不足，导致母子两行皆虚。即所谓"母能令子虚"。如水虚不能生木，引起木行也不足，结果水竭木枯，母子俱衰。临床上常见的肾精亏虚，引起肝阴血不足，或肾阴亏虚引起肝阴不足而肝阳上亢的病变，即属此类。②母行过亢，引起其子行亦盛，导致母子两行皆亢。如木行过亢，可引起火行过旺，导致木火俱盛。临床上常见的肝火亢盛引致心火亦亢，出现心肝火旺的病变，即属此类。

（2）子病犯母：是指五行中的某一行异常，影响到其母行，导致子母两行皆异常的变化。子病及母的一般规律是：①子行亢盛，引起母行也亢盛，结果是子母两行皆亢，即所谓"子能令母实"，一般可称为"子病犯母"。如临床上可见心火过亢引起肝火亦旺，结果导致心肝火旺的病理变化。②子行亢盛，劫夺母行，导致母行虚衰，一般可称为"子盗母气"。如临床上可见肝火太盛，下劫肾阴，导致肝阴肾阴皆虚的病理变化。③子行虚弱，上累母行，引起母行亦不足，一般也可称为"子盗母气"。如临床上可见心血亏虚引起肝血亦不足，终致心肝两虚的病理变化。

2. 相克关系的病理传变

这里包括"相乘"和"相侮"两个方面的关系。

（1）相乘：是指五行中的一行对其"所胜行"的过度克制和制约，即肝病传脾，脾病传肾，肾病传心，心病传肺，肺病传肝。例：见肝之病，知肝传脾，当先实脾。肝属木，脾属土，在五行当中木克土。肝传脾，就是说肝会把病邪传给脾的，为了防止这种传递现象，在治疗肝病处方时，一定要加味药实脾，脾实了，肝就不能把病邪传递给脾了，也就是防止次生灾害。

（2）相侮：是指五行中的一行对其"所不胜行"的反向制约，即肝病传肺，肺病传心，心病传肾，肾病传脾，脾病传肝。例如木火刑金，由于肝火偏旺，肝病传到肺脏，造成肺气无法清肃，临床上患者表现既有胸胁疼痛、口苦等肝火过旺之证，又有咳嗽、咳痰等肺失清肃之证。

（三）用于指导疾病诊断

1. 用于指导四诊

中医一般通过四诊收集有关病证的资料，包括症状、体征等，对其进行综合分析判断，确定疾病发病的原因，并对其发展和预后作出判断。内脏有病，可以通过很多途径反映到体表的相应部位，表现为色泽、声音、形体、脉象等各方面的异常。正如《难经·六十一难》中说："望而知之者，望见其五色，以知其病。闻而知之者，闻其五音，以别其病。问而知之者，问其所欲五味，以知其病所起所在。切脉而知之者，诊其寸口，视其虚实，以知其病，病在何脏腑也。"运用五行学说能帮助诊断，如面现青色，喜食酸味，脉象为弦脉，可以诊断为肝病。

2. 用于推断病情深重

古代医家用"色脉合参"来推测疾病的预后，即通过色诊和脉诊所收集的资料进行综合分析，根据五行的生克变化，评价病情的轻重，推测预后情况。如肝病患者面现青色，并见弦脉，此为色脉相符，乃为平安之象；如出现浮脉，根据五行，浮脉属金，青色属木，金克木，说明该病预后不良；如出现沉脉，根据五行理论，沉脉属水，青色属木，水生木，说明该病预后良好。

（四）用于指导疾病治疗

1. 确定治则与治法

根据相生、相克规律可以确定某些治疗原则和治疗方法，主要内容包括如下几方面：

（1）根据相生规律来确定治则治法：多用于母病及子或子病犯母（即子盗母气）等病证。基本原则是补母或泻子，即《难经》所谓"虚则补其母，实则泻其子"。

①补母：主要适用于母子关系失调的虚证。如肺气虚弱发展到一定程度，可影响脾之健运，而致脾虚。脾土为母，肺金为子，土能生金，故可用补脾益肺方法进行治疗，此即虚则补其母之含义。此外，单纯的子病虚证，亦可运用母子相生关系，兼顾补母以加强其相生之力，从而有助于子脏虚证之恢复。

②泻子：主要适用于母子关系失调的实证。如肝火炽盛，有升无降，出现肝实证时，可采用清心泻火法进行治疗。肝木为母，心火为子，故泻心火则有助于泻肝火，此即实则泻其子之含义。

临床上依据五行相生规律所确定的治疗方法，常用者有以下几种：

滋水涵木法：指通过滋养肾阴以养肝阴，从而涵敛肝阳的治疗方法，又称滋肝养肾法、滋补肝肾法、乙癸同源法。主要适用于肾阴亏损而致肝阴不足，甚则肝阳偏亢之病证。

金水相生法：是滋补肺肾阴虚的一种治疗方法，又称补肺滋肾法、滋养肺肾法。主要适用于肺虚不能输布津液以滋肾，或肾阴不足，精气不能上荣于肺，以致肺肾阴虚病证。

培土生金法：是指补脾益气而达到补益肺气的治疗方法。主要适用于脾虚胃弱不能滋养肺脏而致肺脾两虚之病证。

（2）根据相克规律来确定治则治法：多用于临床上由于相克关系紊乱而出现的乘

侮病证，其治疗原则主要是抑强或扶弱，并侧重于制其强盛，以使弱者易于恢复。此外在必要时，亦可在其强盛之一方尚未发生相乘病变时，利用相克规律，预先加强其被克者力量，从而防止病情之发展。

①抑强：主要适用于相乘或相侮病证。如肝气横逆犯胃或乘脾，出现肝胃不和或肝脾不调之病证，称之为木亢乘土。治则应以疏肝、平肝之法为主。若由于脾胃壅滞，影响及肝，而致肝气失于条达疏泄，形成土壅木郁病证，是为相侮（反克）病证，其治疗则应以运脾和胃为主。总之，抑制其强，则被克者之机能自然易于恢复协调。

②扶弱：主要适用于相克之力不及，或因虚而被乘袭所产生的病证。如肝虚气郁，影响脾胃之健运，则称木不疏土，治宜补肝和肝为主，兼顾健脾之法。若因土虚木乘所致的肝脾不调或肝胃失和病证，则应以健脾和胃、疏肝理气为法。总之，扶其弱则有助于相互制约协调关系的恢复。

临床上依据五行相克规律所确定的治疗方法，常用者有如下几种：

扶土抑木法：是以健脾疏肝药物治疗脾虚肝气亢逆病证的一种方法，又称健脾疏肝法。主要适用于脾虚肝郁病证。

培土制水法：是指用温运脾阳或健脾益气药物，以治疗水湿停聚病证的一种方法，又称健脾利水法。主要运用于脾虚不运，或脾阳虚损，水湿泛滥而致的水肿等病证。

佐金平木法：指通过清肃肺气，以抑制肝火亢盛病证的一种治疗方法，又称清肺泻肝法。主要适用于肝火亢逆，灼伤肺金，影响肺气清肃而致的"木火刑金"病证。

泻南补北法：指通过泻心火，补肾水以交通心肾的一种治疗方法。又称泻火补肾法、滋阴降火法。主要适用于肾阴不足，心阳偏亢，水火失济，心肾不交病证。

2. 指导脏腑用药

五行学说将五脏和药物的五色和五味分归于五行，认为同一行中的具有某一种色味的药物与某脏存在一种特殊的关系（表 1-2）。

表 1-2　五脏、药物性质与五行的配属

五行	木	火	土	金	水
五脏	肝	心	脾	肺	肾
五色	青	赤	黄	白	黑
五味	酸	苦	甘	辛	咸
药物	山茱萸	丹参	白术	石膏	生地黄

3. 指导情志疗法

五行相克理论认为，五行之间存在着一种相互制约的相胜关系，即金胜木，木胜土，土胜水，水胜火，火胜金。《黄帝内经》具体论述了情志相胜心理疗法的基本程序：喜伤心，恐胜喜；怒伤肝，悲胜怒；思伤脾，怒胜思；忧伤肺，喜胜忧；恐伤肾，思胜恐。《景岳全书》中记载燕姬因怒而厥，张景岳诊后便声言其危，假称要用灸法才能治好。燕姬知道灸法不仅会引起疼痛，而且会损毁面容或身体其他部位的皮肤。于是，继而转悲，悲则气消，将胸中的郁怒之气排解。这样就克制了愤怒的情绪，消除了愤怒引起的疾病。

三、经络学说在中医学中的应用

经络学说是研究人体经络的生理功能、病理变化及其与脏腑相互关系的学说。其对临床各科，尤其是针灸、推拿、气功等，都起到了极其有效的指导作用。

1. 用来阐述病理变化

人体的经络系统，具有沟通联系、通行气血阴阳、感应传导及调节脏腑等功能。整个经络如果功能正常，则可以运行气血，濡养脏腑，起到抵御外邪侵袭，保卫机体健康的作用。但是当人体收到自然界外邪的侵袭，经络系统又会成为病邪传播的途径，由表向里，由浅入深，由外向内，逐次传递，深入脏腑，还可能从一个脏腑传递到另一个脏腑。比如人体外感风寒，最初的症状是恶寒发热，全身疼痛等，这是由于邪客于皮毛所引起。表邪如果没有得到清除，迁延日久就会内传于肺脏，出现咳嗽、胸痛等症状。所以《素问·缪刺论》说："夫邪之客于形也，必先舍于皮毛；留而不去，入舍于孙脉；留而不去，入舍于络脉；留而不去，入舍于经脉；内连五脏，散于肠胃，阴阳俱感，五脏乃伤。此邪之从皮毛而入，极于五脏之次也。"当然病邪的传递并非单向的，有时病邪会通过经络排出体外。比如还是风寒袭肺，出现恶寒发热、咳嗽流涕、全身疼痛，医生采用辛温解表的方药，通过发汗解表的方法，使得寒邪透表而出，病邪排出的途径则是从肺脏到经络到皮毛，最后排出体外。

2. 用于疾病的诊断

经络系统是由经脉、络脉及连属部分共同构成。经脉是经络的主干，主要有十二正经和奇经八脉两大类组成。"十二正经"包括手三阴经、手三阳经、足三阴经、足三阳经，各有一定的起止点、循行部位和交接顺序，同时其在人体四肢的分布和走向也有一定的规律，与人体脏腑有直接的络属关系，所以内脏的疾病常常会通过经络在相应的部位有所反映。例如：两胁疼痛，多为肝胆疾病；缺盆中痛，常是肺的病变。又如头痛一症，痛在前额者，多与阳明经有关；痛在两侧者，多与少阳经有关；痛在后头部及项部者，多与太阳经有关；痛在巅顶者，多与厥阴经有关。《灵枢·官能》中说"察其所痛，左右上下，知其寒温，何经所在"，就指出了经络对于指导临床诊断的意义和作用。

3. 用于疾病的治疗

经络除了沟通表里上下，联络脏腑器官，通行全身气血，濡养脏腑组织等作用，还能调节机能平衡：当人体发生疾病时，便会出现气血不和及阴阳偏盛偏衰的病理状态。用针灸、推拿、气功等治疗方法，在相关穴位上施以一定的刺激量，即可激发和增强经络的自动调节和控制机能，纠正气血阴阳的失调状态。

在临床上，药物的四气五味、升降沉浮理论与经络学说的关系也是十分密切，因为四气的药物分类比较笼统，如同样是寒证，肺寒和胃寒有所不同，能祛肺寒的药物不一定能祛胃寒。因此药物归经的理论能把药物的特殊功效更加细微地反映出来，更加明确药物作用的定位和趋向，突出药物作用的针对性和选择性，便于临床应用。《素问·宣明五气》已有"五味所入，酸入肝，辛入肺、苦入心、咸入肾、甘入脾，是谓五入"的记载。《灵枢·九针论》也有"酸走筋、辛走气、苦走血、咸走骨、甘走肉，是谓五走"的记载。为后世形成药物归经的理论，奠定了基础。

以治疗不同类型的头痛为例，除了可以选用局部穴位和对应经络的穴位外，还可选用不同的"引经药"，可对增强原方疗效起到很大的帮助。根据头痛的部位，参照经络循行路线，如太阳经头痛多在后脑，下连于项，穴位选取后项、天柱、昆仑，药物选取羌活、蔓荆子、川芎。阳明经头痛多在前额或眉棱骨处，穴位选取上星、头维、合谷，药物选取葛根、白芷、知母。少阳经头痛多在头之两侧，连及耳部，穴位选取率谷、太阳、侠溪，药物选取柴胡、黄芩、川芎。厥阴经头痛：多在巅顶，或连于目，穴位选取百会、通天、行间。药物选取吴茱萸、藁本。

四、经方在中医学中的应用

方剂素有"经方"与"时方"之分，在学术上又有"经方派"与"时方派"之别。所谓"经方"，《辞海》云："经方，中医学名词，古代方书的统称。后世称汉代张仲景的《伤寒论》《金匮要略》等书中的方剂为经方，与宋元以后的时方相对而言。"

张仲景首创"六经辨证"，将外感疾病演变过程中的各种证候，进行综合分析，归纳其病变部位、寒热趋向、邪正盛衰，而区分为太阳、阳明、少阳、太阴、厥阴、少阴六经。六经病证是经络、脏腑病理变化的反映。其中三阳病证以腑的病变为基础；三阴病证以脏的病变为基础，所以说六经病证基本上概括了脏腑和经络的病变。运用六经辨证，不仅仅局限于外感病的诊治，对肿瘤和内伤杂病的论治，也同样具有指导意义。在临床上遵循"病脉证并治"模式，首先区分的是"病"，在辨清"病"的基础上，再根据脉象和症状进行辨证，通过病、脉、证的分析，确定所用的方药。以太阳病为例，根据患者表现出的症状"脉浮""头项强痛而恶寒"辨病为太阳病，如其出现发热、汗出、恶风、脉缓，则为太阳中风证，可用桂枝汤治疗；如其出现发热，或未发热，恶寒、体痛、呕逆、脉阴阳俱紧，此为太阳伤寒证，可用麻黄汤治疗。

第二节 基本特征

中国古代自然科学有着与西方不完全相同的思维方法，这不但决定了古人观察和认识自然的方法，而且决定了中国科学发展的方向。由于受到古代唯物论和辩证法思想的深刻影响，中医学不但形成了其独特的理论体系，而且在思维方法上与西方医学存在着明显差异，集中体现在整体观、辨证观、动态平衡观。

一、整体观

中医学认为人是一个有机整体，构成人体的各个组织器官，在结构上是互相沟通的，在功能上是互相协调的，在病理上是互相影响的。人体与外界环境关系密切，能够主动地适应外界环境的变化，自我维持稳定的身体机能活动。

1. 整体观在诊察中的应用

中医四诊包括望、闻、问、切四种诊法，每种诊法都有其独特的手段与方法，分别从不同角度来诊察病证。望诊是医师通过视觉观察患者的神色、体态、分泌物、排泄物等以了解病情的诊察方法；闻诊是通过聆听患者的声音，以及用鼻来闻患者身体或分泌物、排泄物的气味来了解病情的诊察方法；问诊是通过询问患者或其家属相关病情，以了解病情的诊察方法；切诊是通过抚按患者脉搏或触摸患者身体，以了解病情的诊察方法。单用一种诊法所搜集的病情资料只能反映病证的某方面情况，无法全面掌握病情，甚至会错误判断病情。所以，在临床上只有将望闻问切联系起来，对四诊所得的临床资料进行综合判断，即所谓"四诊合参"，才能从整体上全面了解病情，对疾病做出正确的诊断。

2. 整体观在治疗中的应用

《素问·疏五过论》中说"圣人之治病也，必知天地阴阳，四时经纪，五脏六腑，雌雄表里，刺灸砭石，毒药所主，从容人事，以明经道，贵贱贫富，各异品理，问年少长，勇怯之理，审于分部，知病本始。八正九候，诊必副矣。"意思是具有高超医术的医生在治疗疾病之前，必须知道天地阴阳、四时经纪、五脏六腑、表里等的相互关系，熟练掌握针灸、砭石、汤药所适宜治疗的病证，还需了解人事的变迁，掌握诊治的常规，熟悉富人和穷人的体质差异，询问年龄的少长，分析个性的勇怯，再根据病证的分属，可以知道疾病发生的原因，然后结合四时八正，运用三部九候的理论，这样的诊察才能做到名副其实。从这里可以看出，古人在诊治上是考虑各方面的影响因素，充分体现了"天人合一"的整体观。

整体观还体现在中医用药上，临床上一般是采用中药方剂，药物的选择上不是采用单一的中药，而是采用"君臣佐使"的组方原则。《素问·至真要大论》："主病之谓君，佐君之谓臣，应臣之谓使。"组成方剂的药物可按其在方剂中所起的作用分为君药、臣药、佐药、使药，称之为君、臣、佐、使。君指方剂中针对主证起主要治疗作用的药物。臣指辅助君药治疗主证，或主要治疗兼证的药物。佐指配合君臣药治疗兼证，或抑制君臣药的毒性，或起反佐作用的药物。使指引导诸药直达病变部位，或调和诸药的药物。以治疗伤寒表证的麻黄汤为例，麻黄发汗解表为君药，桂枝助麻黄发汗解表为臣药，杏仁助麻黄平喘为佐药，甘草调和诸药为使药。

二、辨证观

辨证论治是中医认识疾病和治疗疾病的基本原则，是中医学对疾病的一种特殊的研究和处理方法。所谓辨证，就是把四诊（望诊、闻诊、问诊、切诊）所收集的资料、症状和体征，通过分析、综合，辨清疾病的病因、性质、部位，以及邪正之间的关系，进而概括、判断为某种性质的证。中医临床认识和治疗疾病，既辨病又辨证，但主要不是着眼于"病"的异同，而是将重点放在"证"的区别上，通过辨证而进一步认识疾病。例如，感冒是一种疾病，临床可见恶寒、发热、头身疼痛等症状，但由于引发疾病的原因和机体反应性有所不同，又表现为风寒感冒、风热感冒、暑湿感冒等不同的证型。只有辨清了感冒属于何种证型，才能正确选择不同的治疗原则，分别采用辛温解表、辛凉解表或清暑祛湿解表等方法给予适当的治疗。西医对于感冒发烧一般采用头痛给予止痛药、发热给予退烧药、仅针对某一症状采取具体对策的对症治疗，辨证与这种治疗方式完全不同，也根本不同于用同样的方药治疗所有患同一疾病的患者的单纯辨病治疗。

中医认为，同一疾病在不同的发展阶段，可以出现不同的证型；而不同的疾病在其发展过程中又可能出现同样的证型。因此在治疗疾病时就可以分别采取"同病异治"或"异病同治"的原则。"同病异治"即对同一疾病，因时、因地、因人不同，或由于病情进展程度、病机变化，以及用药过程中正邪消长等差异，治疗上应采取不同治法。例如患者都患感冒，均有发热恶寒的情况，但有些人属于风寒感冒，有些人属于风热感冒，则治疗上应当分别运用荆防达表汤、银翘散治疗。"异病同治"是指不同的疾病出现相同的证型，而采用同样的治疗方法。比如慢性肠炎、肾炎、哮喘、冠心病是不同的病，但在它们都可以发展到肾阳虚，临床上就都可以用温补肾阳的方法进行治疗。这种针对疾病发展过程中不同本质的矛盾用不同的方法去解决的原则，正是辨证论治实质的体现。

中医的辨证方法中，主要有八纲辨证、脏腑辨证、卫气营血辨证、三焦辨证等。

1. 八纲辨证

八纲辨证为中医各种辨证的总纲，即对四诊得来的资料，根据人体正气的盛衰、病邪的性质、疾病所在的部位深浅等情况，进行综合分析，归纳为阴、阳、表、里、寒、热、虚、实八类证候。疾病的表现尽管极其复杂，但基本都可以归纳于八纲之中。疾病总的类别，有阴证、阳证两大类；病位的深浅，可分在表、在里；阴阳的偏颇方面，阳盛或阴虚则为热证、阳虚或阴盛则为寒证；邪正的盛衰，邪气盛的叫实证，正气衰的叫虚证。因此，八纲辨证就是把千变万化的疾病，按照表与里、寒与热、虚与实、阴与阳这种朴素的两点论来加以分析，使病变中各个矛盾充分显露出来。

2. 脏腑辨证

根据脏腑的生理功能和病理特点，辨别脏腑病位及脏腑阴阳、气血、虚实、寒热等变化，为治疗提供依据的辨证方法，主要适用于"内伤杂病"的辨证。

3. 卫气营血辨证

以卫、气、营、血为纲，根据外感温热病发生、发展及症状变化的特点，对临床表现进行综合分析和概括，以区分病程阶段、辨别病变部位、归纳证候类型、判断病机本质、决定治疗原则，并推测预后转归的辨证方法。

4. 三焦辨证

根据温病发生、发展的一般规律及症状变化的特点，以上焦、中焦、下焦为纲，对温病过程中的各种临床表现进行综合分析和概括，以区分病程阶段、识别病情传变、明确病变部位、归纳证候类型、分析病机特点、确立治疗原则并推测预后转归的辨证方法。

三、动态平衡观

《素问·六微旨大论》指出："夫物之生从于化，物之极由乎变，变化之相搏，成败之所由也……成败倚伏生乎动，动而不已，则变作矣。"一切事物的发生、发展、变化和衰亡，都根基于运动，是在运动过程中产生的。而运动中蕴涵静止，静止中包含有运动，动静的辩证转化决定了万物的生长化收藏。中医认为，一切物质，包括整个自然界，都处在永恒无休止的运动之中。所以人体的健康和疾病等问题，也是变化的，而非一成不变的。

中医理论用阴阳学说概括自然界相互关联的事物和现象的对立双方，阴阳之间存在着对立、转化、资生、制约等关系，阴阳双方始终处于此消彼长的不断运动状态，人体要将身体维持在一个"阴平阳秘"的状态，就能不生病。临床病情复杂多变，同样一个肾阳不足的寒证，根据辨证，可以"益火之源，以消阴翳"，采用壮肾火来消除寒证。如患病时间较久，肾阳不足而导致肾阴也亏虚，则在治疗中宜采用"扶阳以配阴"，根据中医"独阳不生，孤阴不长"的理论，壮阳同时也应配伍滋阴药。

与西医治疗方法相比，中医的治疗是以恢复机体动态平衡为最终目标。以外感性疾病为例，西医对于细菌、病毒、支原体等病原体，采用针对性的抗生素杀灭病原微生物，达到治疗的目的。但是中医则不直接针对病原体，通过调节机体恢复体内平衡来达到治疗目的，如中医辨证外感高热性疾病是阳明经证，就可以用白虎汤来治疗，白虎汤中的四味药石膏、知母、粳米、甘草，根据现代研究，均没有杀灭病原体的作用，但是四者相合，使得机体内部产生变化，改变病原微生物的生存环境，同样可起到退热的作用。

参考文献

[1] 柳文，王玉光.中医临床思维[M].北京：人民卫生出版社，2015.

[2] 王新华.中医基础理论[M].北京：人民卫生出版社，2001.

[3] 畅达.中医临床思维要略[M].北京：中国中医药出版社，2011.

第二章　中医临床诊疗思维的建立

第一节　中医整体观 "天人合一" 的内涵

一、空间整体观

众所周知，中医的特点之一就是整体观，强调"天人合一""道法自然"，是中医强大生命力之所在。先秦时期的思想家多有论述人与天地之间存在相应关系，有学者认为"'天人相应'是在《黄帝内经》中才得以反复强调的"。当尊奉《黄帝内经》的医家意识到，以中国古人独特天地观作为传统文化理论依据的重要意义时，他们亦开始有意识地从中寻找依据和逻辑力量，同时借助天人相应的理论预设，以进入社会思想主流中。中国古人首先认为人的身体是仿照天地次序格局建立，所谓"人法地，地法天，天法道，道法自然"，自然是一切的根本，决定事物的发展变化。于是以自然天地的架构作为依据、尺度，引着医家根据预设的天地时间和空间框架，洞察人的身体结构。《黄帝内经》"贤人法则天地，象似日月，辨列星辰。逆从阴阳，分别四时"，总括了医家自觉地以天地四时象征的次序格局为纲领，系统地阐述人体结构及生命活动规律。《黄帝内经》有"生气通天"的提法："夫自古通天者，生之本，本于阴阳。天地之间，六合之内，其气九州九窍、五脏十二节，皆通乎天气。"同出于"气"的本源，同又具备整齐有序的相同结构，人和天地一体同构，以"气"为沟通宇宙与人体的介质，人的生命节律和宇宙就有了相通相应的关系。天地之气流转不息，古代医家相信人的生命亦是由"气"维持的，可以从气在人体内运行的时间和运行的路线这两点得到确证。一方面，气在人体内运行有一定的时间规律，它与天时相对应。人体的变化即与天地四时之气次序递变产生春夏秋冬的季节变化。《素问·诊要经终论》云："正月、二月，天气始方，地气始发，人气在肝……十一月、十二月，冰复，地气合，人气在肾。"一年四时十二个月，由气主导的天气、地气及人体的变化一一配属。另一方面，气在人体内的运行有一定的路线。

目前很多中医教材把整体观归纳为这两点：①人体各构成部分之间是相互联系的；②人受环境影响。作为中医整体观的两个基本特点，因此称中医为整体性医学。有人认为仅凭这两点"与西医相比较，并非独有，也并没有特别的优势"，从这个角度来讲的确如此。

现代医学认为致病因素，包括外界环境致病因素（外因）和机体内在致病因素（内因）两类，外界环境致病因素包括自然因素和社会因素两类。前者如生物因素（微生物、寄生虫等）、物理因素、化学因素、饮食因素（包括营养）、季节、气候、地理环境等因素；后者包括劳动条件、卫生居住条件、生活方式、社会环境、个人遭遇、风俗习惯等。外因通过内因而起作用，内在致病因素，包括人体对疾病的感受性和防御免疫机能、遗传因素、神经及内分泌调节等。在内因中，心理因素现在被日渐重视，因为它可致多种心身疾病的发生和发展。现代病因观建立在生物、心理、社会医学模式的基础上，这是现代西医整体观的认知。

自 20 世纪 70 年代以来，生命科学家以其研究主体的"复杂性"而首先冲破还原论的束缚。随着国际上复杂性研究的崛起，主要流派之一被誉为"尼采的狂放世界"的美国圣菲研究院（SFI）引领"复杂性科学"潮流，力行多学科综合研究，复杂自适应系统为其代表论点之一。世界是由很多系统组成的，很多系统都是由许多组分组成的，这些组分可以是相同的或者是不同的，它们之间的相互联系可以是复杂的，也可以是简单的。系统的复杂性不仅表现在它们是由大量数目的组分所构成的，而且还表现在它们具有复杂的行为，我们所称的复杂系统是指具有较高复杂性的系统。而复杂性科学就是研究复杂系统和复杂性的一门交叉学科，包括自然、生物、工程、管理、经济、政治等各个方面。系统思维的理论源头主要是一个新兴学科群，如系统论、控制论、信息论、博弈论、运筹学、模糊理论等，以及其新支流。系统是一个概念，反映了人们对事物的一种认识论，即系统是由两个或两个以上的元素相结合的有机整体，系统的整体不等于其局部的简单相加。这一概念揭示了客观世界的某种本质属性，有无限丰富的内涵和处延，其内容就是系统论或系统学。系统论作为一种普遍的方法论是迄今为止人类所掌握的最高级思维模式。诺贝尔化学奖获得者比利时科学家普利高津的"耗散结构"理论可以说是中国"天人合一"的现代理论依据之一，其自称灵感源于中国哲学。首先将复杂性研究与系统思维明确联系起来的是美籍奥地利生物学家贝塔朗菲。在他的代表性著作《一般系统论：基础、发展和应用》中指出："我们被迫在一切知识领域中运用'整体'或'系统'概念来处理复杂性问题。这就意味着科学思维基本方向的转变。"按照这一观点，转变前的科学思维方式是分析思维，因为"系统问题实质上是科学中分析程序的问题"，转变后的科学思维方式是系统思维，即用整体或系统概念来处理复杂性的思维方式。中医整体论也是基于整体或系统概念来处理复杂性的思维方式。

西方这一新思维模式的出现不仅赋予病因学以新的内容，而且也证实了中医整体观的合理性和科学性。但是中医整体观在这方面不但先行一步，而且为新医学模式提供了更有意义的启示，那就是"时间整体观"和"时空整体观"。

二、时间整体观

中医更强调"顺应四时""顺应自然"；时间医学、时空医学是中医学的瑰宝。有学者指出，目前某些教科书提出的中医整体观的两个特点不能涵盖中医整体观，理解过于简单。中医整体观应该包括空间整体观、时间整体观和时空整体观三重内涵。中医整体观的"空间整体观"指的是人、境（包括自然环境和社会环境）以及人、境之间是有机整体。环境卫生对健康的积极作用，即空间整体观，中西医都论述了其重要意义，不再赘言。而中医学认为人是以五脏为中心，通过经络系统把六腑、五体、五官、九窍、四肢百骸等全身组织器官联络成一个有机整体，并通过精、气、血、津液的作用，在自然及时空的影响下，完成机体统一的生命活动。现代医学越来越认识到人的整体性，但对于时间医学的了解尚处于低级阶段，因此时间整体观和时空整体观才是中医的整体观"天人合一"的真正特色，"时间整体观"以五运六气为核心内容，用阴阳五行等推演模式将年、月、日、时与道、运、气等相结合，用普遍联系的观点将各种时间概念融合成一个有机整体。时间医学的观点在中医的论述比比皆是，《素问·四气调神大论》云："夫四时阴阳者，万物之根本也……故阴阳四时者，万物之终始也，死生之本也。逆之则灾害生，从之则苛疾不起，是谓得道。"《素问·天元纪大论》云："夫五运阴阳者，天地之道也。万物之纲纪，变化之父母，生杀之本始，神明之府也，可不通乎。"可见，"四时阴阳""五运阴阳"是《黄帝内经》"天地之道"的重要内涵，故云"天之道也，此因天之序，盛衰之时也"（《素问·六微旨大论》），并将顺应四时五运称为"谨奉天道"（《素问·天元纪大论》）。

事实上，《黄帝内经》几乎处处体现了"以时为道"的基本思想，如认为"因时之序"才能"生气通天"（《素问·生气通天论》），认为顺应四时之序而调摄是养生之要务，即"四气调神"（《素问·四气调神大论》）。对于脏腑，强调"脏气法时"之论（《素问·脏气法时论》）；对于发病，有"反此三时，形乃困薄"之说（《素问·生气通天论》）；对于治法，要求"合人形以法四时五行而治"（《素问·脏气法时论》）。在中医的其他经典中，也有同样的论述。如《伤寒论》中认为三阳三阴即"六经"的时序、传变以及辨证施治等，都与时间不可分割；《金匮要略》的总论中，则用"先后病"作篇名，并且设立四时加减法（《金匮要略·脏腑经络先后病脉证》）；李东垣《脾胃论》专门论述人之脏腑和天之四时五运的关系，如《脏气法时升降浮沉补泻图说篇》讲道："五行相生，木、火、土、金、水，循环无端，惟脾无正行，形于四季之末各旺一十八日，以生四脏。四季者，辰、戌、丑、未是也，人身形以应九野。左足主立春，丑位是也；左手主立夏，辰位是也；右手主立秋，未位是也；右足主立冬，戌位是也。"

类似的例子，在中医经典中几乎俯拾皆是，充分体现了中医哲学重"时""以时为道"之重要思想。从这个角度看，也可以认为"天时"是"天道"中极重要甚至首重的组成部分。中医哲学对"天时"的重视，与中国哲学是相通的，或者说来源于中国哲学。中医整体观的"时间整体"将各种不可见的时间概念普遍联系成一个有机整体，这个"有机"表现在时间上便是"有序"性。《素问·六节藏象论》云："谨候其时，气可与期。""五日谓之候，三候谓之气，六气谓之时，四时谓之岁，而各从其主治焉……时立气布，如环无端。"说明了"岁""时""候""气"的不可分割性以及有序性。此外，还有不同脏腑每天在不同的时辰有着不同功能变化的"子午流注"学说等。这种时间整体观作为一种世界观和方法论，不仅反映了宇宙万事万物的变化规律和相互联系，而且为我们顺应时代，选择和把握时机，提供了哲学上的支持。因此，"时间整体观"是中医整体观的重要内容，也是中国传统文化的精髓之一。

三、时空整体观

中国哲学不但强调"时间整体观"，而且一直很注意"时空整体观"。先秦时期的墨家对时间、空间、运动的统一已经阐述得比较深刻，《墨子·经上》云："久（时间），弥（包）异时也；宇（空间），弥异所也。"又解释道："久（宙），古今旦暮；宇，东西南北。"所谓时间范畴包括古今早晚等一切具体的时间，空间范畴包括东西南北等一切具体场所。更为难得的是，后期墨家持"运动"的时空整体观，认为运动是事物在时间和空间中的变迁，运动离不开时间和空间。如《墨子·经说下》云："行者，必先近而后远。远近，修也；先后，久也。"这非常形象地说明了运动的时空整体观。

时空整体观是中医的一大特色。中医会根据不同的"时间"、不同的"地点"开不同的处方，西医则不论何时何地得何病，处方一般不会变。《素问·六节藏象论》云："不知年之所加，气之盛衰，虚实之所起，不可以为工矣。"《素问·五常政大论》有："不知年之所加，气之同异，不足以言生化。"这两处都明确指出不知道中医时空整体观者"不可以为工"，也就是不能做中医医生，因为他们没有体悟到中华医道。

中医是以时空整体观为最基本的认识论和方法论的，如《素问·平人气象论》云："春胃微弦曰平，弦多胃少曰肝病……夏胃微钩曰平，钩多胃少曰心病……长夏胃微耎弱曰平，弱多胃少曰脾病……秋胃微毛曰平，毛多胃少曰肺病……冬胃微石曰平，石多胃少曰肾病。"《灵枢·五乱》云："经脉十二者，以应十二月。十二月者，分为四时。四时者，春秋冬夏，其气各异。"《灵枢·五癃津液别》云："天暑衣厚则腠理开，故汗出……天寒则腠理闭，气湿不行，水下流于膀胱，则为溺与气。"以上都是以时空整体观为认识论和方法论才得出的结论。又如《灵枢·营卫生会》："夜半为阴陇，夜半后而为阴衰，平旦阴尽而阳受气矣。日中为阳陇，日西而阳衰，日入阳尽而阴受气矣……平旦阴尽而阳受气。如是无已，与天地同纪。"《素问·生气通天论》云："阳气者，一日而主外，平旦人气生，日中而阳气隆，日西而阳气已虚，气门乃闭。是故暮而收拒，无扰筋骨，无见雾露。反此三时，形乃困薄。"《灵枢·顺气一日分为四时》："以一日分为四时，朝则为春，日中为夏，日入为秋，夜半为冬。朝则人气始生，病气衰，故旦慧；日中人气长，长则胜邪，故安；夕则人气始衰，邪气始生，故加；夜半人气入藏，邪气独居于身，故甚也。"这些论述中同样也蕴涵着时空整体观的内涵。

中医的辨证论治，"证"即是"病机"，此"病机"又首先指"时机"。所以中医把病分为很多证型，而这些证型的分类，突出体现了时机和病变的结合，即是根据时空整体观来辨证论治的。如伤寒之病，分为六经之证，其时间规律非常之明显。太阳病欲解时，从巳至未上；阳明病欲解时，从申至戌上；少阳病欲解时，从寅至辰上；太阴病欲解时，从亥至丑上；少阴病欲解时，从子至寅上；厥阴病欲解时，从丑至卯上。这个"时"提示如果在该时服药，将得"天时"之助，而促使疾病由"欲解"到病解。例如：寅至辰时，天地阴气褪尽，阳气渐长而未隆，人体少阳是阳气之生发枢纽，故少阳病欲解时，从寅至辰上，治疗时以小柴胡汤疏利气机，和解少阳。可以说，

《伤寒论》的"六经辨证论治"是中医时空整体观的典型代表。

在中医学中，时间整体、空间整体可能是通过"气""气机"等概念而联系成时空整体的，因为中医认为人体经脉之气的运行具有方向性和时间性，这个有方向性的运行即是"气机"，也就是气的升降出入运动。在不同时间，人体经气旺盛的部位是不一样的，如人体十二经脉配十二时辰，"肺寅大卯胃辰宫，脾巳心午小肠未，膀申肾酉心包戌，焦亥胆子肝丑循。"针灸治疗常根据此经脉气血时辰涨落变化以补虚泻实。《灵枢·卫气行》云："刺实者，刺其来也；刺虚者，刺其去也"。李东垣在《脾胃论·用药宜禁论》亦说："凡治病服药，必知时禁。夫时禁者，必本四时升降之理，汗、下、吐、利之宜。"李东垣总结的"春升""夏浮""秋降""冬沉"这八个字，充分说明了四时变化对人体气机的影响是确切的，时间变化对空间变化的影响是明显的。反之亦然，如北方之春升可能是南方之夏浮，南方之冬沉可能是北方之春升，可见空间对时间的影响亦是明显的。从这个角度说，时间和空间也存在相互转化的关系。因此，时空整体还表现为时间、空间的彼此影响、互相转化，这是中医时空整体观的重要内涵之一。

中医的时空整体观，决定了中医所谓之五脏与西医所谓之五脏有本质的不同。中医整体观不仅重视时间整体，而且以时间整体统摄空间整体。《尚书精义卷二十·盘庚下》云："盘庚……昼参日景，夜考极星，以至相其阴阳。"先言昼夜而后言阴阳，不能不说其以时间概念为阴阳的首要内涵之一。《周礼订义·卷七十八》云："昼参日景，所以正其朝也；夜考极星，所以正其夕也。""朝主东言，夕主西言，东西正则南北可从而正矣。东西南北位皆正，则中可求矣。"这里亦可见古人由"时间"到"空间"，而不是由"空间"到"时间"的思维取向。中国先哲之所以首先重视"时间"，是因为古代先哲们在对宇宙的探求中，首先是"参天地"，而参天地的方法之一是"昼参日景"和"夜考极星"，所以最先发现的必然是与日月、昼夜变化规律相关的时间节律；其次发现受时间节律制约的人、物的规律，最后得出天、地、人乃至万事万物其实都遵守着这个时间节律，从而感悟到"天人同构""天人合一"，即宇宙间的一切是一个不可分割的整体。如《灵枢·顺气一日分为四时》云："顺天之时，而病可与期，顺者为工，逆者为粗。"《灵枢·师传》云："夫治民与自治，治彼与治此，治小与治大，治国与治家，未有逆而能治之也，夫惟顺而已矣。"这里的"顺"字主要是指"顺应天时"，可见先哲更重视时间及以时间统摄空间的思维方式。因为空间要通过一个有来有去的时间序列显示出来，时间也要在一定空间中才得以直观化。时间整体决定了中医整体观是运动的整体，空间整体决定了中医整体观是相对静止的整体，如此中医整体观又是动静合一的时空整体观。对中医时空整体观的深入理解不仅有助于对中医特色和优势的研究，也可为未来科技的发展提供新的认识论和方法论。中医整体观决定的"整体思维""顺势因时"等思维方式，还要求人类本身的"内省"，通过人类本身行为的调整来维护整体和谐，这些都是中医整体观给予人类的启发。

四、运动平衡观

《易》曰"无平不陂，无往不复"，"往来不穷，谓之通"。《黄帝内经》云："五运更治，上应天期，阴阳往复，寒暑迎随，真邪相薄，内外分离，六经波荡，五气倾移，太过不及，专胜兼并。""天地之动静，神明为之纪，阴阳之往复，寒暑彰其兆。"这些都反映着中国哲学关于太阳、月亮圆道动态循环的认知。阴阳五行学说更是渗透了圆道运动的观点。《素问·六微旨大论》指出："夫物之生从于化，物之极由乎变，变化之相搏，成败之所由也……"所以中医认为，一切物质，包括整个自然界，都处在永恒无休止的运动变化之中。而人位于天地之间，则受天地运动的规律的影响。《素问·气交变大论》认为："本气位也。位天者，天文也。位地者，地理也。通于人气之变化者，人事也。故太过者先天，不及者后天，所谓治化而人应之也。"其强调人应"与天地相似，故不违"（《易经》）。《素问·六元正纪大论》中还认为：但"欲通天之纪，从地之理，和其运，调其化，使上下合德，无相夺伦，天地升降，不失其宜，五运宣行，勿乖其政，调之正味，从逆奈何？"中医认为"凡阴阳之要，阳密乃固，两者不和，若春无秋，若冬无夏。因而和之，是谓圣度。故阳强不能密，阴气乃绝。阴平阳秘，精神乃治；阴阳离决，精气乃绝。"（《素问·生气通天论》）这就是中医的平衡观。所以强调治疗不但要把握变化，还要时时把握"度"，不使太过不及，"以平为期"。

第二节　辨证论治与象数思维

一、辨证论治的内涵

辨证论治是中医认识疾病和治疗疾病的基本原则之一，是中医学处理疾病特色的思维方法之一，基本内容大家都很熟悉，不再赘言。而辨证论治只是中医象数思维的一小部分，象数思维才是中医认识处置人体疾病的理论基石，是掌握中医辨证治疗的钥匙。

但目前中医讲辨证论治，往往有些人就简单等同于分型或辨证型治疗，流于表象，没有真正把握理解中医辨证论治的内涵。个人认为单纯表述辨证论治，容易产生歧义，不如讲审证求因全面。张仲景在《伤寒杂病论》讲"观其脉证，知犯何逆，随证治之"，就是审证求因。审证就是辨证，求因就是要探究疾病发生的原因及内在机理，可称之为探究前因内理。《黄帝内经》云"伏其所主，必先其所因"，也是探究前因，即"把握病机之先"，这个很重要，往往是治疗的关键，目前治病，很多只是局限于表面的证型病机，常常忽视前因及内在病机，疗效自然一般。

二、象数思维的建立

中医文化其实是中国文化的折射，基于中国独特的"天人合一"整体观念，中医认识世界向外延伸逐渐形成了象思维，向内归纳逐渐形成了数思维。所谓"医易同源"，《素问·五运行大论》云："夫阴阳者，数之可十，推之可百，数之可千，推之可万。天地阴阳者，不以数推，以象之谓也。"《易经》讲卦象，《黄帝内经》论藏象，有学者又推之证象、药象、方象等。这种认识和处理问题的方法，与西方之"还原论""分割法"思维，有着根本不同。是"复杂性科学"的系统研究方法。然以象观之，则偏于宏观与静态的把握；若要把握微观和动态则必须知其变数，如《周易·系辞》所谓"君子居则观其象……动则观其变……"所以中医临床还强调数思维。中国古人们非常聪明，知道数之大无穷极，数不胜数，故归纳其要，简而化之，发现其事物的根本核心就是阴阳。掌握了阴阳之道，可以说是认识把握万物的根本原则，正如《素问·阴阳离合论》所讲："阴阳者，数之可十，推之可百，数之可千，推之可万，万之大不可胜数，然其要一也。"以及《素问·阴阳应象大论》所述："阴阳者，天地之道也，万物之纲纪，变化之父母，生杀之本始，神明之府也。"古人进一步归纳数字的规律，又总结了五行、河图洛书之数，进而演绎八卦、六十四卦等。各从其类，以简驭繁，以此认识和处置天地人的一切事物。如《素问·五运行大论》云："夫数之可数者，人中之阴阳也。然所合，数之可得者也。"《灵枢·五乱》又云："五行有序，四时有分，相顺则治，相逆则乱。"

阴阳四时五行、五运六气、药味药量、节气时辰等，这都是中医数思维的体现。而数里是否包含更深层次的意义，还需要进一步研究和验证。所以说象数思维是中医收集资料后，通过比较、类比、演绎归纳及综合分析等处理疾病的基本方法，是中医把握活的人体生理病理及诊疗疾病的智慧，并以此为基础逐渐建立了中医独特的理论体系。

笔者认为未来的医学模式应该是以中医整体观、象数思维为指导的"生物、心理、社会、自然、时间"医学模式。只有深刻理解和掌握了中医整体观内涵，以象数思维为基础，结合面思维、点思维，并与现代科学理论相互参证补充，才能真正建立中医临床诊疗思维。

第三节　中医临床诊疗思维的建立

一、态势证候观

目前临床中医诊疗水平参差不齐，如何提高中医临床水平，以及提高中医专业学生对中医临床治疗疾病的系统认识，是值得深入思考的问题。笔者在二十多年的临床实践过程中，尤其是通过国家优才培训"读经典、跟名师、做临床"，不断思索，似稍有感悟，为了更好地促进中医象数思维在临床中的应用，提出根据"态势证候观"来把握疾病的诊疗，对于年轻医师理解应用中医整体辨证观、中医象数思维及提高临床疗效有一定帮助。

"态势证候观"是基于中医整体及辨证观，运用于临床的一套简便而系统的诊疗思路，有利于系统把握中医整体治疗的精髓，强调把握诊疗的整体性、时间性、时空性、阶段性、变化性。首先"态势"分为广义之态势和狭义之态势，"态"的重点在于征象，强调客观、宏观事实，包括天态（即天象）、天气、运气等；地态即地理环境、物候等；人态即人的身体状态、心理状态；微生态即人体微观内环境、肠道菌群状态等；时间态即年、月、节气、候、时辰等；时空态、运气态即根据五运六气、子午流注等对于时间、空间的把握。"势"重点在于阶段、变化、趋势，强调时间、时空转换概念。"证候"强调人体及疾病本身的特点。众所周知，"证"一般就是指证型，但对于时间的把握不足，而中医往往讲的是证候，"候"是指不同阶段证的特点及转归，是个时间概念。"态势""证候"有所区别又相互融合、相互补充，既强调动态、静态，又重视动静态的结合与转换，可归纳为双十字框架结构，便于理解。态势是大十字架构，证候是小十字架构。临证时以双十字架构为基础，从左到右、从上到下，迅速地思辨，以期在较短的时间里，科学地、系统地、准确地把握不同时空状态影响下的人体及其疾病特点，并加以诊治。

二、广义"态势"

广义之态势是指在治疗疾病的同时要了解当时的天文、地理、物候、四季、节气、时辰等，天象、地理、物候可以说是从横向来看，时间概念如年、四季、节气、时辰等阶段的变化可以认为是纵向来看，这属于大十字架构。根据五运六气学说、天气预报等，先要知晓天时之常态，再掌握天时之过与不及，掌握不同地理区域的疾病特点，掌握不同季节、时段疾病的特点，了解患者的生活工作环境、起居情况、心理状况等。

《黄帝内经》通过大量的篇幅探讨了时间、空间及时空对人体的影响，如《素问·六元正纪大论》云："夫五运之化，或从天气，或逆天气，或从天气而逆地气，或从地气而逆天气，或相得，或不相得，余未能明其事。欲通天之纪，从地之理，和其运，调其化，使上下合德，无相夺伦，天地升降，不失其宜，五运宣行，勿乖其政，调之正味，从逆奈何？岐伯稽首再拜对曰：昭乎哉问也！此天地之纲纪，变化之渊源，非圣帝孰能穷其至理欤！臣虽不敏，请陈其道，令终不灭，久而不易。"又如《素问·六微旨大论》云："帝曰：善。愿闻地理之应六节气位何如？岐伯曰：显明之右，君火之位也；君火之右，退行一步，相火治之；复行一步，土气治之；复行一步，金气治之；复行一步，水气治之；复行一步，木气治之；复行一步，君火治之。相火之下，水气承之；水位之下，土气承之；土位之下，风气承之；风位之下，金气承之；金位之下，火气承之；君火之下，阴精承之。帝曰：何也？岐伯曰：亢则害，承乃制，制则生化，外列盛衰，害则败乱，生化大病……帝曰：六气应五行之变何如？岐伯曰：位有终始，气有初中，上下不同，求之亦异也。帝曰：求之奈何？岐伯曰：天气始于甲，地气始于子，子甲相合，命曰岁立，谨候其时，气可与期。"以及《素问·气交变大论》云："《上经》曰：夫道者上知天文，下知地理，中知人事，可以长久，此之谓也。帝曰：何谓也？岐伯曰：本气位也。位天者，天文也；位地者，地理也；通于人气之变化者，人事也。故太过者先天，不及者后天，所谓治化而人应之也。"

陈无择《三因极一病证方论》卷之五——六气叙论云："世谓之时气者，皆天气运动之所为也。今先次地理本气，然后以天气加临为标，有胜有复，随气主治，则悉见病源矣。"例如根据五运六气学说，2015 年为乙未年，少商运，岁金不足，炎火乃行，太阴湿土司天，太阳寒水在泉，这是整体的时空态和运气态。但根据节气不同，六气各有所主，所以有年之主方和不同时段的药物加减。医者临证时对于时间、节气和空间、时空的把握，可以先从《三因极一病证方论》入手，进而学习五运六气的基础知识，再深入研究《黄帝内经》七篇大论，则能知其大略，进而学习各代医家运气理论不断精研以期应用自如。

三、狭义"态势"

狭义之态势主要是指人体在患病期间所表现的状态及疾病变化的趋势，包括对疾病明确的诊断与证候的把握。证就是对症状与病机的分析结果，从空间把握，分为外证、兼证、潜证、内证、变证等，候是从时间阶段把握，分为前因、现状、传变，属于小十字架构。当然时间、空间只是相对而言，不能割裂开来。双十字框架也是虚拟的，只是为了从多角度、多因素考虑，以期更加全面地认识人体及其疾病而已。

（一）对证的把握

人体患病状态是指患者就诊时的疾病所处的阶段，医生需要判断是什么病、什么证、以什么证为主、所处时令人体的特点是什么。如果现阶段患者以虚实夹杂为主，那是几分实几分虚，是否兼有其他证候？这时首先应该以阴阳为总纲，仔细梳理寒热、虚实、表里、上下，那么治疗就不会有大的偏差。辨证应以六经、卫气营血及三焦辨证、脏腑辨证等为基础，各种辨证方法其实密不可分，应融会贯通，若此处用心下功夫则治疗效果将更显著。

1. 外证

外证是疾病现在所表现的证候，也是医者较易发现辨识的患者目前的证型，往往也是医者最重视的内容。但治疗只根据目前的证型，效果一般不佳。因为患者目前所表现的证型只是简单的表象，如果不干预其发病原因及内在病机，只是治标不治本。例如血瘀证，存在于大部分疾病中晚期，活血化瘀治疗肯定有效，但单纯运用活血化瘀治疗效果往往不尽如人意，为什么呢？这是因为没有针对引起血瘀的病因进行治疗，只是简单的对症治疗，一味地见瘀化瘀而已，并不是中医治疗的精髓所在。

2. 兼证

是在主证之外兼有的证，临床上也易于把握。对于外证、兼证的治疗就是目前辨证论治的范畴。但外在的证型不一定是患病的本源，那么医者就必须进一步审证求因。比如瘀者，有因热迫血妄行，血溢脉外而成；有因寒凝血涩而成；有因气郁血滞而成；有因跌打损伤而成，必须针对其病因病机进行治疗，方能显效。

3. 潜证

更进一步的审证求因，往往还能发现潜而未发之证，此亦可能是致病缘由。我称之为潜证。潜证是隐藏于内，欲发未发的证，是引起疾病变化的主要因素之一，可因治疗改善，也可因未予重视而引起传变，常常易被医者忽视。若能抓住潜证则能大大提高临床疗效。

4. 内证

临床中也常发现患者的固有体质是发病的主要原因，比如阳虚体质等，中医有阴阳二十五人之谓，"必先明知二十五人，则血气之所在，左右上下，刺约毕也。"（《灵枢·阴阳二十五人》）。笔者把每个人不同的固有体质称为内证，即内证是患者本人的体质证候，此体质证候与目前流行的九种体质学说有很大区别，覆盖范围更广更复杂，中医关于体质的分类除阴阳二十五人外还有很多种，"胃厚、色黑、大骨及肥者，皆胜毒；故其瘦而薄胃者，皆不胜毒也。"（《灵枢·论痛》）"人之肥瘦、大小、寒温，有老、壮、少、小，别之奈何？伯高对曰：人年五十已上为老，三十已上为壮，十八已上为少，六岁已上为小。黄帝曰：何以度知其肥瘦？伯高曰：人有肥、有膏、有肉。"（《灵枢·卫气失常》）患者所具有的体质特点有时与疾病是相同性质，有时与疾病是不同性质，有时也是寒热虚实错杂的。比如有的患者内寒外热、有的内热外寒，有的是上热下寒，有的是下热上寒，有的是胸膈热、脾胃寒等。这都对疾病的发生发展有影响，值得医者关注。

5. 变证

变证是指治疗后，或失治、误治出现的新证，需要及时调整用药。

（二）对候的把握

传变是指疾病发展趋势，需要判断是向愈、传至他脏他经、还是进一步加重。此时以脏腑、六经、卫气营血、三焦及经络辨证为主，仲景云"见肝之病知肝传脾，当先实脾"，并强调余脏准此，即见脾之病知脾传肾，见肾之病知肾传心，见心之病知心传肺，见肺之病知肺传肝，从而应用相应的药物。可以说无论杂病外感，均可运用六经辨证、卫气营血、三焦及脏腑辨证等方法。当然传变也不仅于此，比如糖尿病，可以逐渐并发血管、神经、感染等病变，出现瘀血阻络、阴虚内热、热毒湿毒等证，治疗可预防性应用相应的药物。《黄帝内经》云："谨察阴阳所在而调之，以平为期。""皆随胜气，安其屈伏，无问其数，以平为期，此其道也。"

以"态势证候观"思维诊疗疾病的目的，是强调中医整体辨证观的同时，更加强调中医动态平衡观和时间观。中医现在单纯地讲整体辨证观，往往更注重统一静态的把握，对于动态及时间变化把握不足。因此，中医治疗疾病应该把握宏观及微观的审证求因治疗，而不应拘泥于一方一法，应将八纲、六经、卫气营血、三焦、脏腑、经络辨证，以及五运六气等方法融会贯通。总之，以中医整体观、中医象数思维为基础的、系统的临床思维模式的建立，是提高临床疗效的关键。

参考文献

[1] 马伯英.人类学方法：探索中医文化的深层次结构[J].科学，2014，66（2）：28-31.

[2] 马莳.黄帝内经灵枢注证发微[M].北京：学苑出版社，2011.

[3] 许盈，黄政德.天地观对《黄帝内经》理论建构的影响初探[J].湖南中医药大学学报，2015，35（2）：3-5.

[4] 宋琳莉，孟庆刚.基于复杂性科学的系统思维与中医整体思维辨析[J].北京中医药大学学报，2009，32（2）：80.

[5] 刘燕池，郭霞珍.中医基础理论[M].北京：科学出版社，2004.

[6] 刘虹，张宗明，林辉.医学哲学[M].南京：东南大学出版社，2004.

[7] 张举正，蔡北源.中医整体观是中医的特色与优势吗[J].医学与哲学，2002，23（11）：58-59.

[8] 苗凌娜.中医整体论与现代整体论异同方法的比较[J].中医临床研究，2011，3（11）：65.

[9] 陈无择.三因极一病证方论[M].北京：中国中医药出版社，2007.

[10] 晋钰丽，晋利芳，晋钰，等.《黄帝内经》因人制宜用药规律探析[J].中医研究，2012，25（2）：64-65.

[11] 李心机.《伤寒论》疑难解读[M].北京：人民卫生出版社，2000.

[12] 李遇春，龙一梅.《未刻本叶氏医案》释按[M].银川：宁夏人民出版社，2008.

[13] 烟建华.内经选读[M].北京：学苑出版社，2003.

[14] 岭南.体质与治疗方法的关系[N].中国医药报，2011-11-29（6）.

[15] 王琦，李英帅，刘铜华.《黄帝内经》的体质养生思想[J].中华中医药杂志，2011（10）：2199-2202.

[16] 刘向哲.论《黄帝内经》的禀赋学思想[J].中医杂志，2007，48（12）：61.

[17] 潘毅.寻找中医失落的元神[M].广州：广东科技出版社，2013.

第三章　中医临床治疗策略

第一节　治则的确立

一、治则的概念

1. 治则的含义

治则是治疗疾病时所必须遵循的法则，又称"治之大则"。治则是在整体观念和辨证论治理论指导下，根据四诊（望、闻、问、切）所获得的客观资料，在对疾病进行全面分析、综合与判断的基础上，而制定出来的对临床立法、处方、遣药具有普遍指导意义的治疗规律。

2. 治则与治法的关系

治则是用以指导治疗方法的总则，而治法是在治则指导下制定的治疗疾病的具体方法，它从属于一定治疗原则。例如，各种疾病从邪正关系来说，不外乎邪正斗争、消长、盛衰的变化。因此，在治疗上，扶正祛邪就成为治疗的基本原则。在这一总的原则指导下，根据具体情况所采取的益气、养血、滋阴、补阳等方法，就是扶正的具体方法，而发汗、吐下等方法，则是祛邪的具体方法。

3. 治疗原则

《素问·阴阳应象大论》云："治病必求于本。"本，即本质、本原、根本、根源之谓。治病求本，就是在治疗疾病时，必须寻找出疾病的根本原因，抓住疾病的本质，并针对疾病的根本原因进行治疗。它是中医辨证论治的一个根本原则，也是中医治疗中最基本的原则。

阴平阳秘，精神乃治，阴阳乖戾，疾病乃起。阴阳失调是人体失去生理状态而发生病理变化的根本原因，治疗疾病就是要解决阴阳失调——偏胜偏衰的矛盾，使之重归于新的动态平衡。所以，治病求本，本者本于阴阳之谓，即治病必须追究疾病的根本原因，审察疾病的阴阳逆从，而确定治疗方法。"故凡治病者，在必求于本，或本于阴，或本于阳，知病之所由生而直取之，乃为善治。若不知求本，则茫如望洋，无可问津矣。"（《医门法律·卷一》）

阴阳失衡是疾病的根本矛盾。治本的基本原则就是调整阴阳，"谨察阴阳所在而调之，以平为期"（《素问·至真要大论》）。解决人体阴阳两方面所发生的自身不能解决的矛盾，使机体重新恢复阴阳的协调平衡。

但应该知道，疾病的病理变化是极为复杂的，病变过程亦有轻重缓急，所以，临床治疗，尚须知常以达变，灵活运用治疗法则，切忌墨守一则，刻遵一律。如对于某些邪实之证，常根据病邪所在部位的不同，因其势而就近引导，使之排出体外，以达到避免伤正的目的。《金匮要略·水气病脉证治第十四》所言"诸有水者，腰以下水肿，当利小便，腰以上肿，当发汗乃愈"即为此意。

综上所述，中医学治疗疾病的总则，概而言之，就是治病求本，以平为期，知常达变，因势利导。

二、基本治则

（一）扶正祛邪

1. 扶正祛邪的概念

（1）扶正：是培补正气以愈病的治疗原则，就是使用扶助正气的药物，或其他疗法，并配合适当的营养和功能锻炼等辅助方法，以增强体质，提高机体的抗病力，从而驱逐邪气，以达到战胜疾病、恢复健康的目的。

（2）祛邪：是消除病邪以愈病的治疗原则，就是利用祛除邪气的药物，或其他疗法，以祛除病邪，达到邪去正复，恢复健康的目的。所谓"实者泻之"就是这一原则的具体应用。

2. 扶正祛邪的应用

扶正和祛邪是相互联系的两个方面，扶正是为了祛邪，通过增强正气的方法，驱邪外出，从而恢复健康，即所谓"正盛邪自祛"。祛邪是为了扶正，消除致病因素的损害而达到保护正气、恢复健康的目的，即所谓"邪去正自安"。扶正与祛邪是相辅相成的两个方面。因此运用扶正祛邪的治则时，要认真仔细分析正邪力量的对比情况，分清主次，决定扶正或祛邪，或决定扶正祛邪的先后。一般情况下，扶正用于虚证，祛邪用于实证，若属虚实错杂证，则应扶正祛邪并用，但这种兼顾并不是扶正与祛邪各半，乃是要分清虚实的主次缓急，以决定扶正祛邪的主次、先后。总之，应以"扶正不致留邪，祛邪不致伤正"为度。具体情况如下：

（1）扶正：适用于以正虚为主，而邪不盛实的虚证。如气虚、阳虚证，宜采取补气、壮阳法治疗；阴虚、血虚证，宜采取滋阴、养血法治疗。

（2）祛邪：适用于以邪实为主，而正未虚衰的实证。临床上常用的汗法、吐法、下法、清热、利湿、消导、行气、活血等法，都是在这一原则指导下，根据邪气的不同情况制定的。

（3）先攻后补：即先祛邪后扶正。适用于虽然邪盛、正虚，但正气尚可耐攻，以邪气盛为主要矛盾，若兼顾扶正反会助邪的病证。如瘀血所致的崩漏证，因瘀血不去，出血不止，故应先活血化瘀，然后再进行补血。

（4）先补后攻：即先扶正后祛邪。适用于正虚邪实的虚实错杂证而正气虚衰不耐攻的情况。此时先祛邪更伤正气，必须先用补法扶正，使正气渐渐恢复到能承受攻伐时再攻其邪。如鼓胀病，当正气虚衰为主要矛盾，正气又不耐攻伐时，必须先扶正，待正气适当恢复，能耐受攻伐时再泻其邪，才不致发生意外事故。

（5）攻补兼施：即扶正与祛邪并用。适用于正虚邪实，但二者均不甚重的病证。具体运用时必须区别正虚邪实的主次关系，灵活运用。如以正虚为主要矛盾，单纯用补法又恋邪，单纯攻邪又易伤正，此时则应以扶正为主兼祛邪。如气虚感冒，则应以补气为主兼解表。若以邪实为主要矛盾，单攻邪又易伤正，单补正又易恋邪，此时治当以祛邪为主兼扶正。

（二）标本先后

1. 标本先后的概念

标即枝末、树梢，非根本之谓；本即草木之根本、根基。一般而言，从医患关系来说，病人为本，医生为标，即病为本，人为标；从邪正关系来说，人体的正气为本，致病的邪气为标；从病因与症状的关系来说，病因为本，症状为标；从疾病先后来说，旧病为本，新病为标；先病为本，后病为标；从疾病的部位来说，病在内在下为本，病在外在上为标；从现象和本质来说，本质为本，现象为标。可见，标本不是绝对的，而是相对的，有条件的。针对临床病证中标本主次的不同，而采取"急则治标，缓则治本"的法则，以达到治病求本的目的，此即所谓标本先后的基本治则。标本理论对于正确分析病情，辨别病证的主次、本末、轻重、缓急，予以正确的治疗，具有重要的指导意义。

2. 标本理论在治疗上的应用

（1）缓则治本：一般适用于慢性疾病，或当病势向愈，正气已虚，邪尚未尽之际。如内伤病其来也渐，并且脏腑之气血已衰，必待脏腑精气充足，人体正气才能逐渐恢复。因此，治宜缓图，不可速胜。故有"治主以缓，治客以急"之说。

（2）急则治标：一般适用于卒病且病情非常严重，或疾病在发展过程中，出现危及生命的某些证候时。如治暴病不宜缓，初病邪未深入，当急治以去其邪，邪去则正气不伤，病人易于恢复。故《金匮要略》曰："夫病痼疾，加以卒病，首当治其卒病，后乃治其痼疾也。"又如大失血病变，出血为标，出血之因为本，但其势危急，故常以止血治标为首务，待血止后再治出血之因以图本。此外，"先病而后生中满者治其标""小大不利，治其标"（《素问·标本病传论》）。先病为本，后病为标，诸病皆先治本，唯独中满和小大不利两证先治其标。因中满之病，其邪在胃。胃为五脏六腑之大源，胃病中满，则药物和水谷之气，俱不能运行，而脏腑皆失其养，其病情更急，故当先治其标。名曰治标实则是治疗脏腑的大本，亦为治本。而大小不利者，因二便不通，病情危急，虽为标病，必先治之。但须注意，小大不利当是急证的大小便不通，如"关格"之类。若为一般病情，可酌情处理，不一定先治。

必须指出，所谓"急则治其标，缓则治其本"，不能绝对化。急的时候也未尝不须治本，如亡阳虚脱时，急用回阳救逆的方法，就是治本；大出血之后，气随血脱时，急用独参汤益气固脱也是治本。不论标本，急者先治是一条根本原则。

同时，缓的时候也不是不可治标，脾虚气滞病人，用理气药兼治其标更有别于单纯补脾。

（3）标本同治：也就是标本兼顾，适用于标病和本病俱急之时。如痢疾患者，饮食不进是正气虚（本），下痢不止是邪气盛（标）。此时标本俱急，须以扶正药与清化湿热药同时并用，这就是标本同治。又如脾虚气滞病人，脾虚为本，气滞为标，既用人参、白术、茯苓、甘草等健脾益气以治本，又配伍木香、砂仁、陈皮等理气行滞以治标。标本兼治的原则，运用非常广泛，诸如补散并用之参苏饮、消补兼行之枳术丸、攻补兼施之增液承气汤等。根据病情的需要，标本同治，不但并行不悖，更可相得益彰。

综上所述，一般来说，凡病势发展缓慢的，当从本治；发病急剧的，首先治标；

标本俱急的，又当标本同治。总之，临床上必须以"动"的观点来处理疾病，善于抓住主要矛盾，借以确定治疗的先后缓急。故《素问·标本病传论》曰："谨察间甚，以意调之。间者并行，甚者独行。"

（三）正治与反治

1. 正治

（1）概念：所谓正治，就是逆其证候性质而治的一种治疗法则，故又称"逆治"。正治是临床最常用的一种治疗法则。

（2）应用：适用于疾病的本质和现象相一致的病证。由于疾病的性质有寒热虚实之别，所以正治法就有寒者热之，热者寒之，虚者补之，实者泻之之分。

①寒者热之：是指寒性病变出现寒象，用温热药治疗，即以热治寒。如表寒证用辛温解表法，里寒证用辛热温里法等。

②热者寒之：是指热证见热象，要用寒凉的药物治疗，如表热证用辛凉解表法，里热证用苦寒清热法。

③虚者补之：是指虚证见虚象，用补益的药物补其虚，如阳虚证用壮阳法，阴虚证用滋阴法。

④实者泻之：是指实证见实象，则用泻法泻其邪，如食积之证用消导法，水饮停聚证用逐水法，血瘀证用活血化瘀法，虫积证用驱虫法等。

2. 反治

（1）概念：所谓反治，是顺从疾病假象而治的一种治疗法则，即所采用的方药或措施的性质顺从疾病的假象，与疾病的假象相一致，故又称"从治"。究其实质，是在治病求本法则指导下，针对疾病的本质而进行治疗的方法，故仍然是"治病求本"。

（2）应用：适用于疾病的征象与本质不完全一致的病证。用于临床，一般具有以下几种：

①热因热用：指用热性药物治疗具有假热症状的病证之法。适用于真寒假热证，即阴寒内盛，格阳于外，形成里真寒外假热的证候。治疗时针对疾病的本质，用热性药物治其真寒，真寒一去，假热也就随之消失了。这种方法对其假象来说就是以热治热的"热因热用"。如阴盛格阳证，由于阴寒内盛，阳气被格拒于外，临床既有下利清谷、四肢厥逆、脉微欲绝等真寒之征，又反见身热、面赤等假热之象。因其本质是寒，热象是假，所以就不能用"热者寒之"的方法，而应用温热药治其真寒，里寒一散，

阳气得复，而表现于外的假热，亦随之消失，这就是"以热治热"的具体运用。

②寒因寒用：是指用寒性药物治疗具有假寒症状的病证之法，适用于里热炽盛，阳盛格阴的真热假寒证。如热厥证，因阳盛于内，格阴于外，只现四肢厥冷的外假寒症状，但壮热、口渴、便燥、尿赤等热证是疾病的本质，故用寒凉药治其真热，假寒自然就消失了。这种治法，对其假寒的症状来说，就是"以寒治寒"的反治法。

③塞因塞用：是用补益的药物治疗具有闭塞不通症状的病证之法。适用于因虚而致闭塞不通的真虚假实证。如脾胃虚弱，气机升降失司所致的脘腹胀满等症，治疗时应采取补脾益胃的方法，恢复脾升胃降之职，气机升降正常，脘腹胀满自除。这种以补开塞之法，就是塞因塞用。

④通因通用：是用通利的药物治疗具有实性通泄症状的病证之法，适用于真实假虚之候，如食积腹泻，治以消导泻下；瘀血所致的崩漏，治以活血化瘀等，这种以通治通的方法，就是通因通用。

正治与反治，都是针对疾病的本质而治的，同属于治病求本的范畴。但是，正治与反治的概念有别。并且，就各自采用的方药的性质、效用与疾病的本质、现象间的关系而言，方法上有逆从之分。此外，它们的适用病证有别，病变本质与临床表现相符者，采用正治；病变本质与临床表现的属性不完全一致者，则适于用反治。由于在临床上，大多数疾病的本质与其征象的属性是相一致的，因而，正治是最常用的一种治疗法则。

（四）调整阴阳

1. 概念

所谓调整阴阳，是针对机体阴阳偏盛偏衰的变化，采取"损其有余，补其不足"的原则，使阴阳恢复相对的平衡状态。从根本上讲，人体患病是阴阳间协调平衡遭到破坏，出现了偏盛偏衰的结果，故"调整阴阳，以平为期"是中医治疗疾病的根本法则。

2. 应用

（1）损其有余：又称损其偏盛，是指阴或阳的一方偏盛有余的病证，应当用"实则泻之"的方法来治疗。

①抑其阳盛："阳盛则热"所致的实热证，应用清泄阳热，"治热以寒"的法则治疗。

②损其阴盛：对"阴盛则寒"所致的实寒证，应当温散阴寒，"治寒以热"，用"寒者热之"的法则治疗。

由于阴阳是互根的，"阴盛则阳病""阳盛则阴病"。在阴阳偏盛的病变中，如其相对一方有偏衰时，则当兼顾其不足，配以扶阳或滋阴之法。

（2）补其不足：是指对于阴阳偏衰的病证，采用"虚则补之"的方法予以治疗的原则。病有阴虚、阳虚、阴阳两虚之分，其治则有滋阴、补阳、阴阳双补之别。

①阳病治阴，阴病治阳："阴虚则热"所出现的虚热证，宜采用"阳病治阴"的原则，滋阴以制阳亢。"阳虚则寒"所出现的虚寒证，采用"阴病治阳"的原则，温阳以消阴寒。阴虚者补阴，阳虚者补阳，以平为期。

②阳中求阴，阴中求阳：根据阴阳互根的理论，临床上治疗阴虚证时，在滋阴剂中适当佐以补阳药，即所谓"阳中求阴"。治疗阳虚证时，在助阳剂中，适当佐以滋阴药，即谓"阴中求阳"。因阳得阴助而生化无穷，阴得阳升而泉源不竭。

③阴阳双补：由于阴阳是互根的，所以阴虚可累及阳，阳虚可累及阴，从而出现阴阳两虚的病证，治疗时当阴阳双补。由于阴阳是辨证的总纲，疾病的各种病理变化都可用阴阳失调加以概括。因此从广义来讲，解表攻里、升清降浊、补虚泻实、调理气血等治疗方法，都属于调整阴阳的范围。

（五）调和气血

1. 概念

人之生以气血为本，人之病无不伤及气血。所以，"治病之要诀，在明气血"（《医林改错》）。所谓调和气血，是根据气和血的不足及其各自功能的异常，以及气血互用的功能失常等病理变化，采取"有余泻之，不足补之"的原则，使气顺血和，气血协调。它是中医治疗疾病的重要原则，适于气血失调之候。

2. 应用

气属阳，血属阴。气血的生成与运行，又依赖于脏腑经络的正常生理活动，所以调和气血又须与燮理阴阳、调整脏腑密切结合起来。

（1）气病治则：中医学认为，气具有温煦、气化、推动、防御和固摄之功。气之为用，无所不至，一有不调，则无所不病。气有不调之处，即病本所在之处。故治疗时必以调气为要，而调气之法众多，如《读医随笔·升降出入论》所言："气之亢于上者，抑而降之；陷于下者，升而举之；散于外者，敛而固之；结于内者，流而散之。"

推而广之，则寒之、热之，乃至按摩、针灸、饮食等均属于调气之列。

气病之治则，概而言之，即：气虚则补，气滞则疏，气陷则升，气逆则降，气脱则固，气闭则开。

①气虚则补：气虚系指元气匮乏，脏腑功能衰退，抗病能力低下的病理变化。肺主一身之气，脾为后天之本，气血生化之源，故补气主要是补脾肺之气，而尤以培补中气为重；先天之精气，依赖于肾藏精气的生理功能，才能充分发挥先天之精气的生理效应。故气虚之极，又要从补肾入手。

气为血之帅，血为气之母，二者互根互用，故补气又常与补血相结合；气虚为阳虚之渐，阳虚为气虚之极，故在极度气虚时又当与补阳同用。

补气药易于壅滞，一般情况下，痰湿内盛者不宜使用，但必要时可补气与化痰、祛湿兼施。又有气虚不运而生胀满者，用塞因塞用之法，亦应稍佐理气之品。

②气滞则疏：气滞即气机郁滞不畅，多因情志失调，或痰湿食积、瘀血等停聚于内，影响气的流通，导致局部或全身的气机不畅，从而引起某些脏腑、经络的功能障碍。故《丹溪心法》云："气血冲和，百病不生，一有怫郁，诸病生焉。故人身诸病，多生于郁。"因为人体的气机升、降、出、入多与肝主疏泄、肺主宣降、脾主升清、胃主降浊，以及肠道泌别、传导功能有关，故气滞多与肺、肝、脾、胃等脏腑功能失调有关。肝主疏泄，调畅气机，若肝失条达，气机郁结，郁则气滞。所以，气滞之病又以肝气郁滞为先。

治疗气滞，定当理气行气。所谓调气、舒气、理气、利气、行气，虽名称不同，轻重不一，但总以"疏气令调"为期。

因气滞有或在形躯，或在脏腑，或因寒，或因热，或因虚，或因实之异，故不可一味破气、行气，应根据脏腑经络之寒热虚实而调之。用苦寒泄热而不损胃，用辛温理气而不破气，用滑润濡燥涩而不滋腻气机，用宣通而不揠苗助长。

疏气药大多辛香而燥，大剂或久用能耗气、散气和消耗津液，对血虚、阴虚，以及火旺等患者，均当慎用。

③气陷则升：气陷，即气虚升举无力，而反下陷，失于摄纳的一种病理变化。多因禀赋不足，或久病体虚，使脏器之维系、气液之统摄等受到损害，当升者不能升，当固者不能固，而导致各种气虚下陷之候。陷者举之，故气陷当用升气之法。升气之法主要用于中气下陷而见凶陷、胞睑下垂、脱肛、滑泄不止，以及冲任不固所至崩中漏下、带下、阴挺、胎动不安等。

④气逆则降：气逆是指气机升降失常，脏腑之气逆而上冲的病理变化。气逆多见于肺、胃、肝等脏腑。肺气逆则咳嗽胸闷；胃气逆则恶心嗳气；肝气逆则头痛而晕、胸胁胀满，甚则昏厥；肾气（冲气）逆则奔豚。气逆则降气，所谓"气逆于脏……当以顺气为先"（《景岳全书·血证》）。降气又称顺气、平气。气逆于上，以实为主，亦有虚者。降气法，适于实证且宜暂用，不可久图。若因虚而逆者，补其虚而气自降，不得用降气之品。

⑤气脱则固：气脱是气的内守固摄作用过弱，而致气的外越散脱的一种病理变化。多因气虚至极而成。由于体内气血津液遭到严重损耗，以致脏腑的功能衰竭，阴阳失其相互为根之常，因而有脱绝危亡之险。脱有缓急，故临床上有虚脱和暴脱之分。凡汗出亡阳、精滑不禁、泻痢不止、大便不固、小便自遗、久嗽亡津者，属于虚脱。虚者补之，涩可固脱。故虚脱者每于补气固本之中加入收涩之品，补而涩之。若属暴脱者，固涩无效，应当补阳助阴，使阴固阳潜。固涩法常与补法同用，又据证之寒热而与温法或清法同用。因气属阳，故气脱之治，多温补与固涩同用。

⑥气闭则开：气闭是由于浊邪外阻，或因气郁之极，甚至气的外出亦为所阻，从而出现突然因清窍闭塞而昏厥的病理变化。临床上以突然昏倒、不省人事，或伴有四肢厥冷为主要特征。闭则宣开，故又称开窍。开窍有温开、凉开之分。气闭有虚实之分，实则邪未减而正未衰，治当开其闭；而虚则为内闭外脱之候，当予以补气养血、回阳固脱之品。切勿但见气机闭塞，不分虚实，一律用辛香走窜、通关开窍之药，以避免犯虚虚实实之弊。

（2）血病治则：血为水谷之精华，出于中焦，生于脾，宣于肺，统于心，藏于肝，化精于肾，功司濡养、滋润，调和五脏，洒陈六腑，维持着生命活动的正常进行，临床上，血之为病，证有血虚、血瘀、出血、血寒、血热之分。其治疗则有补、行、止、凉之异。

1）血虚则补：血虚是指血液不足或血的濡养功能减退的一种病理变化。心主血，肝藏血，脾生血统血，肾精可化而为血，所以血虚多与心、肝、脾、肾有密切关系。气为阳，血为阴，气能生血，血能载气，根据阳生阴长的理论，血虚之重证，于补血方内常配入补气药物，可收补气生血之效。血虚与阴虚常常互为因果，故对血虚而兼有阴虚者常配伍补阴之品，以加强其作用。

补血药多滋腻，可妨碍消化，故对湿滞中焦、脘腹胀满、食少便溏者慎用。如必须应用，则应与健脾和胃药同用，以免助湿碍脾，影响脾胃之健运。

2）血脱则固：下血不止，崩中漏下，诸大出血，皆属血脱，用涩以固脱。凡脱则散而不收，故用酸涩温平品，以敛其耗伤。凡治血脱者，于收涩药中加入气药，如大失血又当用固脱益气之法。气能行血，血能载气，所以血脱必然导致气脱，即气随血脱，并非单纯的血脱，甚则阴竭阳脱，出现亡阳亡阴之危候。

3）血瘀则行：血瘀是指血液运行迟缓和不流畅的病理状态。瘀者行之，总以祛瘀为要，祛瘀又称消瘀，在具体运用活血化瘀法时，应注意以下原则：

①辨证精确：运用活血化瘀法，除正确地掌握瘀血的诊断指征外，还必须分清其病位之表里脏腑经络、病性之寒热、病势之或虚或实，方能收到预期效果。如活血化瘀虽是治瘀血证的总则，但瘀血有轻重缓急之分。故活血化瘀又有"和血行瘀""活血化瘀""破血逐瘀"之别。一般来说，应根据瘀血程度的轻重，分别按和血行瘀、活血化瘀、破血逐瘀三法之序，先轻后重。切勿不分轻重，动辄破瘀攻逐，虽能取快于一时，但瘀去而正伤。

②掌握药性：活血化瘀疗法的作用是通过具有活血化瘀功效的药物和方剂来体现的。因此，必须掌握药物的特性。其一，寒者热之，热者寒之，是中医治病的基本原则，血瘀之因有寒热之分，如《医林改错》所讲："血受寒，则凝结成块；血受热，则煎熬成块。"因此，要根据药物之寒热温凉分别选用。其二，活血化瘀药物除具有通行血脉、调畅血气、祛除瘀滞的共同功效外，每味药还可兼有行气、养血、凉血、止血、消癥、通络、利水、疗伤、消痈等不同作用。其三，某些活血化瘀药物，对疾病或病变部位具有敏感性。如消积除痞之三棱、莪术、阿魏，治疗肿块之黄药子、刘寄奴；瘀血在上部用川芎，下部用牛膝；瘀血入心用郁金，在肝用泽兰等。掌握这些药性，选药组方可恰到好处。

③熟悉配伍：血瘀往往是由多种原因而引起的，所以活血化瘀必须根据辨证的结果，视具体情况配合其他疗法，才能充分发挥它的功效。临床常用的配伍有：理气行气、补气益气、补血养血、止血消癥、凉血解毒等。

4）血寒则温：血寒是指寒邪侵袭经络，气血流行不畅，或素体阳虚，虚寒内生，而致气血凝滞而言，以寒痛为其临床特征。以温经散寒药通经活络，与和血行血之品相配伍。

5）血热则凉：血热是脏腑火热炽盛，热迫血分，或外感温热邪气侵入血分的一种病理变化，以出血和热象为临床特征。热者寒之，故血热多选用清热凉血和凉血止血之品治之。血得寒则凝，得温则行，所以应用凉血止血和清热凉血等寒凉药物，要中病即止，不可过剂。出血而有明显瘀滞者，不宜一味用大剂量寒凉止血药，必要时应配合活血行血药，旨在避免留瘀之患。热盛必伤阴，除用清热凉血和凉血止血之品外，亦可加入养阴之药。

6）出血则止：凡血液不循常道，上溢于口鼻，下出于二阴，或溢于肌肤者，统称为出血。出血宜止血，正确地运用止血法，必须注意以下几点：

①分清出血的原因和性质：出血的原因大多与火和气有关，《景岳全书·血证》云："血动之由，惟火惟气耳。"气为血帅，血随气行，或火旺而气逆血溢，或寒凝而气滞血瘀，亦有气虚挟寒者，但出血以属热者为多。此外，内有瘀血，血脉阻滞，流行不畅，导致血不循经，亦可发生出血。出血之病机以气为主，贯通寒热虚实。

②分清出血的部位：咯血、衄血、吐血、便血、尿血、阴道出血，不仅有寒热虚实之异，而且所累脏腑也不尽一致。因此，止血必须辨证施治，切勿一味止血，即"见血休治血"之谓，忌用大剂寒凉或固涩之品。出血虽以属热者为多，但血证初起，应禁用大剂凉血止血之品。寒凉药亦不可久用，以防止瘀血内停，损伤脾阳，脾愈伤则血愈不归经。更忌单纯用收涩止血之品，对出血而兼血瘀证尤须如此，切勿"闭门留寇"。

③炭剂止血的应用：炭剂止血是中医治疗出血的重要措施。素有"红遇黑则止"之说，但不能凡见出血，不分病之虚实、药之寒热，皆炒炭投之。实火热证之出血，须用苦寒之药以直折其火，热清则血自宁。出血之虚寒者，当用温热之品，而寒凉药则不相宜。若寒热错杂，虚实并见之失血，用药宜寒热兼顾，虚实并进。止血之剂不论寒药与热药，均可炒炭而用。然阴虚火旺之出血，宜滋阴清热降火，用甘寒、咸寒以滋阴清热，炭剂焦苦有伤津耗液之虞，故不宜使用炭剂。临床用炭剂止血，须权衡利弊，正确使用才能体现炭剂止血之妙用。

（3）气血同病治则：气非血不和，血非气不运，气属阳，血属阴，一阴一阳，互相维系。由于气血之间的关系非常密切，生理上相互依存，病理上常相互影响，终致气血同病。气对血有温煦、化生、推动、统摄作用。气虚无以生化必致血虚，推动、温煦之功减弱必致血瘀，统摄无权必致出血，气滞则血因之而瘀，气机逆乱则血亦随之而上逆或下陷，此为气病及血。同样，血病亦可及气，如血虚无以载气，则气亦随之而少，血瘀则气亦随之而滞，血脱则气无所附，必随之而脱逸，乃至亡阴、亡阳之危候。

气血关系失调，常常表现为气血同病，故治疗则应调整两者之间的关系，从而使气血关系恢复正常状态。

1）气病治血：气血互相维附，气虚则血弱，气滞则血瘀，气陷则血下，气逆则血乱，气温而血滑，气寒而血凝，气病则血随之亦病。故《医家四要》曰："气为血之帅，血为气之配，气即病矣，则血不得以独行，故亦从而病焉。是以治气药中，必兼理血之药。"这就是气病治血的理论依据。总之，治气不治血，非其治也。气虚宜"精中求气"，气郁宜兼顾其耗阴血滞，气逆宜求于气血冲和，这是治疗气病的重要原则。

2）血病治气：气病血必病，血病气必伤，气血两者，和则俱和，病则同病，但"气为主，血为辅，气为重，血为轻"（《医学真传·气血》），所以"气血俱要，而补气在补血之先，阴阳并需，而养阳在滋阴之上"（《医宗必读·水火阴阳论》）。此虽指治疗虚证而言，实为治血之准则。一言以蔽之，治血必治气，气机调畅，血病始能痊愈。

①血虚者，补其气而血自生。血虚补气之法，以健脾益气、温养心气、补益肾气为主。因为脾能健运，化源充足，血脉充盈；心主血，水谷精气赖心阳之温煦，才能变化而赤为血。肾阳为一身诸阳之本，肾精赖真火之蒸化方能化而为血。

②血滞者，行其气而血自调。气有一息之不运，则血有一息之不行。气行则血行，气滞则血瘀，血瘀气亦滞，故治疗血瘀必须重视调气。因气虚、气滞均可致瘀，并且血之运行与心、肺、肝、脾等有密切关系，所谓调气又有疏肝理气、宣畅肺气、温通心气，和补益元气之分，其中尤以调肝气为最。肝主疏泄，疏通气机，促进气血之运行。若肝郁气滞，疏泄失职，气滞则血瘀。所以必用疏肝理气之药物，疏通气机，气行则血亦行，不治瘀自化。

③血溢者，调其气而血自止。血随气行，气和则血循经，气逆则血乱溢，气虚、气实、气寒、气热均属气失冲和之列。故治血必调气，气和则血宁。

综上所述，气之与血，两相维附，气为主，血为辅，气为橐龠，血如波澜，故"有因气病而及血者，先治其气；因血病而及气者，先治其血"（《医宗必读·辨治大法论》）。临证时，应综观全局，燮理阴阳，俾阴平阳秘，气调血和，则其病自愈。

（六）调整脏腑

1. 概念

人体是一个有机的整体，脏与脏、脏与腑、腑与腑之间，生理上相互协调，相互为用，在病理上也相互影响。一脏有病可影响他脏，他脏有病也可影响本脏。因此，调整脏腑就是在治疗脏腑病变时，既要考虑一脏一腑之阴阳气血失调，更要注意调整各脏腑之间的关系，使之重新恢复平衡状态，这是调整脏腑的基本原则。

2. 应用

（1）调整脏腑的阴阳气血：脏腑是人体生命活动的中心，脏腑阴阳气血是人体生命活动的根本，脏腑的阴阳气血失调是脏腑病理改变的基础。因此，调整脏腑阴阳气血是调整脏腑的基本原则。

脏腑的生理功能不一，其阴阳气血失调的病理变化也不尽一致。因此，应根据脏腑病理变化，或虚或实，或寒或热，予以虚则补之，实则泻之，寒者热之，热者寒之。如肝主疏泄，藏血，以血为体，以气为用，性主升发，宜条达舒畅，其病理特点为肝气肝阳常有余，肝阴肝血常不足。肝用太强，气郁化火，血虚生热生风等，其病变主要有气和血两个方面，气有气郁、气逆，血有血虚、血瘀等。故治疗肝病重在调气、补血、和血，结合病因予以清肝、滋肝、镇肝等。

（2）顺应脏腑的生理特性：五脏藏精气而不泻，六腑传化物而不藏。脏腑的阴阳五行属性、气机升降出入规律、四时通应，以及喜恶、在志等生理特性不同，故调整脏腑须顺应脏腑之特性而治。如脾胃属土，脾为阴土，阳气乃损；胃为阳土，阴气乃伤。脾喜燥恶湿，胃喜润恶燥。脾气主升，以升为顺，胃气主降，以降为和。故治脾常宜甘温之剂以助其升运，而慎用阴寒之品以免助湿伤阳。治胃常用甘寒之剂以通降，而慎用温燥之品以免伤其阴。

（3）协调脏腑之间的关系

1）根据五行生克制化规律调节

①根据五行相生规律调节：其治则主要有"补母"与"泻子"两个方面。滋水涵木、益火补土、培土生金、生金资水等从属于"虚则补其母"；肝实泻心、心实泻胃等从属于"实则泻其子"。

②根据五行相克规律调节：其治则主要有抑强和扶弱两个方面。如木火刑金者，采用佐金平木法来泻肝清肺，此属抑强；肝虚影响脾胃，此为木不疏土，治以和肝健脾，以加强双方之功能，此为扶弱。至于抑木扶土、泻南补北等，属于二者兼施，而有主次之别。

③根据五行制化规律调节：五行之间生中有克，克中有生，相互生化，相互制约，循环不息。因此，根据五行调节机制对脏腑功能进行调整，不仅要补母泻子，抑强扶弱，调整相关两脏的关系，而且更要将两者结合起来，调整相关三脏之间的关系，如

木克土，土生金，金克木，既要抑木扶土，又要培土生金，佐金平木，使之亦制亦化，协调平衡。

2）根据五脏互藏理论调节：五行互藏，五行配五脏，而五脏互藏。一脏统五脏，五脏统一脏。人体任何生理功能既受五脏共同调节，又有主从之分。就呼吸功能而言，肺主呼吸，但肺主出气，肾主纳气，肝调畅气机，使之升降相宜，脾主运化水谷精微，参与生成宗气；心主血脉而藏神，血为气母，心血给气以营养，心神又为呼吸调节之主宰。故五脏均参与呼吸的调节，其中尤以肺、脾、肾为要。所以，呼吸功能失调，常重在调治肺、脾、肾三脏。

3）根据脏腑相合关系调节：人体脏与腑的配合，体现了阴阳、表里相应的关系。脏行气于腑，腑输精于脏。生理上彼此协调，病理上又相互影响，互相传变。因此，治疗脏腑病变，除了直接治疗本脏本腑之外，还可以根据脏腑相合理论，或脏病治腑，或腑病治脏，或脏腑同治。

①脏病治腑：如心合小肠，心火上炎之证，可以通利小肠，导心经之热从下而出，则心火自降。其他如肝实泻胆、脾实泻胃等，此即治脏先治腑之谓。

②腑病治脏：如肾合膀胱，膀胱气化功能失常，水液代谢障碍，治肾即可以治膀胱。大便秘结，腑气不通，而宣降肺气，亦可使腑气得顺，大便自通。

③脏腑同治：脏腑病变，虽可脏病治腑，腑病治脏，但临床上多脏腑同治。如脾与胃，纳运相得，燥湿相济，升降相因，故脾病必及胃，胃病必累脾。所以，临床上常脾胃同治。

④实则泻腑，虚则补脏：六腑传化物而不藏，以通为用，以降为和，五脏藏精气而不泻，以藏为贵。五脏六腑皆可表现为实证，实则泻之。不仅六腑之实可泻腑以逐邪，如阳明腑实证之胃肠热结，用承气以荡涤胃肠之实热，五脏之实亦可借泻腑以祛邪，如肝经湿热，可借清泄肠道，渗利小便，使湿热从二便而出。五脏之虚自当虚则补之，六腑虚亦可借补脏以扶正。如膀胱气化无权而小便频多，甚则遗溺，多从补肾固摄而治；小肠泌别清浊功能低下，多从脾、肾治之等。

（七）因时、因地、因人制宜

疾病的发生、发展与转归，受多方面因素的影响。如气候变化、地理环境、个体的体质差异等，均对疾病有一定的影响。因此治疗疾病时，必须把这些因素考虑进去，根据具体情况具体分析，区别对待，以采取适宜的治疗方法。

1. 因时制宜

（1）概念：四时气候的变化，对人体的生理功能、病理变化均产生一定的影响。根据不同季节气候的特点，来考虑治疗用药的原则，就是因时制宜。

（2）应用：一年四季，有寒热温凉的变迁，所以治病时，要考虑当时的气候条件。例如春夏季节，气候由温渐热，阳气升发，人体腠理疏松开泄，即使外感风寒，也应注意慎用麻黄、桂枝等发汗力强的辛温发散之品，以免开泄太过，耗伤气阴；而秋冬季节，气候由凉变寒，阴盛阳衰．人体腠理致密，阳气潜藏于内，此时若病热证，也当慎用石膏、薄荷等寒凉之品，以防苦寒伤阳。故《素问·六元正纪大论》曰："用温远温，用热远热；用凉远凉，用寒远寒。"所谓"用温远温"，远，避之谓；前者之"温"指药物之温，后者之"温"指气候之温。就是说用温性药时，当避其气候之温，余者与此同义。

2. 因地制宜

（1）概念：根据不同地理环境特点，来考虑治疗用药的原则，就叫因地制宜。

（2）应用：不同的地理环境，由于气候条件及生活习惯不同，人的生理活动和病变特点也有区别，所以治疗用药亦应有所差异：如我国西北地区，地势高而寒冷，其病多寒，治宜辛温；东南地区，地势低而温热，其病多热，治宜苦寒。说明地区不同，患病亦异，而治法亦当有别。即使相同的病证，治疗用药亦当考虑不同地区的特点。例如用麻黄、桂枝治疗外感风寒证，在西北严寒地区，药量可以稍重，而在东南温热地区，药量就应稍轻。此外，某些地区还有地方病，治疗时也应加以注意。

3. 因人制宜

（1）概念：根据病人年龄、性别、体质、生活习惯等不同特点，来考虑治疗用药的原则，叫作因人制宜。

（2）应用：在治疗时不能孤立地看待疾病，而要看到病人的整体情况。

①年龄：年龄不同，生理机能及病变特点亦不同，老年人气血衰少，生机减退，患病多虚证或正虚邪实。治疗时，虚证宜补，而邪实须攻者亦应注意配方用药，以免损伤正气。小儿生机旺盛，但气血未允、脏腑娇嫩，并且婴幼儿生活不能自理，多病饥饱不匀、寒温失调，故治疗小儿，当慎用峻剂和补剂。一般用药剂量，亦必须根据年龄加以区别。

②性别：男女性别不同，各有其生理特点，特别是对妇女有经期、怀孕、产后等情况，治疗用药尤须加以考虑。如妊娠期，禁用或慎用峻下、破血、滑利、走窜伤胎，

或有毒药物；产后又应考虑气血亏虚及恶露情况等。

③体质：在体质方面，由于每个人的先天禀赋和后天调养不同，个体素质不仅有强弱之分，而且还有偏寒偏热，以及素有某种慢性疾病等不同情况，所以虽患同一疾病，治疗用药亦当有所区别。如阳旺之躯慎用温热，阴盛之体慎用寒凉。其他如患者的职业、工作条件等也与某些疾病的发生有关，在诊治时也应该注意。

因时、因地、因人制宜的治疗原则，充分体现了中医治疗疾病的整体观念和辨证论治在实际应用上的原则性和灵活性。必须全面地看问题，具体情况具体分析。

第二节　治法的确立

治法是中医理论的主要组成部分之一，因而其形成和发展与整个中医理论的形成和发展是同步的，伴随临床实践所形成的治法理论，极大地促进了中医学理论与临床实践的发展。前人在运用药物、方剂的实践中发现，有时药物、方剂不同却表现出相似的功效。随着实践经验的不断积累，从方剂中总结出规律性认识，治法理论随之而产生，并随着历代医家遣方用药的临床心得而不断得以充实和发展。治法是治则的具体化，是针对疾病和证候的具体方法，既有汗法、下法等方药治法，又有针灸、推拿、外治、气功、食疗等治疗模式范畴。治法上贯治则，下统方药，承上启下，是中医治疗过程中的关键环节。

一、治法确立的思维

医师所面对之患者，体征、症状繁多，病情错综复杂。在临床的千头万绪之中，如何确立准确的治法，是中医临床思维的精华所在。

（一）辨证论治，法从证出

中医主张一证一法，反对一病一法、一病一方，辨证正确，决定了法的合理性，只有法对证才能提高临床疗效。辨证论治是中医的精华，证是病因、病机、病位、病性、病势，以及人体各方面因素的集中体现，是对疾病现象与本质的高度概括，是立法、处方、用药的基础与依据。《临证指南医案》凡例中，华岫云认为"医道在乎识证、立法、方药、用法，此为三大关键"，"然三者之中，识证尤为紧要"。

一般宏观上讲先辨病后辨证，单因性疾病主要辨邪正消长盛衰；多因性疾病先辨病因，后辨邪正消长盛衰。辨证的目的在于探求、识别疾病的病因、病位、病机、病性及当前所处阶段，论治针对辨证的结果采取相应的治疗原则、措施、方法，针对病因采取病因学治疗方法，针对病机采取病机学治疗方法，针对突出的主症采取对症治疗方法。

（二）治法与方剂的关系

方剂是历代医家针对不同疾病创造的，具有个性特点；治法是在长期运用方药的基础上逐渐总结而成的。方剂与治法相互依存，治法是治方的理论依据，方剂是治法的具体体现，治法指导方剂的配伍规律与思路。

（三）治法与经络的关系

经络学说是中医学的灵魂，经络是揭开生命现象的一把金钥匙，经络在疾病的发生与防治及养生保健方面都具有重要意义。在机体内，每个经络、脏腑、细胞群组，既独立完成着某些生理功能，又与其他多个经络脏腑群组通过不同的经络通路发生密切的联系。这种联系主要表现在功能上的相互影响，有些是相互促进，而有些则是相互抑制。当然联系最广泛、最直接的还是表里两经。中医大部分的治疗方法都是通过调整经络而起效的，目的就是促进脏腑之间原有功能关系的恢复。正如清代医家程士宗所讲的"不知十二经络，开口动手便错"。

（四）重视协调脏腑关系

各脏腑有着不同的生理功能，但它们彼此之间密切联系，既相互依赖，又相互制约，形成一个统一的整体。因此，当发生病理变化时，脏腑之间常相互影响。

1. 五脏之间的相互关系举例

（1）心与肾：心与肾的关系主要体现在水火既济、精神互用、君相安位。

（2）肺与脾：肺与脾的关系主要表现在气的生成和津液的代谢方面。

（3）肺与肝：肺与肝的关系主要表现在气机调节方面，肺主降而肝主升。

（4）肺与肾：肺与肾的关系主要体现在水液代谢和呼吸方面。

（5）肝与脾：肝与脾的关系主要表现在对血液的调节和消化吸收功能的协调方面。

（6）肝与肾：肝与肾的关系主要体现在精与血方面。

2. 脏与腑之间的相互关系举例

（1）脾与胃：脾主运化，胃主受纳，脾主升清，胃主降浊，共同协作。

（2）肺与大肠：肺气肃降正常，则大肠传导如常；若肺失肃降，津液不能下达，则大便秘结；反之，若大肠实热，腑气不通，也可影响肺之肃降而咳喘。

（3）肾与膀胱：膀胱的开合取决于肾的气化功能，临床上也相互影响，小便异常者，实证多责之于膀胱，虚证，多责之于肾。

（五）注意调整气血津液

中医学对气与血的关系十分重视，认为气与血，气属阳而血属阴，气为血之帅，血为气之母，气可生血，血可载气。故病理上气虚则血无以化生而血虚，血虚则无以化气载血而气脱。无论血病及气还是气病及血，都应当气血同治，可遵循"有形之血不可速生，无形之气法当急固""补气在补血之先，养阳在滋阴之上"的原则。

另外，津液的生成、输布和排泄，全赖于气的升降出入运动和气的气化、温煦、推动和固摄作用；而气在体内的存在，不仅依附于血，并且依附于津液，所以津液也是气的载体。因此临床上可以运用补气生津，行气利水等方法治疗津液代谢异常的疾病。

二、提纲挈领的八法

因为疾病、体质的复杂性，事实上临床是一病一法、一人一法，可以说治法是无限的。古人为了执简驭繁，把纷繁复杂的治法，归纳为汗、吐、下、和、温、清、消、补八法，这个只是指出了治疗的方向，在具体运用时，还需要通过相互配合，以产生具体的治法。

（一）汗法的含义和适应证

汗法，是运用具有辛散轻扬、宣透发散、疏泄腠理作用的方药，以开泄腠理、透邪泄热、调畅营卫、调和气血、宣发肺气、促进发汗，以达到发汗、解表、透疹、宣湿、退热、散火、消肿、透邪、疏利经脉、逐邪外出、调达气血等作用的一种治疗方法。通过发汗或得汗的方法，可促进疾病好转或痊愈。

1. 解表法

外感疾病的初期，通常为"表证"，常见发热、恶寒、肢体疼痛、无汗或有汗、脉浮等症状。表证又有表寒、表热之分，因而汗法也有辛温发汗与辛凉发汗之别。

（1）辛温发汗法：适用于外感风寒的表寒证，多表现为恶寒重，发热轻，头疼身痛，无汗或少汗，口不渴，舌苔薄白，脉浮紧或浮缓等症，以麻黄汤、荆防败毒散为代表方。

（2）辛凉发汗法：适用于外感风热的表热证，多表现为发热重，恶寒轻或不恶寒，头痛，口渴，有汗，舌苔薄黄，脉浮数等症，以桑菊饮、银翘散为代表方剂。

2. 透疹法

麻疹初起，斑疹隐隐不透，或已见疹点而尚未透足时，均可应用汗法发散，使疹毒随汗液透散于外，以缓解病势。以汗法透疹，一般选用具有透疹功能的解表药，宜用辛凉清解剂，如升麻葛根汤、竹叶柳蒡汤等。麻疹虽为热毒所致，但在初起阶段，避免使用苦寒沉降之品，以免疹毒冰伏，不能透达。

3. 消肿法

水肿病用汗法，主要是通过发汗，使体内水湿得以排泄，从而达到消肿的目的，古书称为"开鬼门"法。汗法治疗的水肿多为实证，除有腰以上水肿明显的表现外，尚见有恶风、发热、口渴、咳嗽等表证的症状，治疗宜疏风解表、宣肺利水，常选用越婢加术汤加减。

4. 祛湿法

由风湿或寒湿之邪所致的痹痛，使用汗法起到祛风散寒、祛湿镇痛的作用。如痹证初起，风寒湿邪在表，见有身体关节烦疼，并见恶寒发热、无汗、脉浮紧等表实的症状，治以解表散寒祛湿，选用麻黄加术汤。

汗法的适用范围比较广泛，但应用不当往往会产生一些不良后果。如果表证已用过发汗剂，但发热不退，仍有恶寒的，说明表证未除，故仍宜汗解；若身热不退，但不恶寒反恶热，说明邪已传里，不可再汗。同时，用汗法解表，要以周身微微汗出为度。因此，服发汗药后应加盖薄被，避风寒，使患者津津微汗，稍久则遍身通达。

（二）吐法的含义和适应证

吐法，即通过引起患者的呕吐，将停留在咽喉之下、胸膈、胃脘之上的痰涎、宿食、毒物等有形实邪排出来，从而使疾病得以缓解和消除的治疗方法。目前临床实践中，吐法已经极少运用，仅仅限于急救。

（三）下法的含义和适应证

应用具有泻下、攻逐作用的药物，以通导大便，荡涤实热，消除积滞，攻逐水饮等的治疗方法，称为"下法"。下法主要适用于里实证，除燥屎内结、邪在肠胃、热结于里、寒实积聚等证候外，痰饮、蓄血、瘀血、虫积等有形实邪所引起的病证，以及上焦火旺，或血逆于上的吐血、衄血等邪正俱实的病证，均可采用下法治疗。下法分为寒下、温下、润下、峻下逐水等方法。

1. 寒下法

用于热结里实的证候，症见大便燥结、腹满疼痛拒按、潮热、谵语、舌红苔黄、脉实等。临床常用大黄、芒硝等苦寒、咸寒药物，大、小承气汤即其代表方，若阴津已然损伤较甚，则可选用增液承气汤。

2. 温下法

用于脾肾阳虚、冷积阻于肠胃的里寒实证，表现为大便不通、腹胀腹痛、手足不温、甚则手足冰冷、舌苔白滑、脉沉紧等。在寒邪非温不化、实积非下不去的情况下，即需采用温下法治疗，临床多以附子、干姜、细辛之类的辛热药温阳散寒，配合大黄为主的泻下药攻逐积滞，如大黄附子汤即其代表方。但若宿冷久积，病程延久，虽经下利而冷积仍在，脐腹痛、手足凉、大便秘者，或久痢赤白、腹痛、手足不温者，温下之时还须加入甘温益气药物，使正气得助，则更能发挥温下的作用，方如温脾汤。

3. 润下法

用于肠燥便秘的证候，其病情有二：一种情况是针对热邪伤津，或素体火盛，肠液不足所致大便燥结，以及习惯性便秘、痔疮患者大便秘结等病，用本法润燥滑肠、促进泻下，临床常用麻仁、杏仁、芍药等润燥药物，与大黄配伍组方，如麻子仁丸；若在产后或久病之后，由血虚津亏所致的便秘，还须配合养血滋阴的药物，如当归、何首乌等。另一种情况是，肠胃功能减弱而有阳虚表现者，如年老体衰或久病亏损，见有大便秘结、小便清长、腰酸背冷等症状，治疗则要在温肾润肠之中，配合行气通便的药物，代表方如济川煎。

4. 峻下逐水法

用于水饮内停，形气俱实的证候，如腹水、胸水、结胸证等。腹水所致的肿胀腹坚满、便秘溲短、脉沉有力等症属于实证，可用下法攻逐，倘若肿胀虽盛，而形气俱虚者，则不可攻下。水饮停积胸胁，症见呼吸喘满、咳唾牵引胁痛、心下痞硬，或胸背掣痛不得息者，以及水饮与热邪结聚于胸腹之间的结胸证，见有胸腹硬满、疼痛拒按、日晡潮热等症者，均可通过此法治疗。逐水法的治疗目的，在于使体内积留的大量水分由肠道排出，常用药如牵牛、芫花、甘遂、大戟等，代表方如十枣汤、舟车丸、大陷胸汤等。

下法特别是峻下逐水法，易伤人体正气，应用时必须注意辨证，确定属于实证才可以应用。要根据患者病情及体质，掌握剂量，以邪去为度，不可过量或久服。对于正气不足，或邪不在里者，如妇女经期、妊娠期、脾胃虚弱及年老阳虚体弱者，均应慎用或禁用。

（四）和法的含义和适应证

和，即和解、调和的意思。和法不同于汗、吐、下法的专事攻邪，而是运用具有疏泄、和解作用的方药，以调和阴阳气血的偏盛偏衰及表里寒热的错综复杂，使之在新的条件下维持相对的平衡协调，从而达到祛除病邪、恢复健康的目的。

1. 和解表里法

和解表里法又称和解少阳法，用治外感疾病，邪在半表半里的少阳证，表现为寒热往来、胸胁满痛、心烦喜呕、不思饮食、口苦咽干、头晕目眩等。又如疟疾、黄疸以及妇女经期或产后感受风寒，以致寒邪化热进入血室等证候，具有上述类似表现的，也可用和解少阳法。常用的药物如柴胡、黄芩、青蒿、半夏等，小柴胡汤即其代表方。

2. 调和肝脾法

本法主要用于肝气郁结，影响及脾的肝脾不和之证。其临床表现主是以情志方面为主者，如抑郁寡欢、易于恼怒、胸胁胀满、神疲厌食等，治予疏肝解郁，方用四逆散。临床表现以肝强脾弱，脾气郁结，或运化不良的症状为主，如肠鸣腹痛、大便泄泻、泻必腹痛、泻后痛减、胸脘痞满，治用和肝健脾法，方用痛泻要方。妇女月经不调，乳胀胁痛、脐腹胀痛，或经行发热，或产后发热，或往来寒热等为主要症状者，其病机是肝郁乘脾、营血不足，治疗宜疏肝解郁、健脾和营，逍遥散主之。

3. 调理肠胃法

多用于寒热错杂，胃肠功能失调的病证。例如，上热下寒、肠胃不和所致的胸中烦热、恶心欲吐、肠鸣、腹痛、便溏等症，治疗就要清上温下、和胃降逆，代表方如黄连汤。寒热夹杂，互结于胃，脾胃升降失常所致之心下痞满、但满不痛，或干呕，或呕吐、口苦纳呆、肠鸣等症，治予和中降逆、开结消痞，代表方如半夏泻心汤。

和解法在临床使用中，用药多寒热并用，补泻兼施，上下同治，升降合济，作用较为平和。但和解的方药毕竟是祛邪安正的一类方剂，平和之中都有针对性，切不可因其平和，在辨证不清的情况下率意而用，以免贻误病机。

（五）温法的含义和适应证

温法亦称温阳法，即运用温热性药物，通过扶助人体阳气、振奋血行，以解除因寒邪所致之寒性病证的治法。寒性病有表寒、里寒之分，温法所针对的是里寒证，故以温里助阳为主要治法。

里寒证的成因，有寒邪直中内脏引起者；有因元阳不足，寒从内生所致者；也有由于热病几经汗下，寒凉太过，损伤阳气，致使阳虚火衰而转为寒证的。此外，慢性病长期不愈也可出现虚寒现象，适宜温法治疗。由于病情有轻重，病程有久暂，寒邪的侵犯部位又有在脏腑、在经络、在肢节的不同，故温法的具体运用可分为回阳救逆、温中祛寒、温经散寒三类。

1. 回阳救逆法

用于少阴阳衰、阴寒内盛的证候，多因寒邪直中内脏，或热病过用凉药所致。少阴包括心、肾两脏，肾阳为一身阳气之根，心为五脏六腑之大主，病至心肾阳衰，多为阴寒盛极、真阳将亡之重证，严重时可呈现全身性阳气衰微、循环衰竭的征象，表现为四肢冰冷、畏寒蜷卧、精神萎靡、腹痛呕吐、下利清谷，脉沉细微弱，或冷汗淋漓，脉微欲绝等症。此等证候乃是阳气欲脱之危候，非用大剂温热回阳难以奏效，常用药如附子、干姜、肉桂之类，代表方如四逆汤。

2. 温中祛寒法

主要用于治疗脾胃虚寒，而阳虚和里寒都较为轻缓的证候。脾胃属土，位处中焦，主持受纳和运化，若脾胃阳虚有寒，消化功能减弱，就会出现肢体倦怠无力、手足不温、食欲不振、胸满呕吐、脘腹胀痛、大便溏薄、舌苔白、口不渴等症状。常用温中散寒与健脾益气药相配合，如干姜、吴茱萸、蜀椒、生姜、人参、白术、甘草等，理中丸即其代表方。

3. 温经散寒法

用于寒邪阻滞，经络不通，气血凝滞的证候，如血虚受寒，寒阻经脉，血行滞涩所致的手足寒凉、麻木，甚或疼痛拘挛，遇冷加重，舌淡苔白，脉细等症，治宜温经散寒配合养血通脉，代表方如当归四逆汤。

使用温法，必须针对寒证，但寒证有虚实，表象有真假，病势有缓急，病情有轻重，而温法用药辛热燥烈，易伤阴血，用之失误或失当，反致变证骤起，预后难期，故在临床应用时，宜注意辨识假象。临床应以内部、中心的症状为准、为真，而肢末、外部的症状是现象，可能是假象。

（六）清法的含义和适应证

清法亦称清热泻火法，是指应用寒凉性质，以治疗热证、火证的方法。本法具有清热泻火，凉血解毒，滋阴生津等作用。清法主要适用于病邪化热、化火的里热证候。热邪尚在表的，宜用汗法；里热已结实的，则宜攻下。当表邪已解，而热仍不退，或里热已炽，但未结实，即为清热法的适应证。此外，疮疡痈肿，表证已解，具有里热证候，以致邪热炽盛引动内风的证候，也可用清法。

由于火热为病，有在气分血分之异、实热虚热之分、脏腑偏盛之殊，故清热法的具体运用可分为清热泻火、清营凉血、清热解毒、清脏腑热、清虚热等类别。

1. 清热泻火法

此法又称清气分热，用于热病表证已解，气分热盛，表现为高热、不恶寒反恶热、烦热大渴、频频饮水、汗出蒸蒸、舌红苔黄、脉象洪大或洪数等症状，概括为大热、大渴、大汗出、脉洪大的"四大证"，常用药如石膏、知母等，代表方如白虎汤。若汗出过多，兼见倦怠乏力等气阴两伤的症状，则要配合益气养阴药，代表方如白虎加人参汤。

2. 清营凉血法

此法用于热病极期，邪热入于营血的证候。本法常用药如水牛角、生地黄、牡丹皮等。清营凉血法在临床应用时，有清营透热和凉血散瘀之分。前者适用于热邪乍入营分，后者则用于邪热深入血分。热邪初入营中，可见身热夜甚、烦躁不眠、时有谵语、舌红绛而干、脉细数，渴或不渴，或斑疹隐隐，治以清营解毒、透热养阴，清营汤即其代表方。热邪深入血分，除身热夜甚的症状外，由于热甚动血，可见吐血、衄血、咯血、便血、尿血，以及发斑紫黑、神昏谵语、舌绛起刺等症，犀角地黄汤即其代表方。

3. 清热解毒法

此法亦称苦寒泻火法，适用于瘟疫、温毒火邪炽盛，或疮疡痈肿，热毒深重而津液未伤的证候。症见壮热、口渴、便秘或下痢，甚至烦躁狂乱，吐血、衄血、发斑，或头面红肿，口腔糜烂，咽喉干痛等，常用金银花、连翘、蒲公英、紫花地丁、黄连等，代表方有黄连解毒汤、普济消毒饮。

4. 清脏腑热法

此为运用寒凉性质的药物治疗脏腑热盛的方法。本法具有清除脏腑热邪的作用，适用于热邪偏盛于某一脏腑的里热证。常用药物有黄连、黄芩、桑白皮、龙胆草、石膏、栀子等。根据不同脏腑热盛之证，清脏腑热的具体运用常分为清心、清肺、清肝、清胃等治法。心经实热证常见心烦口渴、口舌生疮、小便短赤或涩痛，常用导赤散；

肝胆实火，头痛目赤、口苦胁痛者，用龙胆泻肝汤以泻火清肝；肺中有热，咳嗽气喘，皮肤蒸热者，泻白散以清肺泻热；热在脾胃，牙痛齿衄、烦渴欲饮者，用清胃散以清胃泻热；热在大肠，下痢脓血，里急后重者，可用白头翁汤以清肠解毒。

5. 清虚热法

虚热是指体内或某脏阴液损耗，不能济火，而出现火亢的病理现象，即"阴虚生内热"。由于久热稽留不退，灼烁津液，耗伤元气，因而在某些慢性消耗性疾病的过程中，往往出现阴津和阳气均受耗损的现象，程度较轻者为气阴不足，较重者为气阴两虚。常自觉热自肌肉蒸发，面潮红，五心烦热，形体消瘦，盗汗咽干，舌质红绛，脉细数；治宜滋水济火，养阴泄热；选用青蒿鳖甲汤、清骨散加减。

由于清法所用药物多系寒凉之品，常有损脾胃阳气之弊，故不宜久用。

（七）消法的含义和适应证

消法，即通过消导和散结，使积聚之邪消散或消导的治法。消法具有消散和消破的作用，对于渐积而成的积聚胀满，在病势较缓而又虚实夹杂，不必要而又不可能急时排出的情况下，用以渐消缓散，帮助运行。所以，消法是介于和法与下法之间的一种祛邪消积治法。

消法应用广泛，凡是由脾失健运，胃失和降，气血结聚所造成的肠胃积滞、积聚肿块、瘰疬瘿瘤，以及水湿内蓄、痰饮停滞、内外痈肿等症，均为消法的适用范围。

1. 消导法

消导法也称消食导滞法、消食法，用于饮食过饱或进食难以消化的食物所致的消化不良等病证，见有上腹胀满、嗳腐吞酸、不欲进食、大便不爽或溏泄等症状，常伴有口黏、舌苔厚腻的表现。常用药物如焦麦芽、焦山楂、莱菔子等，代表方如保和丸。保和丸是消食导滞的轻剂，可用于消化不良、慢性胃炎等病，临床应用时可加入麦芽、谷芽、鸡内金等以增强消化食滞的功能；若食积较重，腹痛便秘，可加枳实、槟榔、大黄等，以攻下通腑。

2. 消坚法

消坚法也称软坚散结法，多用于寒热痰湿与气血相搏结而成的积聚癥瘕，包括各种肿块、肝脾肿大、肿瘤、疝等。这类疾患多属慢性，病久多虚，常出现虚实夹杂的情况，此时，补虚则邪益盛，攻邪则正不支，故多采用渐消缓散的方法，使之内消于无形方为妥当。如治疗肝脾肿大的鳖甲煎丸，治疗睾丸肿胀、坚硬如石的橘核丸等，都是常用的代表方剂。此外，消坚法与化瘀散结、攻毒消肿法配合，常用于内消肿瘤。

3. 消瘀法

消瘀法即活血化瘀法，用于血行不畅或瘀滞所产生的各种病证。常用的药物多以活血化瘀为主，主要作用是促进血行、消散瘀血，常与理气药相配伍。应用活血化瘀法时，要权衡病情的轻重缓急、病程的长短久暂、体质的强弱盛衰等。

对于病程较短、病情急迫、患者体质尚强的病证，消瘀法常与下法配合，以攻逐瘀血。如热病过程中，热邪传至下焦，与血相搏致下焦出血，见少腹胀满、大便秘结或色黑、小便自利、谵语烦渴、脉沉实者，或妇女血瘀闭经，或产后恶露不尽、小腹胀满疼痛者，或跌打损伤、瘀血内停、疼痛不能转侧者，活血均可与下法结合以攻逐瘀血，代表方如桃核承气汤。若为久瘀而病势较缓者，活血化瘀常与和血或养血配合。如妇女月经不调、痛经、闭经等，伴小腹硬满、拒按，或触之有块，或时有发热，一般可用平和有效的活血祛瘀之剂，如桃红四物汤、失笑散等。若冲任虚寒，瘀血内阻，常结合养血散寒法，如选用温经汤。

（八）补法的含义和适应证

补法又称补益法或滋补法，是针对人体气血阴阳或某一脏腑的虚损，给予补益的方法。即《黄帝内经》所谓"虚者补之"的原则。补法主要适用于正气虚弱、体力衰退的患者，如气虚、血虚、阴虚、阳虚，以及正气不足，无力逐邪者。

补法的内容十分丰富，临床应用也甚为广泛，根据证候的性质，大略分为补气、补血、补阴、补阳等方法。其中，依据病情的轻重缓急，又有峻补、平补之别。

1. 补气法

凡是补气益虚，以增强体质，改善机体气虚状态，治疗各脏腑气虚的治疗方法，称为补气法。气即是生命活动的动力，又是脏腑功能的外在表现，根据其分布、功能的不同又分为宗气、卫气、营气、脏腑之气、经络之气，其中脾胃为后天之本、气血生化之源，在运用补气时特别重视脾胃的调补。

补气法主要用于气虚的证候，多由脾肺二经不足所致。一般表现如少气懒言、语声低弱、四肢困倦、动则气促、大便泄泻、脉细弱或虚大，或见脱肛、子宫脱垂、疝气、小便失禁等气陷的症状。以上的气短懒言、动辄气促等，属于肺气虚的表现；四肢倦怠、大便泄泻等，则是脾气虚的特点，故补气药大都兼用健脾之品，如人参、黄芪、党参、白术、炙甘草等，代表方如四君子汤、补中益气汤等。

补气法除补益气虚外，还可通过补气而生血，代表方如当归补血汤；或补气而固表，代表方如玉屏风散。此外，补气法还可用于疮疡因正虚毒盛，不能托毒外达，代表方如托里透脓汤等。

2. 补血法

补血法用治血虚的证候，如面色萎黄、唇甲或皮肤苍白、头面肢体轻度水肿、头晕、眼花、耳鸣、倦怠乏力、劳则气喘、心悸，或失眠、舌淡苔白、脉细涩无力等。常用的补血药物如当归、熟地黄、白芍、阿胶、何首乌等，代表方如四物汤。

补气、补血虽各有重点，但也不能截然分开，因气血是相互依赖、维系而不可分割的统一整体，血虚气亦虚，血脱气亦脱。

3. 补阴法

补阴法用治阴虚的证候。阴虚的一般表现如身体消瘦、形容憔悴、肌肤干涩、口干咽燥、五心烦热、腰酸腿软、小便黄赤，或耳鸣目眩、舌红少苔、脉象细数等。治疗原则是滋补肾阴，常用药物如地黄、龟甲、山茱萸、枸杞子等，代表方如六味地黄丸、左归丸等。肺肾阴虚证见咳呛、咯痰不爽、音哑咯血、骨蒸潮热、颧红盗汗、手足心热、舌红少苔、脉象细数等症者，则应选用沙参、玄参、天冬、生地黄、百合、功劳叶、地骨皮等滋阴清热、润肺化痰之品，代表方如百合固金汤。

4. 补阳法

补阳法是治疗阳虚证的方法，有脾阳虚、心阳虚、肾阳虚等不同，尤以肾阳虚常见。常表现为畏寒怕冷、腰酸膝软、精神不振、小便频数，或尿后余沥不禁，或少腹拘急、小便不利，或阳痿早泄，或羸瘦消渴，脉细软或沉迟，尤以尺脉沉小为甚等，治疗原则是温补肾阳，常用药物如附子、肉桂、鹿茸、肉苁蓉、杜仲等，代表方如肾气丸、右归丸。

阴阳对立统一、互根互用，故在运用补阴、补阳法时，不能只强调一面。张景岳说："善补阳者，必于阴中求阳；善补阴者，必于阳中求阴。"阳虚而阴不虚，应以甘温补阳为主，可辅以阴药，使"阳得阴助而生化无穷"；阴虚而阳不衰，应以清润补阴为主，可少佐通利，以防腻滞。若阴虚而火旺，应补阴兼以泻火；如阴阳两虚，又当阴阳两补，如地黄饮子、二仙汤。

应用补法时，应先照顾脾胃的功能，因补药多壅滞难化，若脾胃运化能力差，不但不能很好地运行药力，反而影响脾胃对食物的消化吸收，因此在补益药中，每需加入少量健脾理气及助消化的药物。外感热病表证未解，纵然本体素虚也不可骤然补益，以免补而留邪，必要时也只能以祛邪为主，辅以补药，从而达到"扶正祛邪"的目的。

以上治疗八法是针对八纲辨证及方药的主要作用而归纳的基本治疗方法，随着医学理论的发展和医疗实践的需求，还有理气法、理血法、祛湿法、润燥法、安神法、开窍法等，可灵活应用于临床。不可骤然补益，以免补而留邪，必要时也只能以祛邪为主，辅以补药，从而达到"扶正祛邪"的目的。

以上治疗八法是针对八纲辨证及方药的主要作用而归纳的基本治疗方法，随着医学理论的发展和医疗实践的需求，还有理气法、理血法、祛湿法、润燥法、安神法、开窍法等，可灵活应用于临床。

第三节　方药的确立

中医论治的过程，先是根据病机拟定治法，然后在治法的指导下组方用药，所以组方对方剂的结构起着决定性作用。病机包括病因、病位、病性、病势等要素，而各个要素的主次地位并不完全相同，因此方剂的结构要有所侧重，证候、病机、治法、方剂、药物环环相扣，使方药切中病情，增强针对性。组方用药思维是指在治则治法的指导下，遣方用药，拟定具体治疗方案的思维活动，即确定患者最终处方的过程。因此，组方用药思维方法的正确与否，直接关系到治疗效果。

一、选准主方、习用名方

方剂是按一定的配伍原则和方式，选择药物组合而成，并确定其适当剂量和剂型的基本固定的医方。其构成不外乎"方"与"剂"两个方面，方即药方，剂即用法。它不是几味药物任意的重叠和堆砌，而是中医师在中医基础理论指导下，应用"四诊"的方法，将患者的具体情况结合天时、地理等因素进行综合分析研究后，在辨证立法的基础上，按照"君、臣、佐、使"的组织原则和药物"七情"而配伍的，是选择性地将一味或几味药物组合成方，并确定适当的药物剂量和制备该方的剂型，以及煎煮和服用该方的方法。药有个性之特长，方有合群之妙用。由多味药所组成的方剂，虽以单味药的性能为基础，但又不是所组成药味功效的简单集合。中医方与药之间蕴涵着中医学中的"药—方—证—效"。临床实践中，即使相同疾病的症状也往往不是完全一致的，此时也应考虑患者的临床表现，根据不同症状调整药物。

1. 以治法为导向，合理选方

治法与方剂的关系：方剂之取效，贵于正确之辨证，抓住主要矛盾选准主方。中医药学是在整体论、藏象论、邪正论的基础上，构成了以脏腑经络学说为理论核心、以辨证论治为特点的完整的、系统的理论体系。在诊疗上辨证是关键，并依此确定治法，而方剂则是实施治法的具体手段之一。因而，法与方是辩证统一的，不可能有法无方，也不可能有方无法。从辨证论治的程序来看，方是从属于法的，而法又取决于证，所以辨证要严密精确，然后"方从法立，以法统方"。

张仲景曾强调过，要"留神医药，精究方术"，意思是不仅要注意研究医理、药理，尤当精心研究用方之"术"。所以《伤寒论》《金匮要略》书中方剂结构严谨，配伍精当，为后世方剂之楷模。后世医家徐大椿形象地比喻"用药如用兵"，提出药物是用来攻邪的，与用兵消灭敌人一样，继而用战术来比喻医术，目的是以兵精将良，合理布阵，才能够打胜仗的"兵法"来说明医药方术的道理。这种看法与张景岳医方八阵分类的思路，可以说是一脉相承的。因此，方剂配伍绝非简单的凑合，也不是机械的相加，而是有理论、有规律的科学法则。概括而言，既要发挥良好的协同作用突出特点，又要防止盲目"堆药"重复庞杂；既要恰如其分地监制佐使，又要防止喧宾夺主，矫枉过正，反而冲淡了药效。临床上所谓"药少力专"和"药当通神"，就是医药方术的明理之言和科学概括，具体要求就是辨证立法正确，配伍严谨，遣药精当。为此，就必须更好地熟悉药物的特性和在配伍过程中的作用，以及在整个方剂中所处君、臣、佐、使地位的变化、剂量的差异和配伍后的药效变换，才能在临床实践中做到合理选方，选取主方。

2. 以名方为基础，随症加减

中医治疗非常重视个体的特殊性，其组方用药具有很大的灵活性。不同医师的经验不同、思路或方法不同，针对同一病证，可以产生不同的治疗方剂。临床实践中，辨证论治确立治法后，最好选取名方为主方。名方不仅是前人实践经验的记载、智慧的结晶，更是经过不断重复验证之后的凝练与升华，有其科学内涵。临床运用名方不仅可以重复前人的经验，更能在实践中丰富名方、发展名方，有利于疾病规律和方药规律的把握与总结。

在治病过程中，根据病机的变化，也要施以加减化裁，以契合病机。以名方为基础，注意随症加减，此处意为增减主方的疗效，而并不是改变原方，颠覆原方的君臣配伍关系。

又如大家学习过的《中医内科学》，尽管版本不同，但是对胃痛的临床症状描述大致相同，不外乎"胃痛隐隐，绵绵不休，喜温喜按，空腹痛甚，得食则缓，劳累或受凉后发作或加重，泛吐清水，神疲纳呆，四肢倦怠，手足不温，大便溏薄，舌淡苔白，脉虚弱或迟缓"。辨证为胃痛，脾胃虚寒证，故治法为温中健脾，和胃止痛。主方为黄芪建中汤，有温中散寒、和胃止痛之功，适用于喜温喜按的胃脘隐痛，药用黄芪补中益气，桂枝、生姜温脾散寒，芍药、炙甘草、饴糖、大枣缓急止痛。如泛吐清水较多，宜加干姜、制半夏、陈皮、茯苓以温胃化饮；泛酸，可去饴糖，加黄连、炒吴茱萸、乌贼骨、煅瓦楞子等以制酸和胃；胃脘冷痛，里寒较甚，呕吐、肢冷，可加理中丸以温中散寒；若兼形寒肢冷，腰膝酸软，可用附子理中汤温肾暖脾，和胃止痛；无泛吐清水、无手足不温者，可改用香砂六君子汤，以健脾益气、和胃止痛。

3. 视病程病情，调整剂量

在临床实践中，需要根据病程病情的发展调整药物的剂量。药物剂量的变化是指方中药味不变，只增减药量，可以改变方剂药力的大小或扩大其治疗范围，增减疗效。

二、巧用经方、方证相应

经方是与时方相对而言，自成一派，特点是配伍严谨、方小而精。因为张仲景之方流传广而久用之效确凿，故成为经方的代指。方证是用方的证据。方证相应是保证经方疗效的首要条件。

（一）方证对应的辨治方法

有是证，用是方，即方证辨证的具体方法，有称为"方证相应"的，有称为"汤证（或方剂）辨证"的，此为《伤寒论》之一大特色。这套辨证方法，对于提高临床疗效，有很大帮助。不少临床大家非常善于使用方证辨证，并称《伤寒论》是"治疗疑难病的专书""经方能起沉疴"等。经方大家胡希恕更是提出"辨方证是辨证的尖端"，其一生的医疗实践证实了《伤寒论》方证辨证体系的科学性和实用性。方证辨证体系的主要内容虽由"方"和"证"两方面组成，但其关键和核心在于"证"。即首先患者身上确实有客观存在的"证"，才能去讨论相应的"方"；客观的证决定了主观的方，有是证，才立是方，有是证，才用是方。《伤寒论》将所辨出来的证，以方剂命名，称为"某汤证"，如"柴胡汤证""桂枝汤证"等。即若辨出来的这种证，用这种方来治疗，必定有效，故证与方呈现一一对应的关系。这种方与证一一对应、丝丝入扣的特点，与后世所出现的各种辨证体系有很大的不同。具体而言，有以下三个特点：

1. 每证必有与之紧密关联的症状或症候群

《伤寒论》常有此类论述，如"太阳病，头痛，发热，汗出，恶风，桂枝汤主之"，"伤寒，脉结代，心动悸，炙甘草汤主之"，"伤寒、中风，有柴胡证，但见一证便是，不必悉具……"等。此种描述，刘渡舟称其为方证的"主症"，江尔逊称"特征症"，均表明某证必有与其紧密关联的症状出现，见到某个或某几个症状，自然会联想到某方证（汤证），因此就用此方治疗。下面我们看两则案例：

【案例一】

秦某，男，36岁。素有饮酒癖好，因病心下痞满，时发呕吐，大便不成形，日三四次，多方治疗，不见功效，脉弦滑，舌苔白。

辨证：酒伤脾胃，升降失调，痰从中生，痰饮使胃气上逆而呕吐；脾虚气寒则大便不成形；中气不和，气机不利，故作心下痞满。

主方：半夏泻心汤加减

处方：半夏12g，干姜6g，黄芩6g，黄连6g，党参9g，炙甘草9g，大枣7枚。服一剂，便泻出白色黏液甚多。呕吐遂减十分之七，再一剂，痞与呕吐俱减，又服两剂，则病痊愈。（刘渡舟《伤寒论十四讲》）

【案例二】

张某，42岁。肾气亏虚，于返家途中，时值阴雨，感冒风寒而病，身热恶寒，头痛体痛，沉迷嗜卧（即少阴病但欲寐之病情），兼见口渴喜热饮不多，舌质青紫、苔白滑，脉沉细而兼紧象。

辨证：风寒乘虚直入少阴，阻塞真阳运行之机。

治法：温经解表，扶正除邪。

方剂：麻黄细辛附子汤。

药物：黑附片30g（先煎2~3小时），麻黄10g（先煎数沸去沫），北细辛6g，桂尖13g

次日，服上方1剂即汗，身热觉退，唯觉头晕咳嗽，神怯，邪虽解，肺寒尚未清，阳气尚虚，以四逆合二陈加细辛、五味子，扶阳温寒主之。

黑附片50g（先煎2~3小时），干姜26g，甘草10g，广皮10g，法半夏13g，茯苓13g，北细辛4g，五味子2g。

一剂尽，咳嗽立止，食量增加，精神恢复，病遂痊愈。（《吴佩衡医案》）

上述案例一中，心下痞满，时发呕吐，大便不成形，日三四次，为脾胃升降失调的临床症状，是典型的半夏泻心汤证。对于案例二，《伤寒论》中说："少阴病，始得之，反发热，脉沉者，麻黄附子细辛汤主之。"这一条文指出，素有少阴阳虚之人，又有发热等外感风寒之象，可用温里散寒的麻黄附子细辛汤，既扶里阳，又祛表寒，以治疗阳虚而感受阴寒之邪的病证。

2. 每证必有其内在病机

《伤寒论》原文中，常以外在的症状表现，来引出相应的病机描述。如小青龙汤证："伤寒，心下有水气，咳而微喘，发热不渴，服汤已，渴者，此寒去欲解也。"桂枝汤证："太阳病，发热汗出者，此为荣弱卫强，故使汗出，欲救邪风者，宜桂枝汤。"小柴胡汤证："血弱气尽、腠理开，邪气因入，与正气相搏，结于胁下。正邪分争，往来寒热，休作有时，默默不欲饮食，脏腑相连，其痛必下，邪高痛下，故使呕也，小柴胡汤主之。服柴胡汤已，渴者，属阳明，以法治之。"原著中对病机的论述极为详尽，包含了辨病位、辨病性及气血津液、痰饮、宿食、燥屎等各方面，形成了《伤寒论》独特的病机理论，以八纲为纲，以气血、津液、痰饮、宿食为目，将人体生理病理变化的精微之处，以纵横两面层层展现出来。此病因病机的论述，为后世医学的发展奠定了基础。

3. 每证必有其有效的解决方法

证以方名，就是出示了高效方剂，这是与后世各辨证体系最大的不同。对于《伤寒论》中方证的基本病机模式，笔者认为，《伤寒论》的方证辨证体系留给后人极为丰富的辨治思想和临床经验，其中最重要和最基本的一点是确立了人体疾病的基本病机模式（即证型），为后世医家展现了辨治的典范。仅举数例，说明如下：①外邪内饮证模式，如小青龙汤证、桂枝去桂加茯苓白术汤证、五苓散证、射干麻黄汤证等；②外邪内热证模式，如麻杏石甘汤证、大青龙汤证、越婢汤证、文蛤汤证等；③内实（宿食、痰饮、燥屎）热证模式，如白虎汤证、三承气汤证、瓜蒂散证；内热夹瘀证模式，如桃核承气汤证、下瘀血汤证、抵当汤（丸）证等；④内虚寒证模式：如理中汤证、四逆汤证等；⑤内虚寒夹饮证模式，如吴茱萸汤证、真武汤证等。医者掌握了这些基本疾病模式，则能对患病机体的病情表现、病机变化有清晰的认识，在临证处方中便会胸有成竹。如临床中见疑难病，多为数种疾病模式并存于人体，临证应用时当考虑数方并用，即"合病用合方"的见解，如柴胡桂枝汤证、桂枝去芍药加麻黄附子细辛汤证等。此为将复杂的病机条理化、复杂的问题简单化的有效途径。判断一个临床医师水平的高低，也常常看他是否熟练掌握了疾病的表现模式，并能在临证中灵活变通运用。

方证体系的运用重点在辨方证，即方剂的适应证，从而迅速定出有效方剂。这个辨方证的过程，同时也是辨认患病机体疾病模式的过程，各经方家各有心得，但运用最多者，主要有以下几种：①先辨六经，再辨方证，简便而准确地运用经方；②辨特征症用方，突出辨证重点；③辨病机用方，可扩大用方范围；④合方证用合方，用治杂症的常法；⑤体质用方及药证用方。以上各法，后世医家均有变通应用，为仲景学说增添了许多新的内容。

《伤寒论》的方证体系严密精细，中医工作者要以此为典范，从方证入手，可迅速掌握基本疾病模式，体会出正确组方的诸多原则，为将来进一步研究中医学打下良好基础，故古人将《伤寒论》奉为圭臬，众多名家提倡学中医要从本书学起。现代中医临床工作者常根据特征症，运用经方治愈多种表现复杂的疾病，如运用桂枝芍药知母汤治疗足跟痛、骨质增生、关节肿痛、脉管炎等，运用柴胡汤治疗痢疾、不明原因的发热、感冒、小儿肺炎等。

（二）药大力专的经方用药

方药能否取效的关键除了辨证准确、配伍得当外，还在于用药剂量上，经方也不例外，正所谓"中医不传之秘在用量"。对于经方用量，有的医家赞叹"古今医家，唯张仲景药量称绝"，认为张仲景方药的绝妙之处在于最佳治疗剂量上。经方用药味少而精，效宏而速，得力于剂量的把握。

张仲景的《伤寒论》中共有 32 首经方用了附子，如四逆汤、大黄附子汤等，附子味辛甘、性热，有毒，补火助阳，散寒止痛，为救逆回阳第一品。仲景运用附子常是一枚或两枚（现代称重一枚附子约 20g，大附子一枚约 30g），以重剂起沉疴，主要用于阴盛格阳，大汗亡阳，吐汗厥逆，肢冷脉微，心腹冷痛，冷痢，脚气水肿，风寒湿痹，阳痿，宫冷，虚寒吐泻，阴寒水肿，阴疽疮疡，以及一切沉寒痼冷之疾。又如《金匮要略》中治疗寒湿历节的乌头汤、治疗寒疝腹中痛的大乌头煎，均与蜜同煎以减毒增效。再如，大青龙汤、越婢加术汤两方中，仲景均用麻黄至大剂量六两，以开宣上焦肺气，宣透表邪，合生石膏清肃肺经之邪热，合而达上焦得开而下焦自利、源清而流自洁之效；而两方区别在于，大青龙汤适用于治疗风水证兼表闭无汗的患者，越婢加术汤适用于治疗风水证兼自汗而不渴者。仲景这些组方法度，均示后人以规矩，我们应勤加探求。

三、专病专方，效用明显

1. 专病专方的运用

院校教育特别强调"辨证论治"，这是对的，但是也带来了忽视"病"这个对临床至关重要的层面。我们讲的病，既有传统中医学已经形成的病，也有现代医学的病。临床如果只知道辨证论治，不知道辨病论治，在中医或西医完全不同的疾病，用同一个治法，同一首方剂，能够治疗的，只是改善证候、改善症状，却很难治好疾病。因此，临床医师要在复习巩固辨证论治理念的基础上，更多地学习"辨病论治"的理念和经验，同时了解更多的专病专方。专病专方是指针对某种疾病有独特功效的方剂，其实是中医学的基本思想之一。中医自古以来就重视辨病与方药的对应关系，认为一病必有主方，一病必有主药。《五十二病方》记载了包括内、外、妇、儿、五官等52类疾病，基本上以病论治。《金匮要略》则以专病成篇，其所指"辨某病脉证治"乃体现专病专方思想，如百合病主以百合剂、黄疸病治以茵陈剂、蛔厥用乌梅丸、肠痈用大黄牡丹皮汤或薏苡附子败酱散等。现代学者通过文献、临床及实验研究，研制出许多十分有效的专方专药，如消瘰丸治淋巴结核长期不愈之证、强肝汤治疗慢性肝炎、青蒿素治疗疟疾、加味活络效灵丹治疗宫外孕、雷公藤治疗类风湿病等。当今中医学界存在的两种倾向：一是不辨证论治，只强调专方、专药；二是只强调辨证论治，随证下药。两者均有所偏，中医治病应该体现专病专方与辨证论治相结合的思想。关于辨证论治与专病专方的关系，岳美中指出，专病专方治疗并不违背辨证论治精神，二者非但不悖，而且相辅相成。所谓辨证论治，就是根据四诊八纲、脏腑经络辨认病证，再依据病证予以相应的方药治疗；而专病专方的初始阶段恰源于辨证论治，一旦形成了"专病专方"，就发展了辨证论治。因此，专病专方是辨证论治的升华，专病专方与辨证论治实际上是辨病与辨证的关系。病者本也、体也，证者标也、象也。有病始有证，辨证方能识病，识病然后可以施治。每种疾病的基本矛盾决定疾病的发生、发展和预后，而证候之寒热、表里虚实等，仅是从属基本矛盾的不同表现。所以，临床治病，应先辨病，后辨证，再论治。先辨病是要了解疾病的本质和特殊性，以便解决疾病基本矛盾；后辨证是要了解证候的属性，以助基本矛盾的解决。因此，应专病专方与辨证施治相结合，根据具体病情灵活运用，使双方特长都得到充分发挥，起到相辅相成的作用。下面通过一侧案例具体讨论辨病与辨证之间的关系：

【四妙勇安汤治疗类风湿关节炎】

毛某，女，56 岁。初诊日期：2009 年 10 月 30 日。患者于 2004 年无明显诱因出现双足多个跖趾关节肿痛，关节发热，伴晨僵 1 小时以上，后出现双腕关节、双手掌指和近端指间关节、双膝关节肿痛，外院及我院均诊断为"类风湿关节炎"，曾查 RF（＋）。近 2 年，双手腕及近端指间关节出现滑囊肿胀及多发类风湿关结节。就诊前长期服用强的松 2.5mg，1 次/日；双氯芬酸钠缓释胶囊 50mg，1 次/日；来氟米特片 10mg，1 次/日。1 个月前，患者右腕背侧肿胀，双膝、双踝疼痛加重，四肢多关节酸痛乏力，疼痛夜重，晨僵半小时，持物、蹲起、上下楼活动受限，纳可，寐差，二便调；舌红有瘀点，苔薄白，脉细滑。

西医诊断：类风湿关节炎、滑囊炎。

中医辨证：湿热毒邪内蕴，痰瘀互结。

治法：清热解毒，除湿通痹，活血散结。

方选四妙勇安汤加味：金银花 30g，玄参 20g，当归 20g，生甘草 10g，川萆薢 20g，豨莶草 30g，威灵仙 20g，桃仁 10g，赤芍药 15g，白芍药 15g，川贝母 10g，汉防己 20g，川牛膝 15g。7 剂，水煎服，每日 1 剂。

二诊：患者关节疼痛好转，右腕背侧肿胀减轻；舌暗淡、苔白，脉沉。上方去川贝母、川萆薢、豨莶草、川牛膝，加土贝母 15g、山慈菇 10g、地龙 10g，加强软坚散结、活血通络之力。（《房定亚运用专方治疗风湿病经验》）

四妙勇安汤出自清初陈士铎编著的《石室秘录》，后为清末鲍相璈所著的《验方新编》收载，由金银花、玄参、当归、生甘草四味药组成，是清热解毒、活血养血、通络止痛之方剂，主治火毒内阻、血行不畅、瘀阻经脉之证。方中金银花性味甘寒，具有清热解毒、祛风通络的作用；辅以当归活血养血，行血气之凝滞，祛瘀而生新；玄参清热滋阴，助金银花以解热毒，合当归以和营血；甘草生用，泻火解毒而为佐使。药仅四味，量大力专，具清热解毒、活血止痛之功。原书主要用其治手足远端的热毒型脱骨疽，目前广泛用于治疗血栓闭塞性脉管炎、动脉血栓性坏疽等各类周围血管疾病；现代中药药理研究提示，其复方和单药具有明显的抗炎、免疫调节、抑制血管通透性、保护血管内皮细胞等作用。房定亚从英格兰类风湿学会 Bacon 的研究中得到启示，认为类风湿患者的体表和内脏血管均发生炎症和坏死性炎症，故而想到将四妙勇安汤用于类风湿关节炎的治疗。房定亚根据类风湿关节炎活动期多表现为关节红肿热痛，并伴有口渴、烦躁、身热汗出等全身症状，滑膜炎症明显，于 1984 年率先提出类风湿关节炎"湿热毒痹"的病因病机和"清热解毒"的治疗方法，遵从"急则治其标"之治则，以祛邪为主，选具有清热解毒、利湿消肿、活血止痛功效之四妙勇安汤加味，临床取得显著疗效。已有学者证实，"风湿热痹"是急性活动期类风湿关节炎患者的主要类型。

2. 专病专药的运用

专病专药是指对某一病证针对性很强的药物，即特效药。专药既为一方之主药，用量必重，这是古今医家的一条宝贵经验。例如《黄帝内经》记载兰草（佩兰）汤治消渴、连翘治乳痈、生铁落饮（一味生铁落）治癫狂、马膏（马的脂肪）治疗足趾转筋等；《神农本草经》记载黄连治痢、常山截疟、麻黄治喘、海藻治瘿瘤；《金匮要略》中的百合病，药名即为病名，其七首治方中，有六首用百合作主药；又如对于阴阳毒一病，无论患者体质和疫毒侵犯的部位有何不同，治方中均重用升麻、鳖甲。又如张锡纯先生善用石膏清热，从七岁稚子，到七旬老妪，甚至产妇，均重用石膏而获佳效；虽须详审其病证之差别而各有配伍，然重用石膏清热则为一不易之法。其他如以蒲公英治眼病、以怀山药治泄泻、以大黄治火毒等，各药用量均远大于常量，但都收到了药到病除的良好效果。另有岳美中在治疗急性黄疸型肝炎时，重用茵陈 60g 与茅根 30g 相伍，仅服药 1 周，就使持续 1 个半月的黄疸完全消退。现代发展出金钱草治尿路结石，蒲公英治乳痈，败酱草治肠痈，鱼腥草治肺痈，红花治痛经，茵陈治黄疸，青蒿治疟疾，天麻治头痛、眩晕，南瓜子、槟榔治绦虫，莪术治癌肿，苦参纠正心律失常，雷公藤治疗风湿病等。这些专病专药的用法都在与辨证论治结合的基础上，在临床收到了良好的疗效。

参考文献

[1] 柳文，王玉光.中医临床思维[M].北京：人民卫生出版社，2015.

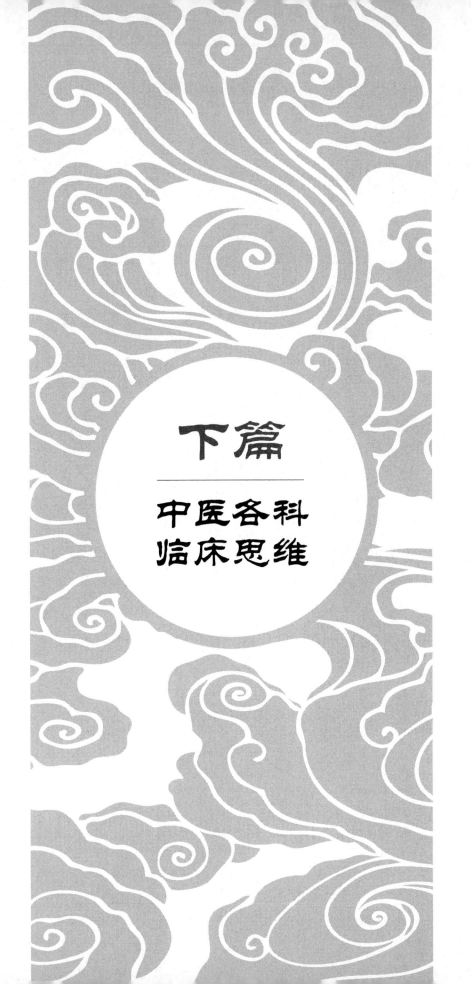

下篇

中医各科
临床思维

第一章　中医内科

第一节　肺系病证

🐦 **培训目标**

1. 熟悉肺系病证的生理及病理特点。
2. 掌握肺系病证的常用辨证思维方法。
3. 掌握肺系病证主要证候的辨证思路。
4. 熟悉肺系病证的治疗要点。

肺居胸中，与大肠互为表里。肺主气，司呼吸，朝百脉，主宣发肃降，通调水道，在气体交换、水液代谢、血液运行等生理过程中起重要作用。若肺脏功能失常，或继而产生相应的病理产物，或其他相关脏腑功能失调影响肺脏，都可产生一系列肺系病证，如感冒、咳嗽、哮病、喘证、肺痨、肺痈、肺痿、肺胀、悬饮、咯血等。因此，在肺系病证辨证时要注重肺脏生理功能失调的原因，相应病理产物及其他相关脏腑对肺脏的影响，力求辨证求因，论治有方。

一、肺系疾病的生理及病理特点

（一）肺的生理功能及病理联系

肺主气，司呼吸；主宣发肃降、通调水道；肺主治节；肺与大肠相表里，二者一宣一降，构成一组脏腑阴阳表里关系。

肺的病理表现，主要是气机升降的失常。肺开窍于鼻，外合皮毛，感受外邪，首先犯肺。肺宣发肃降、通调水道功能失常，则表现为咳嗽、咯痰、喘息等；若肺气虚弱，不能助心行血，而发为心悸气短、唇甲青紫等；若肺气不降，则腑气不通，可出现便秘；反之，腑气不通，亦能影响肺之肃降，可出现喘息气促等。

由此可见，不论哪种病理因素影响肺脏，终会影响肺的宣发肃降而致病，所以宣降失常是肺系病证的病机关键（图1-1）。

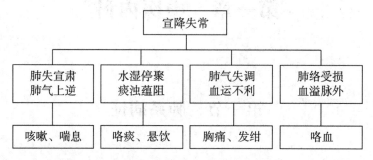

图1-1 肺系病证的病机关键示意图

（二）肺系病证的主要病理产物

对于肺系病证而言，最易产生的病理产物有气逆、痰浊、水饮和瘀血。

1. 气逆

肺气宜宣宜降，外邪犯肺或内邪干肺，肺气为邪壅闭，宣降不利，肺气上逆，则发为咳嗽，甚则喘息。

2. 痰浊（水饮）

肺主输布津液、通调水道，若肺气不降，通调失利，可致水湿停聚，为痰为饮；脾虚不能输布津液，反而积湿生痰，上贮于肺；肾阳不足，水不化气，亦可导致水湿潴留，而为痰饮。痰阻于肺，表现为咳嗽气喘、咯痰。

3. 瘀血

肺朝百脉，助心行血，主治节，若肺气失调，可引起心血的运行不利，而发为胸闷、胸痛、心悸、发绀。

（三）相关脏腑对肺系病证的影响

肺脏之为病，与脾、肾关系密切，同时也可涉及心、肝、大肠。

1. 脾

脾为肺之母。肺与脾的关系，主要体现在气的生成和津液输布两个方面。脾主运化水谷、化生精微，上输于肺。

若脾虚不能化水谷为精微上输养肺，可导致肺气虚，出现少气懒言、咳喘痰多等。若脾失健运，水湿不化，聚湿生痰，上干于肺，则肺失宣降，而出现咳嗽、喘息、痰多等。

2. 肾

肾为肺之子。肺为气之主，肾为气之根；肺为水之上源，肾为主水之脏。肺肾升降相因，相互为用，共同维持气之出入、水液代谢的平衡。

若肾气不足，摄纳无权，则气不归元，气逆于上而为喘。肾阳衰危，气不化水，水湿泛滥则为水肿，上凌心肺则咳喘、心悸。

3. 心

肺与心脉相通，肺气治理调节心血的运行。

若肺气郁滞或肺虚治节失职，不能佐心运行血脉，致血运不畅，可见胸闷、胸痛、发绀、心悸。

4. 肝

肺主肃降，肝主升发，肝升肺降，则气机调畅，脏腑平和。若肝失疏泄，气郁化火，气火循经犯肺，可致咳嗽、喘息、咯血。

5. 大肠

肺与大肠相表里，大肠的传导通畅是保证肺气清肃的重要条件，同时肺气肃降，则大肠腑气通畅。若肺气塞闭，肺气不降，可导致腑气不通，发为便秘腹胀；反之，大肠积滞不通，可影响肺之肃降而发为咳喘胸满。

二、肺系病证的常用辨证思维方法

（一）辨八纲属性

肺外合皮毛，乃为娇脏，不耐寒热，易受外邪侵袭，故肺系病证应当先分清表里，次辨寒热虚实。一般而言，表证多因外感六淫，侵袭肺系，起病急，病程短，多见寒热、鼻塞、流涕等肺卫症状，属于邪实；里证可分为肺脏自病及他脏及肺，常反复发作，迁延不愈，多属于邪实正虚。表证、里证可相互影响，外感表证若迁延失治，可逐渐转为里证；内伤咳喘，肺脏虚损，易受外邪引发或加重。

（二）辨脏腑病位

依据五行归属和脏腑生理特点明辨脏腑。在除外肺脏本身的病变后，宜辨脾、肾、心、肝。若纳呆、腹胀、便溏、乏力，多涉及脾；若腰膝酸软、耳鸣、潮热盗汗，多涉及肾；若心悸、胸闷、胸痛、发绀，多涉及心；若与情绪相关，多涉及肝。

（三）辨咳、痰、喘、哮

1. 辨咳

可依据咳嗽的声音、节律、时间及加重缓解因素等进行辨别。如咳嗽急剧，咽痒作咳，病程短，病势急，多为外感；咳声嘶哑，病势缓而病程长，多为阴虚或气虚；咳声粗浊，多为热；早晨咳嗽阵发，痰出咳减，多为痰；午后咳重，或夜间咳嗽，咳声轻微短促，多为肺燥阴虚；饮食肥甘、生冷加重者，多为痰湿。

2. 辨痰

辨痰依据痰色、痰质、痰量、痰味。咯痰量少，多为燥热、气火、阴虚；痰多，为痰湿、痰热、虚寒；痰白而稀薄，见于肺寒；痰白而质黏，多为阴虚、燥热；痰白清稀，为肺虚、肺寒；痰黄而黏稠，多为肺热；血痰，见于肺热、阴虚；脓血痰，见于痰热瘀结成痈；腥臭痰，多见于痰热壅盛；痰液味甜，多见于痰湿内盛；痰液味咸，多见于肾虚。

3. 辨喘

喘分虚实。实喘呼吸深长有余，呼出为快，气粗声高，伴有痰鸣咳嗽，脉数有力。因于外感者，发病急骤，病程较短，多有表证；因于内伤者，病程多久，反复发作，外无表证。虚喘呼吸短促难续，深吸为快，气怯声低，少有痰鸣咳嗽，脉象微弱，一般病势徐缓，时轻时重，遇劳则甚。

4. 辨哮

哮分寒热。寒哮痰清稀，或色白如泡沫，口不渴，舌质淡，苔白滑，脉弦紧或浮紧；热哮痰黄稠，咯吐不利，口渴喜饮，舌质红，苔黄腻，脉滑数。

三、肺系病证主要证候的辨证思路

如前文所述，肺系病证的症状较多，然而其中较核心的症状不外乎咳、痰、喘、哮，故围绕这四个主症阐明辨证思路，明示辨证重点，意在举一反三（图1-2）。其余悬饮、咯血等均可依此推演。

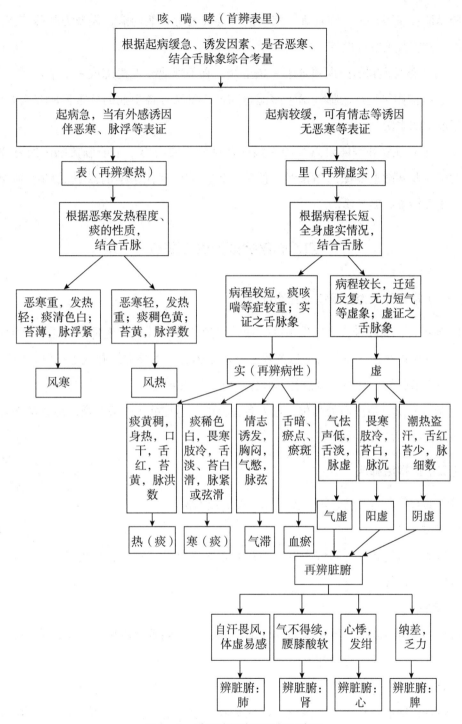

图 1-2　肺系病证主要证候示意图

【提要】

1. 以上路径均非彼此孤立或矛盾，可兼而有之，即寒热亦可同时存在，如喘证之表寒肺热证；病程日久，肺气虚、脾气虚、肾气虚可相兼为病，表现为肺脾气虚、肺肾两虚、肺脾肾三脏皆虚等。

2. 由各路径得到的证素须基于一条主线，有条理地整理提炼成一个个证型。如虚（肺气）、痰湿则可提炼成肺气虚夹痰湿蕴肺证，可结合各主症的严重程度及次要症状来判断证型的主次。

3. 以上各证素和辨证要点为肺系病证常见的主要内容，不能涵盖临床所有情况，临证时可在此基础上发挥，如参考二便等辨证，结合现代医学的 X 线、CT、肺功能、支气管镜等检查有助于诊治。

四、肺系病证的治疗要点

（一）宣降肺气为肺系病证的治疗要点

1. 肺主气，司呼吸，主宣发肃降，通调水道，恢复其正常生理功能是临床治疗要点。实证宜治以辛苦，虚证宜治以酸收。外邪犯肺宜辛散外邪；肺气上逆宜苦泄肃降；久咳久喘耗散肺气，宜用酸收以补其肺体，收其耗散之气。

2. 肺为娇脏，清虚而处高位，选方多宜轻清，不宜重浊；肺恶燥，治宜辛平甘润，以使肺气自降，清肃之令得行。

（二）直接治肺法

常用的有宣、肃、清、泻、温、润、补、敛八法。

1. 宣法

宣肺者，疏宣肺气。肺气失宣，治疗侧重开宣肺气。宣法常用的药物有麻黄、荆芥、前胡、桔梗等。

2. 肃法

肃肺者，肃降肺气。肺失清肃，气逆不降，治疗侧重肃降肺气。肃法常用的药物有杏仁、苏子、白前、旋覆花等。

3. 清法

清肺者，清泄肺热。肺热内盛，痰热蕴肺，须用清法清泄肺热。清法常用的药物有黄芩、桑白皮、栀子、生石膏等。

4. 泻法

泻肺者，泻降肺气。泻法用于因邪气壅塞，肺气上逆之肺实证。泻法常用的药物有桑白皮、葶苈子、厚朴等。

5. 温法

温肺者，温化寒邪（饮）。此证非有寒邪，即有饮邪，或二者兼而有之。温法常用的药物有干姜、细辛、半夏、白芥子、肉桂等。

6. 润法

润肺者，润养肺燥。燥邪伤肺，须用生津养阴的药物润养肺阴。润法常用的药物有麦冬、天冬、川贝母、玄参、天花粉等。

7. 补法

补肺者，补益肺气（阴）。补法用于久咳肺气虚弱证。补法常用的药物有党参、白术、茯苓、黄芪、麦冬、五味子等。

8. 敛法

敛肺者，收敛肺气。久咳不止，肺气浮散，须用甘酸之药收其耗散之气。敛法常用的药物有五味子、乌梅、诃子、白果等。

以上八法，宣、肃、清、泻属于祛邪；温、润有其祛邪的一面，又有其扶正的一面；补、敛属于扶正。临证时，以上诸法多参合应用，如宣肃同用，可选用前胡配苏子、麻黄配杏仁、桔梗配白前等对药宣降相合，升降相因，恢复肺的正常宣肃功能。

（三）间接治肺法

此法是根据五行生克关系对肺进行间接补泻。

1. 培土生金

此即补脾养肺，适用于肺脾气虚证。常用药物如黄芪、党参、白术、茯苓、炙甘草，临证可选用六君子汤加减。

2. 补肾纳气

此即滋补肾气，适用于肺肾两虚证。常用药物如胡桃肉、冬虫夏草、紫河车、蛤蚧等。肾阴虚者，可用七味都气丸；肾阳虚者，可用金匮肾气丸。

3. 通腑泻肺

此即泻大肠腑实以肃降肺气，适用于肺经实证、热证而大便干结者。常用药物如瓜蒌仁、杏仁、火麻仁，便秘甚者，可选用大黄、枳实、厚朴等。临证可选用麻仁丸、承气汤类方加减。

4. 清肝泻肺

此即清泻肝火以泻降肺火。常用药物如桑白皮、地骨皮、栀子等。临证可选用黛蛤散合泻白散加减。

（四）治痰大法

咯痰是肺系病证的主症之一，故有治肺先治痰之说。

1. 散寒化痰

寒痰宜温化，常用药物如半夏、干姜、细辛、白芥子等。临证可选用射干麻黄汤加减，外寒兼内饮者，可选用小青龙汤温里化饮、解表散寒。

2. 清热化痰

热痰宜清化，常用药物如海浮石、胆南星、竹茹、瓜蒌。临证可选用清金化痰汤、桑白皮汤加减。

3. 燥湿祛痰

湿痰宜燥，常用药物如半夏、厚朴、苍术、茯苓等。临证可选用二陈汤、三子养亲汤加减；脾虚证候明显者，加党参、白术以健脾除湿化痰，或六君子汤加减健脾以截断生痰之源。

4. 润燥化痰

燥痰宜润，常用药物如贝母、百部、杏仁、紫菀、款冬花等。临证可选用桑杏汤、清燥救肺汤加减。

五、案例示范

李某，男，78岁，2014年1月2日就诊。患者咳嗽，咯黄色黏痰，胸满气憋，喘息，活动后为甚，口渴欲饮，大便干结，小便黄。3天前有受凉史。上述症状由来已久，常于受凉、劳累等情况下反复发作且发作次数逐年增加，咳、痰、喘症状逐年加重。舌质红，苔黄腻，脉滑。

（一）主证分析

患者主症为咳嗽、咯痰、喘息、胸满，反复发作，迁延不愈，中医诊断为肺胀。具有喘息反复发作的特点，容易与哮病混淆，需注意两者区别。

（二）证型分析

1. 患者虽有受凉史，但并无恶寒、发热、脉浮等表证，故当属里证。

2. 患者反复发作咳、痰、喘，病程长，既有动则气喘等虚象，又当咳、痰、喘发作之实证，故当属虚实夹杂、本虚标实之证。

3. 患者久病咳嗽、喘息，耗伤肺气，肺气亏虚，肺虚日久，母病及子，肾失资生之源，终致肺肾两虚，肾不纳气，则喘息动则益甚。

4. 患者感受外邪，外邪袭肺，肺通调水道失司，水津不布，聚而为痰，痰蕴久化热，则咯黄黏痰；肺热内郁，则大便干结、小便黄；舌质红，苔黄腻，脉滑，为痰热蕴肺之征。

（三）治法方药

患者为虚实夹杂之证，急则治标。治宜清肺化痰，降逆平喘。

处方：桑白皮 12g，酒黄芩 12g，山栀子 12g，生石膏 30g，法半夏 9g，浙贝母 9g，杏仁 12g，瓜蒌皮 12g，苏子 12g，厚朴 9g，莱菔子 12g，甘草 6g。

方中以桑白皮、酒黄芩、山栀子、生石膏清泻肺热，法半夏、浙贝母、杏仁、苏子、厚朴、瓜蒌皮降气化痰、止咳平喘，配合莱菔子通腑泻肺，甘草调和诸药。

第二节 心系病证

培训目标

1. 熟悉心系病证的生理与病理特点。

2. 掌握心系病证的常用辨证思维方法。

3. 掌握心系病证主要证候的辨证思路。

4. 熟悉心系病证的治疗要点。

心位于胸中，膈之上，肺之下，外有心包卫护。心与小肠、脉、面、舌等构成心系统。心为阳中之阳脏，主血脉，藏神志，为五脏六腑之大主、生命之主宰。若心功能发生异常，则会导致血脉、神志的病变，如心悸、胸痹、厥证、不寐、痴呆、癫狂、痫病等。因此，在心系病辨证时要注意气血变化之象，神志思维之征，审证求因，细分缓急轻重，标本兼顾。

一、心系病证的生理与病理特点

（一）心的生理功能及病理联系

心主血脉，主管血脉和推动血液循行于脉。心脏和脉管相连，形成一个密闭的系统，成为血液循环的枢纽。心脏有规律的跳动，需要三个条件：心气充沛、血液充盈、脉道通利。同时心藏神（包含广义之神和狭义之神），通过整个人体生命活动的外在表现，或是人们的精神、意识、思维活动体现。

心的病变主要反映在两方面：一是心脏本身及其主血脉功能的异常，多表现为心悸、怔忡、心痛，脉结、代、促等；二是心藏神的异常，即意识思维等精神活动的异常，多表现为失眠、多梦、健忘、心烦、神昏、神识错乱等。此外，舌体的病变，如舌痛、舌疮等，通常也应归属于心系病证。

心的病机变化主要有虚实两个方面，虚证为气血阴阳的亏损，实证为痰饮、火、瘀等阻滞。正虚邪扰，血脉不畅，心神不宁，则为心悸；寒、痰、瘀等邪痹阻心脉，胸阳不展，则为胸痹；阳盛阴衰，阴阳失调，心肾不交，则为不寐；痰气痰火扰动心神，神机失灵，则为癫狂；痰凝气郁，蒙蔽清窍，则为痫病；髓海不足，心神失用，则为痴呆；气血逆乱，阴阳之气不能相接，则为厥证。

（二）心系病证的主要病理产物

对于心系病证而言，最易产生的病理产物主要有瘀血、痰饮。

1. 瘀血阻滞

心主血脉运行，心气不足，脉气无力，血液在脉道中循行不畅甚或停滞，则生瘀血，而瘀血痹阻心脉，则易产生心悸、胸痹诸证。

2. 痰饮内生

心主血脉，助肾阳化气行水，血行顺畅，则水津和调；心主血脉，血脉运行顺畅是水津运行调和的前提，而当心主血脉的功能出现障碍时，会出现水液代谢失常，产生痰饮、水肿等病理改变。心主神明，痰浊痹阻，心脉不通，则可致心悸、胸痹之证；蒙蔽心窍，心神不明，则可见痴呆、癫狂等病。

（三）相关脏腑对心系病证的影响

心为五脏六腑之大主，心系与肺、脾胃、肾、肝胆的关系密切。

1. 肺

心肺同居上焦，心气上通于肺，肺主治节而助心行血。因此，心与肺在病理上的相互影响，主要表现在气和血的功能失调方面。肺气的宣降功能正常可以助心行血；肺气宣降失常，日久不治，可由肺及心而呈心肺同病，导致血液运行迟滞，而出现胸闷、气短，以及心悸、唇青、舌紫等心血瘀阻的病理表现。

2. 脾

心主血，脾生血又统血，故在病理上心与脾之间的相互影响主要表现在血的生成和运行方面。脾气虚弱，运化失职，则心血的化源不足；脾主思虑，思虑过度，暗耗心血，亦能影响于心，导致心血不足。临床上，既有脾气虚弱之面黄、神疲、食少便溏，又有心悸、失眠、健忘、脉细等心血不足之症。

3. 肾

心与肾之间的关系主要为水火既济的关系。心肾之间阴阳、水火、精血动态平衡失调，即为心肾不交。其主要病理表现是肾水亏而心火旺，以及心肾阳虚水泛。肾水不足，水火不济，肾阴不能制约心阳，使心阳独亢而致肾阴亏于下、心阳亢于上的病理变化，出现心悸、心烦、失眠、多梦，以及腰膝酸软、男子遗精、女子梦交等。心阳不振，不能下温于肾，以致寒水不化，上凌于心，阻遏心阳，则现心悸、水肿、喘咳等"水气凌心"之候。

4. 肝胆

心主血，肝藏血；心主藏神，肝主疏泄。心与肝的病理影响，主要表现在血液和神志两个方面。肝血不足，心血亦因之而弱。所以，在临床上常常是心悸怔忡、面色不华、舌淡、脉细无力等心血不足的症状和头晕目眩、爪甲不荣、肢麻筋挛、视力减退、妇女月经涩少等肝血亏损的症状同时并见。肝失调畅，情志失常，神不内守，或肝火亢盛，上扰心神，可出现情志的异常表现，如心悸不安、失眠多梦等。

二、心系病证的常用辨证思维方法

（一）辨八纲属性

心系病证的证候有虚有实，虚实易于夹杂，而成本虚标实之象，并且往往是在本虚的基础上，邪气阻滞而心脉不通、气血不畅。心为阳脏，主神明。心脉畅通，需心阳温煦推动，心阴凉润宁静；心神清明，需心阳鼓动兴奋，使人精神振奋，神采奕奕，思维敏捷，而心阴宁静抑制，能制约和防止精神躁动。所以辨清心的虚实、寒热、阴阳具有提纲挈领的作用。

（二）辨脏腑病位

依据五行归属和脏腑生理特点明辨脏腑。在除外心系本身的病变后，宜辨肺、肝、肾、脾胃。若与情志相关，多涉及肝脾；若水液代谢异常，与肺、肾有关；若心血亏虚，多与脾胃有关。

（三）辨气血津液

气血津液是人体维持生命活动所必需的营养物质和动力，其运行化生要靠心气的推动和温煦。因此，辨识气血津液的盈亏及运化状态可以反映心脏的脏器功能。同时，这些物质运行不畅易于形成病理产物如气滞、血瘀、痰湿，又进一步阻碍脉道的通畅运行。

（四）辨悸忡、痛闷、神志

1. 惊悸、怔忡

惊悸、怔忡是指患者自感心中急剧跳动，惊慌不安，不能自主，或脉见参伍不调的一种证候。因情绪激动、惊恐、劳累而诱发，时作时辍，不发时一如常人，是为惊悸，其证较轻；怔忡则终日觉心中悸动不安，稍劳尤甚，全身情况较差，病情较重，主要由于阳气不足，阴液亏损，心失所养，或痰饮内停，瘀血阻滞，心脉不畅所致。惊悸日久不愈，可发展为怔忡。

2. 胸痛、胸闷

胸部是心、肺所居的部位，问胸部的异常感觉可了解心肺的病变。辨胸痛应着重问疼痛的性质和牵引的部位，若胸痛时兼有憋闷，并牵引到肩臂，多是胸痹证；胸痛彻背，兼见面色青灰，手足发青，多属真心痛；胸胁部胀满而又窜痛，多伴有肝郁证。

3. 辨神志

神志是心气血功能的外在表现，因此，辨识精神意识思维可以反映心脏的气血功能状况。如表现为失眠、多梦、健忘、神志不宁等，是心的气血不足；表现为烦躁、谵语，甚至昏迷、不省人事，为血中有热，扰动心神；表现为狂躁不安、哭笑无常、打人毁物、登高而歌、弃衣而走，是痰火扰动心神，神志昏乱。

三、心系病证主要证候的辨证思路

如前文所述，心系病证的症状较多，不胜枚举，然而其中较核心的症状不外乎

（心）悸、（气）短、（心、胸）痛、（胸）闷、眩（晕）、神志的异常等，故围绕这六个主症阐明辨证思路，明示辨证重点，意在举一反三，其余诸证皆可依此推演（图1-3~图1-5）。

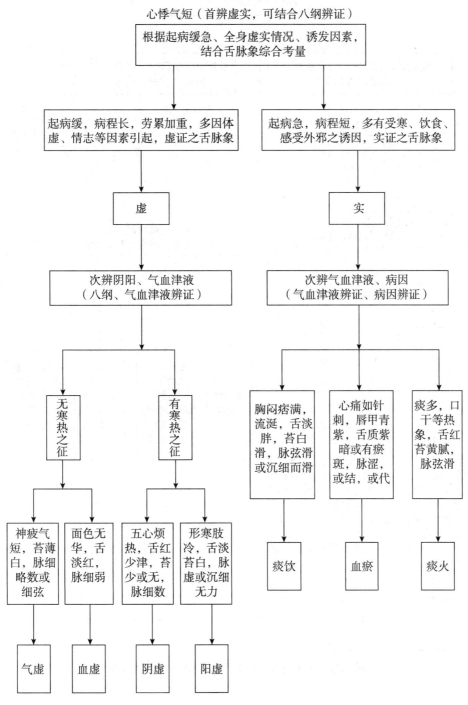

图1-3 心系病证主要证候之心悸气短辨证示意图

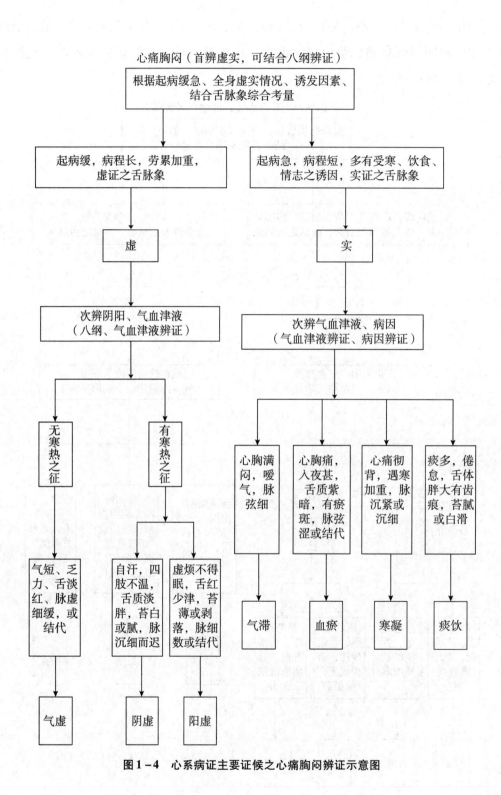

图1-4 心系病证主要证候之心痛胸闷辨证示意图

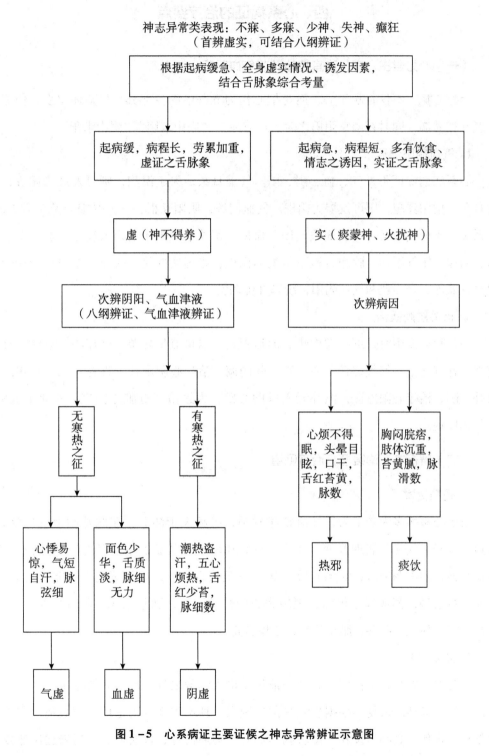

神志异常类表现：不寐、多寐、少神、失神、癫狂
（首辨虚实，可结合八纲辨证）

根据起病缓急、全身虚实情况、诱发因素，
结合舌脉象综合考量

起病缓，病程长，劳累加重，
虚证之舌脉象

起病急，病程短，多有饮食、
情志之诱因，实证之舌脉象

虚（神不得养）

实（痰蒙神、火扰神）

次辨阴阳、气血津液
（八纲辨证、气血津液辨证）

次辨病因

无寒热之征

有寒热之征

心悸易惊，气短自汗，脉弦细

面色少华，舌质淡，脉细无力

潮热盗汗，五心烦热，舌红少苔，脉细数

心烦不得眠，头晕目眩，口干，舌红苔黄，脉数

胸闷脘痞，肢体沉重，苔黄腻，脉滑数

气虚

血虚

阴虚

热邪

痰饮

图1-5 心系病证主要证候之神志异常辨证示意图

四、心系病证的治疗要点

（一）心为君主之官，治宜整体调节气血阴阳

治疗心病，不仅着眼于心，而是把心作为五脏中的一部分，从整体出发，使五脏之气互相灌濡，同时在调整阴阳之时，还应注意"阳中求阴""阴中求阳"。

1. 气血阴阳的调节

心系病的虚证不外气、血、阴、阳。气虚日久，失于温煦，则可发展为阳虚；血虚日久，虚阳浮越，则可发展为阴虚。气血同源，阴阳互根，一方受损涉及多方失调。心系实证不外气血运行障碍而致气闭、血瘀、痰饮水湿阻于清窍或凌于心脏。实邪阻滞，精津、阳气不达，脏腑百骸不得濡养温煦，则虚实并见。故而心系病证的治疗需要全盘兼顾，全面调和气血阴阳，统筹补虚泻实。

2. 相关脏腑兼治

在治疗心血虚时，可补益中焦、健运脾气，以培血生之源；治疗心气虚时，补肺健脾，补气之主、培气之源，心、脾、肺同调；治疗心阴虚证，直补真阴，壮水之主以补心阴；治疗心阳虚证，温补元阳以助心阳，为景岳"五脏之阳气，非此不能发"的具体体现。

（二）辨标本、论缓急，治有侧重

1. 缓则治本

由于心系病多为老年人，气血精津亏损，脏腑失于濡养，在此基础上形成痰饮、瘀血、寒凝、气滞等病理改变，在病情变化比较平稳的状态下当补益脏腑亏损为主，气血旺盛、阴阳调和后，病当自除。如心虚胆怯之心悸，心气不足，不能鼓舞脉气，气血运行缓慢，甚或偶尔停滞，表现为心中悸动不安，脉象结代，此时当养心安神、鼓舞脉气，使气血旺盛，脉道流畅，心悸自止。

2. 急则治标

心为君主之官，主神明。心系病证易于出现晕厥之证，此时病情急重，当先救逆开窍，待患者神志恢复再根据患者是阳气脱失、神不固守，还是痰火蒙蔽清窍之本辨证施治。再如，真心痛发作，患者胸痛如窒，胸痛彻背、背痛彻心，当先选用速效止痛的药物如丹参滴丸、速效救心丸迅速缓解心痛之证，然后辨证给予补气活血、温阳

通脉等法。

（三）把握好“心、血、脉、神”四大环节

1. 治心之法

（1）清心：清即清降心热、清降小肠热，适用于心、小肠火热证者。常用方有栀子豉汤、清心莲子饮、牛黄清心丸等。常用药有玄参、莲子心、竹叶、麦冬、栀子等。

（2）泻心：泻即清泻火热，泻心即清泻心火，与清心相类似，力量较强。适用于热邪迫血妄行之出血及神昏、谵语等。常用方有泻心汤、犀角地黄汤、清宫汤等。常用药有大黄、黄芩、黄连、水牛角等。

（3）温心：即温扶心阳，兴奋或激发心系功能，使所出现的衰退或衰竭状态恢复正常。凡有心寒证候，皆可用温心法治疗。常用方有四逆汤、参附汤等。常用药有干姜、附子、肉桂等。

（4）养心：养即养阴、滋补心血，适用于心阴心血不足者。常用方有天王补心丹、柏子养心丸、生脉散等。常用药有当归、地黄、麦冬、五味子、酸枣仁、柏子仁等。

（5）补心：范围较广，习惯上有补心气、补心阴的双重含义，补心阴即养心，补心气同时有温心阳之意，但程度较为平和。凡心脏气阴两虚，治疗上气阴两补者，统称补心。常用方有人参养荣丸、归脾汤、炙甘草汤等。常用药有人参、黄芪、桂枝等。

2. 治血之法

（1）养血：属补法，使脏腑组织得到血液的充分濡养，使脏腑组织的功能恢复正常。血虚证主要有心血虚证和肝血虚证，补血法有补心血和补肝血。常用方有四物汤、归脾汤。常用药有熟地黄、当归、何首乌、阿胶等。

（2）活血：促使气血恢复旺盛状态的一种方法，适用于血液运行不畅的血瘀证。常用方有血府逐瘀汤、丹参滴丸等。常用药有川芎、桃仁、红花、丹参、赤芍等。

3. 治脉之法

通脉：温阳通气，振奋心脉。适用于寒凝、痰阻、血瘀等引起的脉道不畅，阳不外达之证。常用方有通脉四逆汤，常用药有桂枝、细辛等。

4. 治神之法

（1）镇心安神：心由于在病因作用下，出现亢进或紧张状态时，使之镇静或镇定的治法，适用于一切心神不安之证。常用方有镇心丹、朱砂安神丸等。常用药有朱砂、龙齿、珍珠母、金箔等。

（2）养心安神：阴血亏虚，神不守舍，通过补养心血使得神归其舍，适用于阴血虚而心神不安的证候。常用方有柏子养心丸，常用药有酸枣仁、柏子仁、夜交藤、麦冬、龙眼肉等。

（3）开窍醒神：使一时的心窍闭塞复苏的方法，适用于平素尚健康，猝倒眩仆，神志昏迷，或在急性疾病过程中，突然神志昏迷者。常用方有苏合香丸、诸葛行军散、外用通关散等。常用药有麝香、苏合香等。

五、案例示范

陆某，男，42岁。形体肥胖，患有冠心病心肌梗死而住院，抢治2个月有余，未见功效。现症：心胸疼痛，心悸气短，多在夜晚发作。每当发作之时，自觉有气上冲咽喉，顿感气息窒塞，有时憋气而周身出冷汗，有死亡来临之感。颈旁之血脉又随气上冲，心悸而胸痛不休。视其舌水滑欲滴，切其脉沉弦，偶见结象。

（一）主证分析

患者有冠心病心肌梗死病史，形体肥胖，现主症为"心胸疼痛，心悸气短，多在夜晚发作"，根据主症表现，患者当属心悸、胸痹之病。此病疼痛部位在心胸，心悸气短，有气上冲咽喉、窒息感，颈旁之血脉又随气上冲等症，当注意和悬饮作鉴别。

（二）证型分析

1. 患者病程2个月，形体肥胖，现心胸疼痛，心悸气短，多在夜晚发作。有时憋气而周身出冷汗，视其舌水滑欲滴，切其脉沉弦，八纲辨证当属实证、寒证为主，少有虚象（气短），并无热象。

2. 结合气血津液辨证，患者形体肥胖，心悸多在夜晚发作。每当发作之时，自觉有气上冲咽喉，颈旁之血脉又随气上冲。视其舌水滑欲滴，切其脉沉弦，偶见结象，病邪当为水饮。

综合上述病位、病性要素，患者为水气凌心，心阳受阻，血脉不利之心悸、胸痹。

（三）治法方药

治疗水气上冲之"水心病"（刘渡舟命名），首选苓桂术甘汤。本方在《伤寒论》中用治心下逆满，气上冲胸，起则头眩，脉沉紧"，在《金匮要略》中用治"心下有痰饮，胸胁支满，目眩"等水气凌心射肺的病证。苓桂术甘汤有两大作用：一是温阳下气而治心悸、胸满；二是利小便以消水饮而治痰饮咳逆。方中茯苓作用有四：一是甘淡利水，二是养心安神，三是助肺之治节之令，四是补脾厚土，为本方之主药。桂枝作用有三：一是温复心阳，二是下气降冲，三是通阳消阴，亦为本方之主药。桂枝与茯苓相配，则温阳之中以制水阴，利水之中以交心阳，二者相得益彰，缺一不可。白术补脾，助茯苓以制水；炙甘草温中，助桂枝以扶心阳。药仅四味，配伍精当，大有千军万马之声势，临床疗效惊人，尤治"水心病"一证，可谓独树一帜。

处方：茯苓 30g，桂枝 12g，白术 10g，炙甘草 10g。

此方服三剂，气冲得平，心神得安，心悸、胸痛及颈脉胀痛诸症明显减轻。但脉仍带结，犹显露出畏寒肢冷等阳虚见症。乃于上方加附子 9g、肉桂 6g 以复心肾阳气。服三剂手足转温，而不恶寒。然心悸气短犹未全瘳，再于上方中加党参、五味子各 10g，以补益心肺脉络之气。连服六剂，诸症皆瘥。（陈明．刘渡舟验案精选．北京：学苑出版社，2007：30 - 32.）

第三节　脾胃系病证

📣 培训目标

1. 熟悉脾胃系病证的生理与病理特点。

2. 掌握脾胃系病证的常用辨证思维方法。

3. 掌握脾胃系病证主要证候的辨证思路。

4. 熟悉脾胃系病证的治疗要点。

脾与胃同居中焦，为气血生化之源，在饮食物的受纳、消化及水谷精微的吸收、输布等生理过程中起重要作用。若脾胃功能失常，或继而产生相应的病理产物阻碍脾胃，或其他相关脏腑失调影响脾胃功能，都可产生一系列脾胃病证，如胃痛、痞满、呕吐、腹痛、泄泻、痢疾、呃逆、噎膈、便秘等。因此，在脾胃病辨证时要尤为注重脾胃生理功能失调的原因，相应病理产物及其他相关脏腑对脾胃的影响，力求辨证求因，论治有方。

一、脾胃系病证的生理与病理特点

（一）脾胃的生理功能及病理联系

脾主运化（包括运化谷物和运化水液）、主统血、主升清，喜燥恶湿；胃主受纳腐熟水谷、主降浊，喜润恶燥。二者同居中焦，互为表里，以膜相连，在生理功能上关系密切，共同完成对食物的消化吸收、精微物质的输布及糟粕的下行。此外，二者一升一降，共同起到维持和升举内脏的作用。

在病理状态下，两者亦相互影响，脾湿则其气不升，胃燥则其气不降。若脾失健运或升清不利，水谷化而不运，湿浊内生，阻碍气机或下注肠道，可致泄、痢；胃失津润或胃气失和，通降失职，或胃气痞塞，或因不通而致痛、胀、痞；或胃气上逆而致呕吐、呃逆；或胃气不降、腑气不通，可致便秘之症。

由此可见，不论哪种病理因素阻碍脾胃，终会影响脾胃气机的升降而致病，所以气机失和是脾胃病的病机关键（图1-6）。

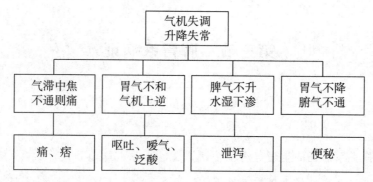

图1-6 脾胃系病证的病机关键示意图

（二）脾胃系病证的主要病理产物

对于脾胃系病证而言，最易产生的病理产物主要有食积、湿浊和血瘀。

1. 饮食积滞

饮食入胃，胃腐熟不利，食物不得消化，脾运化失司，水谷转化精微不及，积滞于胃脘而产生食积。饮食积滞，阻碍中焦气机，又可影响脾胃气机升降，而发为痛、胀、痞、吐、呃、利、秘等病症。

2. 痰湿内生

脾失健运，水谷不能化生精微，则反生水湿、痰浊。若痰气交阻，胃气上逆，可致噎膈、呃逆、呕吐；若湿困脾胃，气机不利，可致痛、胀、痞；若水湿内盛，肠腑清浊不分，可致泄、痢；若湿蕴化热，胃肠积热，腑气不通，可致便秘。

3. 瘀血阻滞

湿阻、气滞，或气虚无力，皆可致血运失畅，久病必瘀。瘀血内阻脾胃肠腑，则变证百出。

（三）相关脏腑对脾胃系病证的影响

脾胃之为病，与肝、胆、肾、肠的关系密切。

1. 肝胆

肝胆之疏泄有利于脾胃升降适度、纳运健旺且分泌之胆汁促进脾胃对饮食消化的作用。

若肝失疏泄，胆失藏泻，可横逆犯胃克脾，而可出现肝气乘脾或肝胃不和之证，在脾胃系病证中主要表现为痞满、胃痛、便秘等病证。

另外，肝藏血、脾统血，若藏统失司，血溢脉外，则可见呕血、便血等病证。

2. 肾

脾土需赖肾阳（火）之温煦，进而发挥正常的升清及运化功能；肾在窍为二阴，主司二便，对大、小便的排泄起到推动与固摄的作用。

若肾阳虚衰，火不暖土，脾胃失于温养，气机失和，则痛、胀、病、吐诸症迭起；脾失运化，肾失固摄，则可见"五更泻"；若温煦推动能力减弱，肠道阴寒内结，则便下无力而可见便秘等病症。

3. 肠

脾胃主宰肠之受运传导，小肠赖脾之升清以泌别清浊，大肠赖胃之和降以传化糟粕。

若脾失升清，则小肠受盛化物功能失调，清浊不分，完谷不化，则见泄泻、痢疾等病证；若胃失和降，则大肠传导失畅，糟粕不行，则见腹胀、便秘等病症。

二、脾胃系病证的常用辨证思维方法

（一）辨八纲属性

脾的病理特点为多虚多寒，以不运不升为主；胃的病理特点为多实多热，以不纳不降为要。因此，辨治脾胃系病证首先宜辨清脾胃本身的病理状态。

临床上脾胃二者相互影响，可呈现寒热错杂的病理状态，须当注意。

此外，脾喜燥恶湿，易为湿邪困阻，有碍气机升降，以致气滞不通，故而脾胃病又有多湿多滞的病理特点。

（二）辨脏腑病位

依据五行归属和脏腑生理特点明辨脏腑。在除外脾胃本身的病变后，宜辨肝、胆、肾、肠。若与情绪相关，多涉及肝；若呕吐黄绿苦水、口苦咽干，多涉及胆；若腰酸腿软、头晕耳鸣，多涉及肾；若痛势较剧、腹部切诊痞硬，并见发热恶寒者，需考虑肠腑急症。

（三）辨饮食、口味、大便

1. 饮食

饮食主要是依赖脾胃的纳运作用进行消化吸收的，故观察纳食的状况有助于了解脾胃疾病的病情。

若饮食过量，胃纳过盛，宿食停滞，则致食积气滞；过食肥甘，辛辣烈酒，酿湿生热，则致湿热中阻或胃肠积热；过食生冷，寒凉药物，耗伤中阳，则致脾胃虚寒；若饥饱失常，进食无规律，则致脾胃亏虚。

2. 口味

口味的正常与否相应地反映脾胃的功能状态，故与脾胃系病证存在密切关联。

口淡属寒湿阻胃，或脾胃气虚；口甜为湿热蕴脾或脾气亏虚；口苦为胃中有热或肝胆湿热；口酸为伤食或肝胃郁热；口中有灼热感，多属胃热。常感饥饿嘈杂，多为胃热或脾虚；少有饥饿感，多属脾胃虚弱。

3. 大便

大便的形成及排泄与脾、胃、肠的腐熟运化传导密切关联，故审察大便的异常变化有助于对脾胃系病证的判别与诊治。

若大便溏薄、完谷不化，多为脾虚湿困或脾肾两虚；若大便黏滞不爽，肛门坠胀，多为湿阻气滞；若大便溏结不调，多为肝郁脾虚；若大便夹有黏液脓血，多为寒湿或湿热；若大便带鲜血或黑便，当辨湿热与脾虚；若大便秘结不通，则当分清寒热虚实。

三、脾胃系病证主要证候的辨证思路

如前文所述，脾胃系病证的症状较多，不胜枚举，然而其中较核心的症状不外乎

（胃、腹）痛、（胃、腹）胀（痞）、吐、利、秘，故围绕这五个主症阐明辨证思路，明示辨证重点，意在举一反三（图1－7、图1－8）。其余诸如呃逆、嗳气、反酸等皆可依此推演。

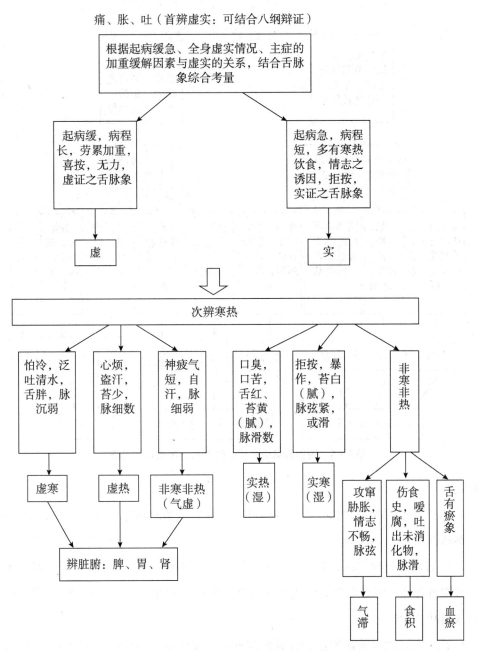

图1－7　脾胃系病证主要证候之痛、胀、吐辨证示意图

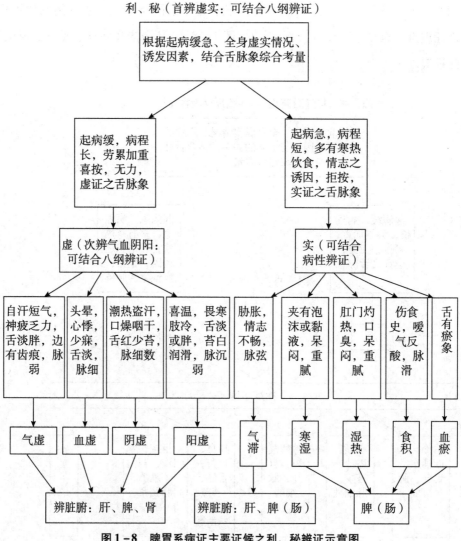

图1-8 脾胃系病证主要证候之利、秘辨证示意图

【提要】

1. 以上路径均非彼此孤立或矛盾，可兼而有之，如寒热亦可同时存在，如胃热肠寒、寒热互结等。

2. 由各路径得到的证素须基于一条主线、有条理地整理提炼成一个个证型。如虚、寒、湿则可提炼成脾胃虚寒夹湿或寒湿蕴脾兼脾虚，可结合各主症的严重程度及次要症状来判断证型的主次。

3. 以上各证素和辨证要点为脾胃病常见的主要内容，不能涵盖临床所有情况，临证时可在此基础上发挥，如结合现代医学的胃镜或肠镜下微观辨证，或如前文论述的辨口味等。

四、脾胃系病证的治疗要点

（一）治中焦如衡，非平不安

其消长平衡可以概括为四个方面，即温与清、补与通、升与降、润与燥。

1. 温与清

胃属阳而阴易伤，病变多从热化；临证多有胃肠热证或湿热之证，治疗以清热、清化立法。脾属阴而阳易损，病变多从寒化；临证多有寒湿、阳虚（气虚）之证，治疗以温化、温补立法。脏阴有寒，腑阳有热，又可见寒热错杂；临证可有脾胃同病、脾肠同病，治以辛开苦降、寒热并调之法。

2. 补与通

脾之为患多虚，胃腑病变多实；脏腑同病，往往虚实错杂。治疗应权衡虚实主次，补虚泻实，攻补兼施。临证应注意补而勿呆滞，通而不伤正，总以恢复脾胃纳运职能为关键。

3. 升与降

脾气以升为顺，胃气以降为和，升降相依，纳化有序，升降失调，则清浊混淆，治宜升降并举。

4. 润与燥

脾喜燥，胃喜润。根据脾胃的喜恶之性，养胃阴不宜用苦降或苦寒下夺之品，而用甘平或甘凉濡润之品；化脾湿多用温燥之品，但在配方用药时不可温燥或滋腻太过，即益胃润燥与健脾燥湿兼顾。

（二）温、通、清、和四法

《金匮要略》多运用温、通、清、和四法治疗脾胃病，值得借鉴。

1. 温法

温法主要包括温散、温补、温通、温化、温涩等诸法。

（1）温散法：即温中散寒法。主要用于治疗外感引起的胃痛、呕吐、呃逆等病证。代表方如良附丸、香苏散等。

（2）温补法：即健脾温中法。主要用于虚寒胃痛、胃痞等。（详见"补法"之"温补法"）

（3）温通法：即温中和胃、理气散寒法。主要用于脾胃虚寒引起的胃痞、胃痛等。（详见"通法"之"温通法"）

（4）温化（燥）法：即苦温燥湿法。主要用于湿邪困阻中焦引起的证候。代表方如平胃散、二陈汤等。

（5）温涩法：即温中收敛止血法。主要用于脾胃虚寒，中气不足，统摄无权所引起的胃出血。代表方如黄土汤、柏叶汤等。

2. 通法

通法包括疏通、通降、温通、润降、通瘀等诸法。

（1）疏通法：即疏肝理气、和胃止痛法。主要用于肝胃不和所引起的胃痛、胃痞、呕吐、呃逆等病证。代表方如四逆散、柴胡疏肝散等。

（2）通降法：即降胃理气和胃法。治疗胃病之第一要法乃"通降"二字，主要用于胃脘痞满，或胀痛，纳少、嗳气、恶心、呕吐等。代表方如旋覆代赭汤、香苏散、沉香降气散等。

（3）温通法：即温中和胃、理气散寒法。主要用于脾胃虚寒所致胃脘痞满、疼痛、呃逆、呕吐等。代表方如良附丸、大建中汤、理中丸、附子理中汤等。

（4）润降法：主要用于胃阴不足所致之胃脘痞满、疼痛、呕吐、呃逆等病证。代表方如益胃汤、沙参麦冬汤等。

（5）通瘀法：即理气和胃、活血化瘀法。主要用于瘀血阻滞之胃痛、胃痞等病证，代表方如丹参饮。

3. 清法

清法包括清化、清解、清润、清凉等法。

（1）清化法：即清热化湿法。主要用于湿热中阻所致的证候。代表方如泻心汤、平胃散等。

（2）清解法：即清热解毒法。主要用于饮食所伤引起的急性胃痛。常用药如蒲公英、连翘、金银花等。此时常与芳香化湿、和胃降逆、理气消导药同用。

（3）清润法：即清热润胃法。主要用于胃热阴虚证。代表方如玉女煎、芍药甘草汤等。

（4）清凉法：即清热凉血止血法。主要用于胃热炽盛或肝火犯胃所致之吐血、便血等，同时配以凉血止血之品。代表方如泻心汤、龙胆泻肝汤、十灰散等。

4. 和法

和法通过调和阴阳、营卫、脏腑、表里、寒热、气血来恢复脏腑功能、调畅气血、鼓舞正气，从而平衡人体自身的紊乱和与外环境的失调关系。如表里双解法、调和营卫法等。

（三）畅达情志，心肝同调

脾胃系病证与情绪变化密切相关，情志失调则脾胃气机升降失常，运化失职，直接或间接引起脾胃的损害。因此，临床治疗上应重视调肝养心安神，以调节情志，舒畅气机，从而使脾胃升降有序，气血生化运行如常。

1. 养心以安五脏

心神不安，人的精神情志必然会出现异常，从而影响到其他脏腑，产生病变，反之，胃肠病反复日久，脾胃必伤，气血生化乏源，而难以补养心气心血，又易产生心神不安之象。两者在胃肠病中的相互影响颇为多见，对此，在其治疗中多参以养心安神之法，使五脏安和，以助脾胃功能的恢复。处方用药首推甘麦大枣汤。

2. 疏肝以调脾胃

在胃肠病的治疗中宜注重情志的影响，可采用疏肝之法，以解郁缓急，调理脾胃气机，促进脾胃运化功能。

五、案例示范

陈某，男，37 岁。1974 年 3 月 26 日就诊。患者中脘隐隐作痛，闷胀不舒，反复发作，由来已久。每于饥饿时尤甚，得食则痛缓解，但食后闷胀难受，面色萎黄，神疲乏力，四肢困重，纳呆便溏，舌质淡，苔白腻，脉濡细。

（一）主证分析

患者主症为上腹剑突下疼痛，从部位来看正处心窝部，又伴有腹胀、恶心、纳差等消化系症状，故应诊断为胃痛。由于患者疼痛位置较高，处于剑突下心窝部，容易与胸痹心痛相混淆，需注意两者区别。

（二）证型分析

1. 患者虽病程较长，以隐痛为主，又见乏力脉细等虚象，但并见重、闷、呆、腻等湿象，故当为虚实夹杂之证。

2. 患者胃脘隐痛，而无明显寒热之象，故其虚属非寒非热之气虚；患者苔白腻，脉濡，故其实属寒湿。

3. 患者临证表现均以脾胃证候为主，而未涉及肝、肾等脏，故辨证属脾胃气虚兼寒湿中阻。

（三）治法方药

患者为虚实夹杂之证，法当通补兼施，补重在健脾益气，通予温通之法。

治宜健脾化湿，补气和胃。

处方：党参9g，苍、白术（各）9g，茯苓9g，半夏9g，陈皮9g，藿、佩（各）9g，薏苡仁12g，蔻仁（后下）3g，炒六神曲9g，谷、麦芽（各）12g，生甘草6g。

方中以党参、白术、茯苓、甘草健脾益气；苍术、半夏、陈皮苦（辛）温燥湿；配合藿香、佩兰、蔻仁芳香化湿，薏苡仁淡渗利湿；佐以炒六神曲、谷麦芽等消导之品；其中蔻仁、陈皮还兼有行气和胃之功。

第四节　肝胆系病证

📢 培训目标

1. 熟悉肝胆系病证的生理与病理特点。

2. 掌握肝胆系病证的常用辨证思维方法。

3. 掌握肝胆系病证主要证候的辨证思路。

4. 熟悉肝胆系病证的治疗要点。

肝主疏泄、升发、藏血、舍魂，在体合筋，其华在爪，开窍于目；而胆附于肝，表里相络，肝胆相照，主决断，贮泄精汁，两者以肝为主导，于功能上相辅相成；同样在病理上肝胆互相影响，往往形成肝胆同病的结局；同时肝胆病变最易影响脾胃功能，使肝胆脾胃共病，从而导致一系列相关病证，如胁痛、胃痛、黄疸、鼓胀、积聚等。因此，在肝胆病辨证时要尤为注重肝胆本脏与脾胃之间的相互关系，以及外邪侵袭对肝胆的影响，力求审证求因，治方有度。

一、肝胆系病证的生理与病理特点

（一）肝胆的生理功能及病理联系

厥阴肝，体阴用阳，主藏血，内寓一阳升发之机，为"阴中之少阳"；风气通于肝，为风木之脏，气善升发，主疏泄，为三焦气血升降之枢纽，喜条达而恶抑郁；少阳胆，附于肝，藏精汁，胆汁又为肝之余气所化生，其正常藏泻有赖于肝的疏泄功能；又肝主谋虑，胆主决断，谋虑后则必有决断。两者经脉互相络属，脏腑相为表里，功能上相辅相成。

在病理状态下，以肝脏病变为主导，肝胆气郁，经气不利，肝络失和，不通不荣则痛；肝气郁滞，疏泄不利，胆汁不循常道，上蒸眼目，外溢肌肤，下注膀胱，发为黄疸；肝气郁结初起，可致聚证，日久影响血分，瘀血内结，形成积证；瘀血阻络，血不利为水，气血水壅滞腹中而成鼓胀。

由此可见，对于肝胆系病证，气机不畅是病变基础，继则胆溢、血瘀、津停，可致各证（图1-9）。

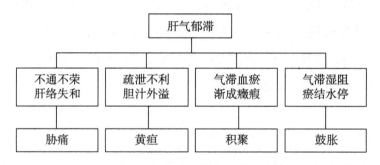

图1-9　肝胆系病证的病机关键示意图

（二）肝胆系病证的主要病理产物

1. 气机郁滞

"七情"过极，可致肝失疏泄或疏泄太过，肝胆经气运行失常，因两经过腹循胁络胆，而发为胀、痛、疸、聚、鼓等病证。

2. 瘀血内停

肝主疏泄一身气机，气为血帅，气行血行，若气滞血瘀，可致痛、积、鼓等病证。

3. 水湿内阻

淫雨不霁，居处潮湿，外湿侵袭；饮食失宜，酒食太过，过食肥甘，恣食生冷，损伤脾胃，脾运失司，湿浊内生，或从寒化为寒湿，或从热化为湿热，蒸熏郁阻，胆汁外溢，可致黄疸，《金匮要略·黄疸病脉证并治第十五》云："黄家所得，从湿得之。"另酒食不节，虫毒感染，黄疸胁痛病后，肝气不畅，津停为湿，经脉瘀滞，气血水互结，鼓胀、积聚乃成。

（三）相关脏腑对肝胆系病证的影响

肝胆之为病，与脾胃、心、肾均关系密切。

1. 脾胃

脾主运化水谷、统血、升清，喜燥恶湿；胃主受纳腐熟水谷、降浊，喜润恶燥。二者同居中焦，互为表里，以膜相连，与肝胆同居腹中，肝气条达，疏泄正常，才能使脾胃升降有度、运纳如常。而脾胃为后天之本，气血生化之源，"木得土则荣"，气血充盛，则使肝血旺气足，以助其功，使气血流通周身。

五行上肝属木，脾胃属土，若肝胆失司，疏泄失职，横逆犯胃乘脾，导致中焦气机失调，脾胃受纳、腐熟、运化功能异常，气滞腹中，湿浊内生，出现肝脾不调或肝胃不和之证，在临床肝胆系病证中主要表现为呕恶、腹胀、纳差、泄泻、水臌等病证。而肝藏血、脾统血，故其在防止出血方面有协同作用。若藏、统失司，血溢脉外，在肝胆系病证中主要见呕血、便血、发斑等变证。

2. 心肾

心主血藏神，肝藏血舍魂。肝血充盛，则魂有所归；若肝血亏虚，心血不足，则魂不守舍，可见惊骇多梦，卧寐不安，梦游、梦呓，以及出现幻觉等症。肝为罢极之本，肝病者本不耐劳，若惊恐伤气，夜寐不安，肝伤难复。另鼓胀、积聚后期，屡屡吐血，肝失所养，或黄疸加深，内侵营血，蒙蔽心窍，出现神昏之症。

肾为先天之本，阴阳水火之根，水为至阴，须赖肾气的温煦蒸腾，肾虚则水无所主而妄行，火不暖土，脾虚则水无所制而反克，若肾阳虚衰，则水无统摄，初则聚于腹中，久则泛溢周身，至水臌严重，若反复攻逐，则气愈虚，水成愈快。

总之，肝胆系病证的发生主要为肝胆生理功能失常引起，同时与脾胃、心肾关系密切，而气滞、血瘀、水停为肝胆系病证三大病理因素，并往往逐层深入，递进互结，终致变证蜂起。

二、肝胆系病证的常用辨证思维方法

1. 脏腑经络辨证

肝胆系病证以肝气郁结为基础证候，因此应熟知肝胆经络的循行。足厥阴肝经依次经过会阴、小腹、肝胆、胃、胁肋、咽喉、目、巅顶、肺，而胆足少阳之脉起于目锐眦，途经耳、颈、缺盆、腋、胸胁、肝胆、气街（小腹）、毛际、髀厌、膝外廉、外辅骨之前，最后下出外踝之前，即位于整个身体的侧面。一者从下至上，一者从上到下，故经络所过之处的病变在肝胆疾病的辨证中尤其突出，因此肝病常见胸胁、胃脘、少腹之胀痛、窜痛，以及头晕胀痛、月经不调等；另肝在志为怒，主筋，开窍于目，如见烦躁易怒、精神抑郁、多疑善哭，肢体抽搐、震颤、麻木及目疾等，也是肝胆病变的辨证依据；而胆藏精汁，又主决断，胆病则易见口苦、发黄、惊悸失眠等症。

2. 八纲气血辨证

对于肝胆系病证来说，由于肝胆的生理病理特性的关系，以热证、实证偏多，如气郁、血瘀、火热、湿热等；虚证则以血亏及阴伤多见，而内伤肝胆之证日久则为寒热虚实错杂。而落实到具体病证上，需进一步辨析各自的病证特点，如胁痛、积聚初起在气分，继则为血分，故应注重辨别在气在血，而黄疸当通过病程、肤色、伴随症状辨别阳黄、阴黄，阳黄为实热、湿热，阴黄为寒湿、虚寒，如是阳黄再辨湿热之轻重，逐层深入；鼓胀也应首辨虚实，其次辨明气、血、水三者轻重和寒热偏盛。以上这些，都涉及治疗方药当以何为主。

三、肝胆系病证主要证候的辨证思路

肝胆系病变主要有四大病证：胁痛、黄疸、积聚和鼓胀。胁痛、黄疸可以是积聚、鼓胀的基础症状或病变初起，而积聚、鼓胀又是前两者的转归。如湿热蕴阻肝胆，脉络受阻之胁痛，因湿热交蒸，逼迫胆汁外溢，则可合并为黄疸；胁痛的肝郁气滞证，经久不愈，瘀血停滞，胁下积块则可转为积聚；肝失疏泄，脾失健运，久而及肾，导致气血水内停腹中，则可转为鼓胀。胁痛、黄疸、积聚、鼓胀可作为独立的一个症状，也可以是一个肝胆疾病病情发展过程中所兼有的症状。

在辨证上，胁痛与积聚注重气血虚实辨证，黄疸与鼓胀注重于寒热虚实辨证（图1-10~图1-13）。

此外，肝胆系病证有六大常见基础证：气滞证、血瘀证、热证、湿证、阴虚证、气（阳）虚证。可单一出现，也可兼夹为病。例如聚有典型气滞证，可夹有湿证；积有典型血瘀证，如为积证日久兼有虚证，须辨阴阳气血虚实。

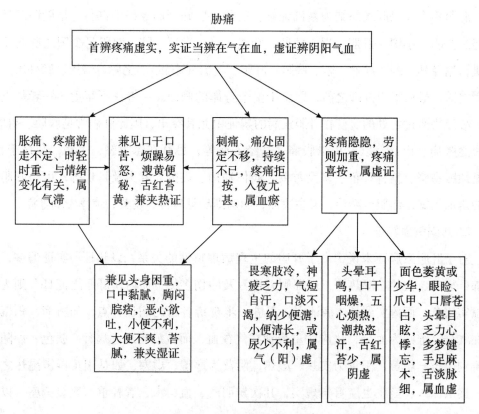

图1-10　肝胆系病证之胁痛主要证候辨证示意图

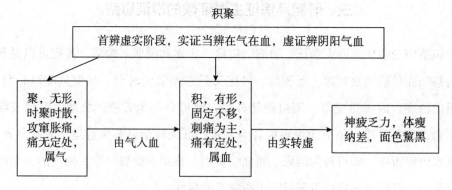

图1-11　肝胆系病证之积聚主要证候辨证示意图

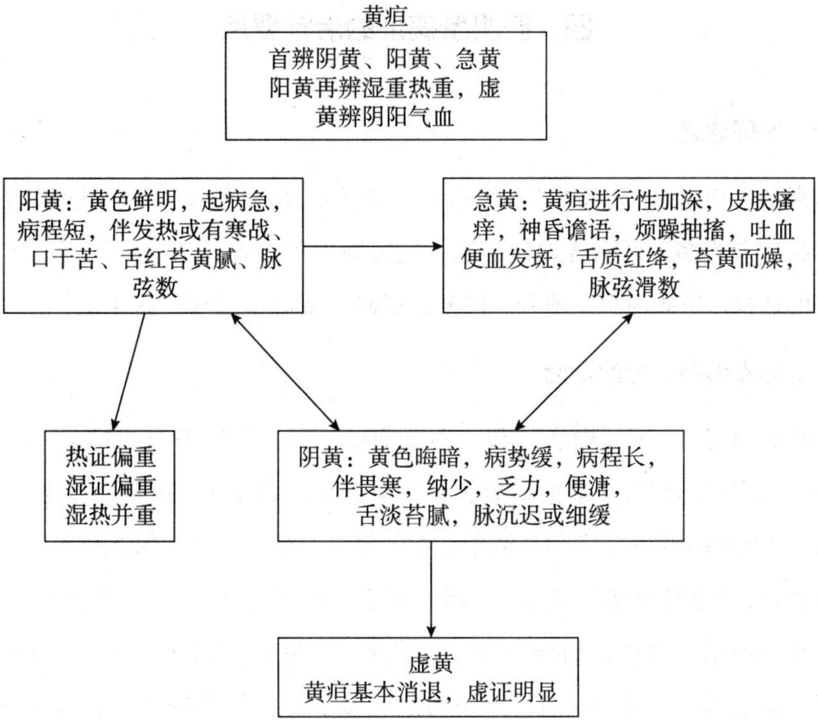

黄疸

首辨阴黄、阳黄、急黄
阳黄再辨湿重热重，虚
黄辨阴阳气血

阳黄：黄色鲜明，起病急，
病程短，伴发热或有寒战、
口干苦、舌红苔黄腻、脉
弦数

急黄：黄疸进行性加深，皮肤瘙
痒，神昏谵语，烦躁抽搐，吐血
便血发斑，舌质红绛，苔黄而燥，
脉弦滑数

热证偏重
湿证偏重
湿热并重

阴黄：黄色晦暗，病势缓，病程长，
伴畏寒，纳少，乏力，便溏，
舌淡苔腻，脉沉迟或细缓

虚黄
黄疸基本消退，虚证明显

图 1-12 肝胆系病证之黄疸主要证候辨证示意图

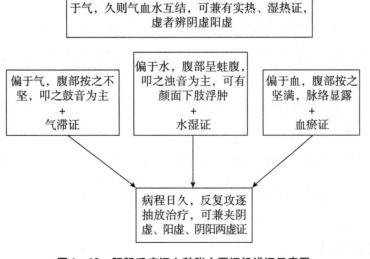

鼓胀

鼓胀首辨虚实，实者再辨气血水偏重，初起偏
于气，久则气血水互结，可兼有实热、湿热证，
虚者辨阴虚阳虚

偏于气，腹部按之不
坚，叩之鼓音为主
＋
气滞证

偏于水，腹部呈蛙腹，
叩之浊音为主，可有
颜面下肢浮肿
＋
水湿证

偏于血，腹部按之
坚满，脉络显露
＋
血瘀证

病程日久，反复攻逐
抽放治疗，可兼夹阴
虚、阳虚、阴阳两虚证

图 1-13 肝胆系病证之鼓胀主要证候辨证示意图

四、肝胆系病证的治疗要点

（一）木郁达之

肝胆喜条达而恶抑郁，故"木郁达之"是治肝胆之总法。而肝胆病以情志影响、郁而不达起病者为多。百病皆以气为先，气郁为六郁之首，开达解郁，首当其冲。而具体治法的选择，需视情况，或和，或升，或降，或温，或利，或补等。

（二）标本缓急，分期论治

对于胁痛而言，"不通则痛"和"不荣则痛"导致肝络失和，故疏肝和络止痛为基本治则。实痛宜用理气、活血、清热、利湿之品，如柴胡疏肝汤、丹栀逍遥散、龙胆泻肝汤；虚痛则用滋阴、养血、温阳、益气等养肝柔肝之品，如补肝汤、一贯煎等。

针对黄疸，《金匮要略》有云："诸病黄家，但当利其小便。"因此化湿邪、利小便当为治疗黄疸第一要务，结合发汗、通腑法，如麻黄连翘赤小豆汤、栀子柏皮汤、茵陈蒿汤、大柴胡汤；对于阴黄，可用茵陈五苓散、茵陈术附汤；急黄须开窍解毒、凉血止血，宜安宫牛黄丸合犀角地黄汤之类。对于正虚邪恋的虚黄，可以黄芪建中汤、柴芍六君汤为主。

积聚和鼓胀都当分三个阶段来治疗：初期均以邪盛为主，积聚予以行气、活血、化痰、软坚、散结、攻下以寄消散，方如木香顺气散、五磨饮子、膈下逐瘀汤、鳖甲煎丸、硝石矾石散等；鼓胀则用行气、活血、利水、攻逐之法，方如血府逐瘀汤、胃苓汤、中满分消丸、大陷胸汤等。中期为邪气渐深，正气耗损，以虚实夹杂为主，治疗上当根据正虚邪实之具体情况，采用扶正兼祛邪、祛邪兼扶正、先扶正后祛邪或先祛邪后扶正等攻补兼施之法。后期均以正虚为主要矛盾，久病久攻损伤正气，脏腑功能失调，虚者愈虚，实者愈实，积者当养正消积，方如六君子汤、八珍汤；鼓胀须注重温阳滋阴、利水消鼓，方如实脾饮、真武汤、附子理中丸、济生肾气丸、六味地黄丸、二至丸、一贯煎等。两病均应注重脾胃运化功能，若脾胃一败，饮食药饵，无由入焉。

（三）治肝六法

1. 疏肝法

疏肝法又称理气法，适用于一切肝胆疾病初起。常用药如柴胡、白芍、郁金、川芎、延胡索、香附、青皮、陈皮、枳壳、佛手、香橼、苏梗等，或用叶天士所谓的"辛润通络"之品，如旋覆花、新绛、当归须、桃仁、泽兰叶等，即须、叶、仁等轻细柔润之品，助之以通。

2. 清肝法

（1）清肝泻火法：气有余便是火，肝郁多易火化，故肝胆系病证多兼有肝热肝火证。王旭高论治肝火，清滋并举，用药如羚羊角、牡丹皮、黑栀、黄芩、蒲公英、金铃子、菊花、竹叶、连翘、龙胆草、夏枯草等，清肝用方如朱丹溪的当归龙荟丸、钱乙的泻青丸、东垣的龙胆泻肝汤之类。清肝尚可兼以泻心，为实则泻其子，用药如生甘草、黄连。若清之不已，亦当制肝，乃清金以制木也，用药如沙参、麦冬、石斛、天冬、玉竹、枇杷叶、石决明。虚则养阴为主，佐以降气潜阳，如水亏而肝火盛，清之不应，当益肾水，乃"虚则补母"，以六味丸、大补阴丸之类。另有"化肝"一法，为张景岳治郁怒伤肝，气逆动火，烦热胁痛，胀满动血等证，方用青皮、陈皮、牡丹皮、山栀、芍药、泽泻、贝母，清化肝经之郁火。另对于热极生风致高热神昏、抽搐拘挛、项背强直，首选羚角钩藤汤、安宫牛黄丸。

（2）清热祛湿法：尤其多用于黄疸病证。常用方剂为龙胆泻肝汤、小柴胡汤、茵陈蒿汤、蒿芩清胆汤，主以清热化湿、通腑利水；若湿重于热，结石阻滞，加重利湿排石之品，方用茵陈蒿汤、五苓散、四苓散等，药选川木通、泽泻、车前子、茯苓、生薏苡仁、滑石、金钱草、海金沙、鸡内金、郁金、芒硝等。

3. 活血法

积证起于聚，初起行气可消散，至中后期当以破血消癥结合软坚散结法。活血药选择有层次、部位之分，如胸胁部位的瘀血，当重用赤芍、川芎、丹参，可配用柴胡、青陈皮、枳壳、郁金、桔梗等行气药；在脘腹部的瘀血，形成癥块者，应重用三棱、莪术、桃仁、红花、乳香、没药，并需配用虫类药，如地鳖虫、九香虫、鳖甲、水蛭等，代表方为鳖甲煎丸、大黄䗪虫丸；在少腹部位的瘀血，偏寒者须用官桂、小茴香、艾叶、炮姜，或失笑散，若为瘀热交结，应以桃核承气汤、大黄牡丹汤为主。

4. 利水法

利水法包括活血利水、宣肺利水、温阳利水、滋阴利水。鼓胀患者至后期，血不利为水，单纯攻逐法少效，需扶正祛邪，首选当归芍药散。宣肺利水，即是提壶揭盖，于行气、活血、利水中可加入宣肺解表药，如麻黄、浮萍等。温阳利水、滋阴利水的代表方分别为真武汤、猪苓汤。要注意的是，对鼓胀患者用利水攻逐法易导致真阴亏虚，真武汤中不忘用芍药即是养阴之意。

5. 健脾法

肝胆系病证多及脾胃，脾胃功能失调，肝胆病更不易向愈，因"木得土方荣"另有"肝气甚而中气虚"之说，故"见肝之病，知肝传脾，当先实脾"。该法的代表方为痛泻要方，以及治疗肝郁血虚、脾气虚弱的逍遥散。这类方药多由辛香理气、健脾益气两部分药物组成，前者如柴胡、香附、郁金、川楝子、青皮、陈皮、枳壳、木香、砂仁，后者多用黄芪、党参、人参、茯苓等，即"肝苦急，急食甘以缓之""损其肝者，补其中""以酸泻之"之谓。

6. 补肝法

主要针对肝血、肝阴、肝气亏虚证，因肝胆系病证如胁痛、黄疸、积聚、鼓胀到后期都为虚实夹杂，虚多实少，尤须重视扶助正气，除了健脾益肾外，补肝也是必不可少的。主要有以下几类：

（1）补肝血：当肝病出现血虚证时可用此法。代表方为四物汤，或补肝汤（四物汤加木瓜、酸枣仁、炙甘草）。若并发心悸怔忡、失眠健忘或多梦，可加柏子仁、桂圆、何首乌、阿胶等养心补血安神之品。王旭高认为，补肝当用何首乌、菟丝子、枸杞子、酸枣仁、柏子仁、山茱萸、芝麻、沙苑蒺藜，以及熟地黄、当归、川断、牛膝、川芎等温润补养肝血，亦是柔肝之法。

（2）补肝气：肝胆病病势缠绵，正邪相争，迁延不愈，除中气虚馁外，须振奋肝气，常可配合健脾益气法同用。吴茱萸、川椒、肉桂性味辛温，王旭高即将其归在补肝阳中。其中吴茱萸一味，王旭高又提出"肝气乘脾，脘腹胀痛，治以六君子汤加吴茱萸、白芍、木香"，而叶天士也常以之泄肝，如《临证指南医案》谓"泄肝如吴萸、椒、桂……"类似于痛泻要方的土中泄木。而同一药物分别冠以"泄肝""补肝"，也可理解为一种"异病同治"：在肝实、肝旺、肝横之时，病及他脏，以辛药散、通、走，故曰"泄"；而肝虚所致肝气不行，更宜温通，所谓"肝欲散，急食辛以散之，以辛补之"，则以辛药之温壮，既散又补，吴茱萸、肉桂、艾叶、细辛、乌药、茴香等均是此意，天台乌药散、暖肝煎即是代表方。

（3）滋肝阴：肝肾阴虚于胁痛、鼓胀后期很是常见，方选一贯煎或杞菊地黄丸。药选甘苦寒，以及质厚滋腻或血肉有情之品，层层递进，如沙参、天花粉、石斛、麦冬、天冬、玉竹、枸杞子、女贞子、楮实子、生鸡子黄、龟甲、阿胶、玄参、生熟地黄、何首乌等；亦可酸甘化阴，如白芍、五味子、木瓜、酸枣仁、山茱萸、山楂等与甘草、大枣、小麦相配。

五、案例示范

朱某，女，38 岁。初诊日期：2012 年 4 月 25 日。患者巩膜黄染，面黄晦暗无泽，小便如茶色 6 年。近来下肢浮肿加重，便溏，日 2 ~ 3 次。舌淡红，苔白腻，脉沉弦。

1. 主证分析

患者主症为巩膜黄染，面黄晦暗无泽，小便如茶色 6 年，身目尿一身俱黄。虽然萎黄患者也可见肌肤发黄不泽，但目睛、小便不黄。故应诊断为黄疸。

2. 证型分析

患者巩膜黄染，面黄晦暗无泽，小便如茶色 6 年，结合主症、病程，当为阴黄之证。患者又兼有下肢浮肿，便溏，日 2 ~ 3 次。舌淡红，苔白腻，脉沉弦，显有湿阻之象。

3. 治法方药

治宜温中健脾，行气利水，予茵陈术附汤加减。

处方：茵陈 15g，白术 20g，附子 15g，陈皮 15g，大腹皮 20g，茯苓 20g，桂枝 20g，车前子 20g，泽泻 20g，路路通 15g，三七 10g。

方中茵陈、附子、桂枝温阳退黄，白术、大腹皮、陈皮健脾行气，茯苓、车前子、泽泻利水，病久酌加三七、路路通活血通络。

第五节　肾系病证

🐦 **培训目标**

1. 熟悉肾系病证的生理与病理特点。
2. 掌握肾系病证常用的辨证思维方法。
3. 掌握肾系病证主要证候的辨证思路。
4. 熟悉肾系病证的治疗要点。

肾为脏腑阴阳之本，内藏真阴真阳，是人体生长、发育和生殖之源，人体生命活动的原动力。足少阴肾经与足太阳膀胱经相互属络于肾与膀胱，互为表里。人体水液的正常输布和排泄必须依靠肾中阳气的蒸腾气化，方能清升浊降，膀胱开合有度，维持人体水液的代谢平衡。若肾的功能失常，或他脏影响，或水湿、痰浊、砂石、瘀血败精等病理产物的影响，导致肾失气化，水湿内停或膀胱气化无权，或肾失封藏，精关不固，皆会产生水肿、淋证、癃闭、关格、尿浊、遗精、阳痿等一系列肾系病证。因此，对肾系病证的辨证应围绕肾的生理功能和病机特点，并注重脏腑之间的关联性，临证时方能辨证求因，论治得当。

一、肾系病证的生理与病理特点

（一）肾的生理功能及病理联系

肾的主要生理功能是：主藏精，主水，主纳气。肾为水脏，膀胱为水腑，两者密切相连，又有经络互相络属，构成脏腑表里相合的关系。肾藏精，精化气，肾精足则肾气充，肾精亏则肾气衰，因而人体生、长、壮、老、已的生命过程，以及生殖能力，都取决于肾精及肾气的盛衰。作为主持和调节人体水液平衡代谢的重要脏器，只有肾中阳气的温煦和蒸化作用正常，才可使脾运化水湿、肺通调水道、肝疏泄水液、三焦司水道之决渎、膀胱适度开阖等，从而清升浊降，并行不悖，各守其职，协调一致，使人体水液代谢平衡。

若肾中精气的蒸腾气化失司，水液运化障碍，以致肺失宣降、脾失健运，则致水湿不运、泛溢肌肤，或膀胱气化功能失调，从而出现水肿、癃闭等病证。若肾不主水，膀胱气化无权，水道不利，湿热蕴结，就会导致小便频数艰涩疼痛之淋证；而肾的封藏、固摄功能失职，就会引起精耗妄泄的病证，轻则精关不固而致遗精、早泄、尿浊，重则因精气不足、宗筋不强而致阳痿。

由此可见，无论哪种病理因素阻碍肾的气化功能，均将导致气化不及州都，以致膀胱气化功能失常，或肾失封藏、精关不固而为病，所以肾的气化无权是肾系病证的病机关键（图1-14）。

（二）肾系病证的主要病理产物

人体水液的正常运行、输布和排泄，均需依赖肾中阳气的蒸腾、开阖作用。若肾失开阖，精关不固，膀胱气化失常，则可产生一系列的病理产物，从而进一步阻碍肾

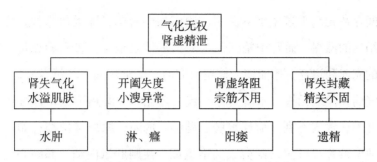

图 1 −14 肾系病证的病机关键示意图

与膀胱的生理过程。对于肾系病证而言，常常引发以下病理产物的形成。

1. 水湿蕴结

水液在体内的运行若失去肾中阳气的推动，则会使肺失通调、脾失转输、三焦气化不利，以致水液不运，久聚而为水湿、湿浊、湿热，发为水肿、淋证、癃闭等病证。湿热内生，注于下焦，扰动精室，可致遗精、阳痿。若湿热久蕴为浊毒，弥漫三焦，水饮凌心射肺，则可转为关格重证。

2. 痰瘀滞留

水湿之邪久蕴不化，络道被阻，久则气血运行不畅，必致瘀血阻滞而致水肿日久难消；肾失蒸腾，脾失健运，水湿不化，反而变生痰浊，阻塞尿路而为癃闭；痰瘀与肾虚交织为患，并可影响气血的运行，反致肝郁不舒，进而加重阳痿之证；久淋不愈之人也常常伴有瘀血之象，而成顽疾。

3. 砂石积聚

水湿久留而不消，遇阳热体质必蕴为湿热之邪。湿热煎熬尿液，为砂石，堵塞尿路，则为石淋、癃闭之证。

瘀血败精、结石、痰瘀积块，既是致病因素，又是新的病理产物，其对肾系病证的发生发展不可小视。

（三）相关脏腑对肾系病证的影响

肾系病证的发生发展，与脾、肺、肝、心的关系较为密切。

1. 脾

肾与脾具有水土互约、先后天互养的关系。脾运化水液之强健，需赖肾气的蒸化及肾阳的温煦作用；而肾主水液输布代谢，又需依赖脾气及脾阳的协助和制约，才能水走常路，达到体内的协调平衡。

脾肾之间存在先后天资生促养关系。脾阳根于肾阳，脾运化水谷，化生气血，需借助于肾中阳气的温煦，而肾中精气又为后天形体之根基。肾精的充足，需依赖脾运化水谷精微的充养和培育，才能使人体精血充沛，生机旺盛，藏而不泻。

若脾虚气弱，健运无权，水湿内停，或久蕴化热，湿热下注，皆可影响肾的气化功能，肾失开阖，水道不利，而现水肿、淋证、癃闭、尿浊等病证；如病延日久，脾肾衰败，湿浊瘀毒弥漫三焦，则会成关格重证，甚则肝风内动，邪陷心包，出现昏迷谵妄之危候；脾虚气血生化乏源，肾失充养，气虚精少，命门火衰，则会出现女子经少不孕，男子遗精、早泄，甚至阳痿等证。

2. 肺

肺与肾的关系为金水相生，上下通连。两者在人体水液代谢平衡方面的协同作用是保证体内水液正常输布与排泄的重要条件。肺宣发肃降功能正常，则水道通，上源之水借三焦水道下行于肾与膀胱，并且必须借助肾阳的温煦方能正常。肾所蒸腾气化的水液，清者上升于肺，浊者下行于膀胱并排出体外，需有赖于肺的肃降运动方下归于肾和膀胱。而肺肾之气的协调配合，实为维持水液正常升降出入、保持水液代谢平衡的根本，所谓上窍通则下窍利也。

若肺失通调，宣降失职，肾失开阖，水道不利，则可发为水肿；而肺肾功能失常，在水液潴留的同时，也会出现咳喘、呼吸困难，或动则喘甚等水肿的严重并发症。若热伤肺津，肾失滋源，通调不利，则为癃闭之证。

3. 肝

肝肾同源，精血互化，此为对肝与肾关系的精辟概括。乙木属肝，癸水属肾，因此肝肾同源即乙癸同源，精血互化是其物质基础。肝为刚脏，其气易亢易逆，故肝气的条达舒畅之性全赖肝肾之阴的充养，肾水旺则滋肝木，所谓水涵木荣。而肝肾两脏藏泻互用，阴阳互资互用，肝之疏泄可促进肾气的封藏有度，而肾之封藏可防肝之疏泄太过，从而调节女子月事、男子排精等。若肝肾藏泻失职，可见女子月事减少、排卵障碍，男子阳痿、遗精、早泄或阳强不泄等症；或因肝郁气滞，膀胱气化不利，而见小便滞涩之淋证、癃闭；而肝郁不舒，君相火动，肾失封藏，甚者宗筋所聚无能，则可见遗精甚则阳痿之证。

4. 心

水火既济，精神互用，此为对心与肾关系的高度概括。心火下降于肾使肾水不寒，肾水上济于心则心火不亢，从而维持两脏的阴阳平衡。再者，心藏神，肾藏精，精能化气生神，神能控精驭气，此为精神互用，使心肾之间的水火、阴阳、精神达到动态平衡。

若心火亢盛，君火妄动，则会出现肾阴或肾阳的亏损，使相火亢盛，由此心肾不交，水火不济，或精神失养，或心肾阳虚，水湿泛溢，临床证见早泄、阳痿、遗精、水肿顽固不消等证。

总之，肾系病证的发生主要为肾的气化失常或封藏失职，同时与脾、肺、肝、心的功能失调密切相关，各脏腑之间互为影响。肾与膀胱功能失常最易产生的病理变化是水湿、湿热、砂石结聚和瘀血内阻为患，但无论哪一种病理因素阻碍了肾的生理功能，皆可导致肾的气化无权或封藏失职而发病，所以，临床辨治肾系病证应抓住此病机关键。

二、肾系病证的常用辨证思维方法

（一）辨八纲属性

肾的病理本质多属于虚，故肾病以虚证和本虚标实证多见；膀胱病证有虚有实，以气化失常为要。因此，肾系病证的辨证当首辨肾与膀胱的病理状态。

据其症状特点的不同，临证可表现为气虚阳弱或阴精亏虚，实热证者也非少见。由于肾与膀胱经络相通，互为表里，肾的气化功能强健与否将直接影响膀胱的病变，故在临床上还多呈现寒热错杂的病理状态，使辨证复杂化，尤当重视。

（二）辨脏腑病位

根据五行归属和脏腑生理功能，以明辨脏腑病位。肺、脾、心、肝等的病变，均与肾系病证存在着密切关联。因此，应详加辨识。

若尿色红赤有血块或夹有砂石、尿痛加剧，应为脾虚湿热、下注膀胱所致；若小便点滴不畅、烦渴欲饮，此为肺经壅热之候；若因情志抑郁、小溲不畅或阳事不举，需考虑肝之病变；若梦则遗精，或阳痿不振、心悸善惊，当考虑心经之病变。

（三）辨肿势、辨小便

1. 水肿

水肿作为肾系病证的最常见证候，其发生发展与肾的气化功能及肺之通调、脾之转输密切相关，故辨识水肿是认识肾系病证的重要环节。

依据水肿的发病特点、证候特征及患者全身情况，结合发病之急缓、诱因等，以区分水肿之阴阳属性。水湿稽留体内日久，既可出现寒热转化，又可壅阻经络，出现瘀水互结之候，临证当明辨。

2. 小便

排尿的通畅与否及尿量的多少，均决定于肾的气化功能，它直接反映了肾的功能状态及津液代谢正常与否，此为肾系病证重要的临床证候。

尿频尿急伴尿痛或尿少，为湿热蕴结膀胱；排尿不畅或点滴而下，尿如细线伴尿痛，常属砂石结聚或瘀血败精阻塞尿路；小便点滴不爽，排出无力，当属肾阳衰惫、气化不及；小便量少，点滴而下，甚则闭塞不通者，为膀胱气化失调，当分清病势之急缓、证候之虚实。

（四）辨病势急缓

肾的气化功能和在水液代谢中至关重要的作用决定了肾系病证的病势有缓急、病情有轻重之不同，临证当细加辨识。若水蓄膀胱，小便闭塞不通为急症；而小便点滴而下，尿量虽少，并无水蓄膀胱者为缓证。若小便不利，伴见胸闷呕恶、水肿烦躁、神昏抽搐等，提示病情转为关格危候；如水肿日甚，水邪上逆，阻遏心阳或水饮凌心射肺，出现心悸、喘促、大汗等，为喘脱急重危候；而淋证若湿热毒邪弥漫三焦，热入营血，将现高热、神昏、谵语、惊厥等重危证候，此皆为急危重症。

三、肾系病证主要证候的辨证思路

如前所述，肾系病证的症状多端，证候繁杂，但其核心症状主要是水肿、小便异常（淋、癃），并且病机复杂，涉及脾、肺、肝、心等脏腑病变，几者互为影响，临证当围绕诸证候梳理辨证思路，多加推敲（图1－15、图1－16）。疾病的证候表现是随机的，而且是动态变化的，因此没有千人一法或一方。临证时应注重结合现代科学检测手段以综合判断，勿忘四诊合参、识病辨性、求因明本。中医肾系病证涵盖了现代医学中多个系统疾病的特征，只有把握肾系病证的病位特点和病性规律，并合理、适时、恰当地运用现代实验室和其他检查手段，尤其是肾的病理学结果，方能规范辨证论治，合理遣方用药，提高中医药诊治水平。

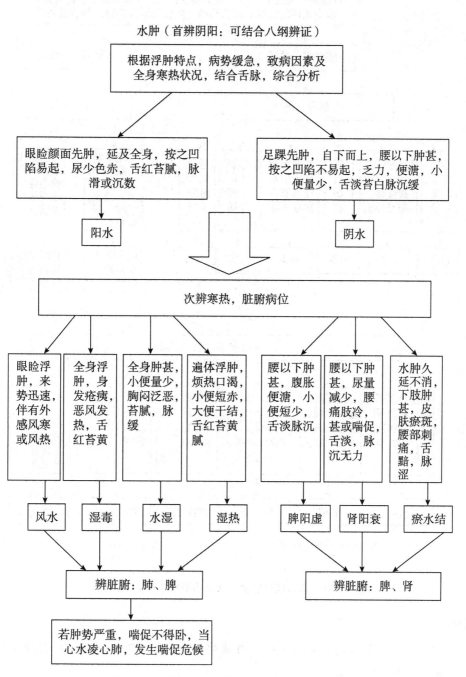

图1-15 肾系病证主要证候之水肿辨证示意图

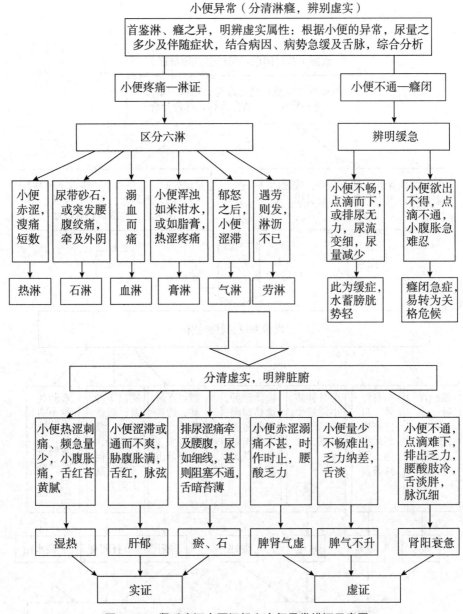

图 1-16　肾系病证主要证候之小便异常辨证示意图

【提要】

1. 以上路径均非彼此孤立或矛盾，可兼而有之，即使虚实、寒热亦可同时存在，如瘀水互结、寒热错杂等。

2. 由各路径得到的证素需基于一条主线，有条理地整理提炼成诸证型。如虚、寒、瘀则可提炼成肾阳虚衰兼瘀，可结合各主症的严重程度及次要症状来判断证型的主次。

3. 以上各证素和辨证要点为肾系病证常见的主要内容，不能涵盖临床所有情况，临证时可在此基础上发挥，如结合现代医学肾脏病理检查进行微观辨证。

四、肾系病证的治疗要点

1. 治下焦如权，非重不沉

肾位居下焦，在里在下，故用药上无论攻补，多使用味厚、质重下沉之品，药物剂量往往较上、中焦用量为大，使其直达病所、重药取效。如滋阴补肾多用龟甲、鳖甲、阿胶、鸡子黄，收敛固涩多用龙骨、牡蛎等重镇之品。

2. 开鬼门，洁净腑，去菀陈莝

肾主水，司二便。肾系之疾患，多有水肿见症，故"开鬼门"以宣肺发汗，"洁净腑"以利水泄浊，"去菀陈莝"以祛除郁结已久的水液废物，开上泄下，使水液从汗、二便而出，以收肿消邪祛之功。

3. 通阳法是治疗之本

肾藏精，阴精只有在肾阳的温煦蒸化下才能化为元气，发挥正常功能；肾主水液，司水液的升清与降浊，升清需阳气蒸腾而上归肺脾，降浊需阳气开阖而下输膀胱；肾主纳气，肺肾交通有赖于阳气通泰。阳气不宣予升散，阳气受遏予鼓动，阳气衰微予救逆，阴阳不和予交通。

阳虚需通，阳郁亦需通，故通阳之法含扶正通阳、祛邪通阳。扶正通阳，一是温通肾阳，以性温之剂补肾阳、祛虚寒，如桂、附、参；二是行通肾阳，以性温而走之剂引阳气、导邪火，如桂枝、川芎之类；三是散通肾阳，以性温而散之剂散阳气、除阴霾，如细辛、麻黄之类。祛邪通阳，则是通过利水、渗湿、行气、化瘀、祛寒、豁痰等法，使邪去则阳气通和。

4. 培土制水，脾肾同治

水唯畏土，其制在脾。脾实则水治，水液各行其道，而无泛溢之忧，临证以黄芪、党参为代表药物。肾虚无以温润脾阳，则脾肾两虚，肾不主水，脾不制水，水湿不化，肿溢四肢，故治当温肾健脾，以消水湿。

5. 动静结合，补泻相宜

肾内藏真阴真阳，阳主动，阴主静，药物亦有动静之分。动药具有行气、活血、疏通等功效，静药则填补精、气、血、阴阳。肾系病证多本虚标实，虚实错杂，或肾气亏虚、阴阳两虚，或久病入络，夹杂瘀血、痰饮、水湿等病理产物，或以六淫为先导致病。故治疗上常需补虚泻实，在补肾健脾的同时，加入祛湿、化瘀、理气、降浊、解表之品。如石淋日久，湿热蕴结下焦，日久脾肾亏虚，虚实夹杂，当标本兼顾，可予补中益气汤加金钱草、海金沙、石韦，补益脾肾，清热利湿。此外，水肿患者久病入络，气机不利，或阳气受损，血失温运，则瘀水互结，因此活血化瘀药常常贯穿于水肿治疗的始终，瘀去则邪消水退。

6. 寒温并用，尤重气化

肾司开阖，肾气从阳则开，从阴则阖。阳太盛则关门大开，水直下而为消；阴太盛则关门常阖，水不通而为肿。寒温并用，以调肾之开阖。临证补肾常用温药以和为平，寓意既助肾之气化，又有少火生气，气能化精，方能使三焦水道通利，水湿之邪自除。

7. 疏肝怡性，益肾固精

在肾系病证中，均存有肝郁为患。木郁不达，运化无权，使下窍难开，小便必闭，而为淋、癃之候，或君相火动，精室被扰，封藏失职，滑泄不举。若单通利而不思达木，其性趋下，则愈利愈闭。而疏肝解郁则肝气条达，脾气健旺则诸窍启闭如常，溺道自通；疏肝怡性，益肾固精，潜藏守位，方能使精关得固。因此，临证常用解郁益火、泻南补北或补养心肾、固涩填精等法。

总之，肾系病证与脾、肝、心、肺等脏腑密切相关，其发病与七情、六淫、饮食、禀赋、劳倦等因素都有不可分割的关系。以五脏而论，肾为先天之本、生命之根，肾脏一虚，百病乃生，因此顾护肾元、气化有权尤为重要。然病证之变化，因人、因地、因时有别，临诊时尚须结合具体病情，详加辨识，洞察症结所在，把握疾病发展演变规律和临证配伍辨证施法的"病—证—症"三结合组方原则，表里分治、虚实同医、寒温并用，方能谨守病机，斡旋气机，灵活化裁，体现治有主次、分进合击的组方配伍思路，牢记中医辨证论治精髓，以达提高临床疗效的最终目的。

五、案例示范

赵某，男，56岁。2012年10月29日就诊。主诉：全身浮肿间发3年，加重10天。患者3年前于感冒后出现眼睑、颜面水肿，并逐渐延及四肢，在当地医院诊断为"肾炎"，治疗效果差，遂转治于某省级医院肾病科，给予泼尼松治疗，后水肿消退，尿蛋白转阴。但以后每因劳累、感冒则病情复发，水肿反复，近半年浮肿一直未消。10天前，患者因秋收劳累致水肿加重。现症见：双下肢浮肿甚，按之凹陷如泥，腹胀大、满闷，面色㿠白，尿量减少，腰膝酸冷，纳差，神疲乏力，舌质暗淡，苔黄腻，脉沉细。患者平素易腹泻，大便不成形，日2～3次。

（一）主证分析

患者主症为双下肢浮肿，并伴有腹胀大、少尿、腰膝酸冷、便溏等症状，诊断为水肿病，属阴水证。注意与鼓胀的鉴别，依据两者典型特征表现应不难鉴别。

（二）证型分析

1. 患者水肿病程较长且反复发作，并有劳累、外感等致病诱因，本次复发因劳作过度；水肿以下肢浮肿按之凹陷为主，伴见腰膝酸冷、神疲乏力、便溏、脉沉细等症，故当属阴水证，病性属虚、属寒、在里。

2. 患者双下肢浮肿甚，腹胀大，尿量减少，便溏，腰膝酸冷，纳差，神疲乏力，舌质暗淡，苔黄腻，脉沉细。辨证应属脾肾亏虚证，兼有湿热、血瘀之候。

（三）治法方药

治法：温肾健脾，化瘀利水。

处方：生黄芪30g，炒白术30g，桂枝9g，菟丝子15g，杜仲12g，茯苓皮30g，冬瓜皮30g，大腹皮30g，陈皮9g，川芎20g，泽兰12g，积雪草20g，僵蚕9g，连翘6g。

方中以生黄芪、炒白术、桂枝、菟丝子、杜仲温肾健脾；配合茯苓皮、冬瓜皮、大腹皮、陈皮淡渗利水；川芎、泽兰、积雪草、僵蚕以活血化瘀；合并连翘清热解毒。每组对药的运用，皆颇有法度，对中药的药性药理极有研究。后学者需细细品味领悟。

第六节 气血津液系病证

培训目标

1. 熟悉气、血、津液系病证的生理与病理特点。
2. 掌握气、血、津液系病证的常用辨证思维方法。
3. 掌握气、血、津液系病证主要证候的辨证思路。
4. 熟悉气、血、津液系病证的治疗要点。

气、血和津液是滋养机体的源泉，又是脏腑功能活动的产物。脏腑的生理现象、病理变化，均以气、血、津液为重要的物质基础。若在外感或内伤等病因的影响下，引起气、血、津液的运行失常、输布失度、生成不足、亏损过度，都可导致气血津液病证，包括癌病、汗证、消渴、郁证、血证、痰饮、内伤发热、虚劳、肥胖等。在气、血、津液辨证时首先要重视气、血、津液生理功能失调的原因，阴阳盛衰及相关脏腑对气、血、津液的影响，达到补泻适度，气、血、津液运输畅达。

一、气血津液系病证的生理与病理特点

（一）气、血、津液的生理功能及病理联系

气、血、津液是构成人体和维持人体生命活动的基本物质，对人体脏腑组织起着营养、防卫、固摄、调控等作用，所以人体脏腑组织的生理活动、病理变化，均以气、血、津液为物质基础。在外感和内伤等多种致病因素的影响下，脏腑功能失调，引起气、血、津液的运行和输布失司、统摄失常、生成不足或耗损太过，发生瘀滞、停聚、溢泄、亏虚等多种病理变化，从而导致病证的发生。

气的通行失调，可以产生郁证；火热亢盛迫血妄行、气虚失摄，可以产生血证；卫外失司或阴虚火旺、邪热郁蒸而致津液外泄失常，可以出现汗证；气滞、痰凝、血瘀、湿聚、热毒相互纠结，可以产生癌病；气、血、津液亏虚，可以产生虚劳；三焦气化失宣，津液停积体内各处，可以产生痰饮；素体津液亏损，燥热偏盛，则出现消渴。不论哪种病理因素均可阻碍气、血、津液的生成运化，影响气、血、津液的输布而致病，所以气、血、津液的运行失常或生成不足是气血津液系病证的病机关键（图1-17）。

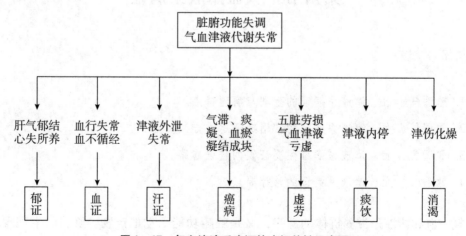

图1-17 气血津液系病证的病机关键示意图

（二）气血津液系病证的病理产物

气血津液系病证最常见的病理产物有痰饮、瘀血等。

1. 痰饮

津液的运行输布失常，如肺失宣肃、津液不化，脾胃受伤、运化无权，肾阳不足、开合不利，均可致积水成饮，饮凝成痰。广义痰饮包括水气病、水饮、痰、痰核等病证，其中，水饮分为狭义痰饮、悬饮、溢饮和支饮。

2. 瘀血

因气虚、气滞、血寒等原因，导致血行不畅而凝滞于脉中；或因外伤或其他原因造成内出血，离经之血不能及时消散或排出，停留于体内所形成。血瘀证涵盖了蓄血证、血分证、干血、积、癥、血痹、肝着、黑疸等病证。

二、气血津液系病证的常用辨证思维方法

1. 辨八纲属性

气血津液系病证的病机总属本虚标实，多是因虚得病，因虚致实，是一种全身属虚，局部属实，虚实夹杂的疾病。因此，辨治气血津液系病证首先宜辨患者正气的盛衰、病邪的性质、疾病所在的部位深浅等病理状态。除纯属虚证者外，当分清标本缓急，虚实兼顾，补虚勿忘实，祛邪勿忘虚。

2. 辨气血津液

不论外感内伤，最先波及的便是气，导致气的异常，由此再影响到血、津液、脏腑、经络。气病临床常见的证候概括为气虚、气陷、气滞、气逆、气脱、气闭。血的病证表现很多，因病因不同而有寒热虚实之别，其临床表现可概括为血虚、血瘀、血热、血寒。津液病证，一般可分为津伤化燥和水液停聚两个方面。此外，辨证过程中还应重视气、血、津液三者之间的关系。

3. 辨脏腑病位

气血津液的病证，虽有其共同性，但发病的脏腑不同，则症状表现的侧重点也就有所不同，应结合五脏病变的不同特点进行治疗。

三、气血津液系病证主要证候的辨证思路

许多病证不同程度地与气、血、津液相关，包括癌病、汗证、消渴、郁病、血证、

内伤发热、虚劳、厥证、肥胖等。本节选取癌病、汗证、消渴这三种疾病阐述其辨证思路（图1-18~图1-20）。

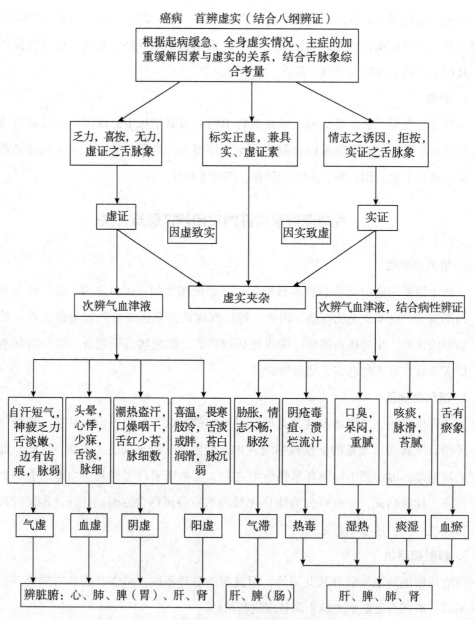

图 1-18　气血津液系病证之癌病主要证候辨证示意图

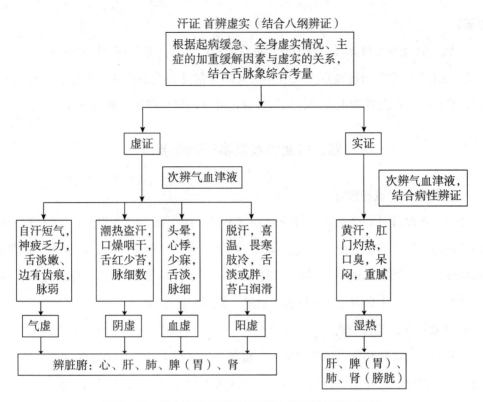

图 1-19　气血津液系病证之汗证主要证候辨证示意图

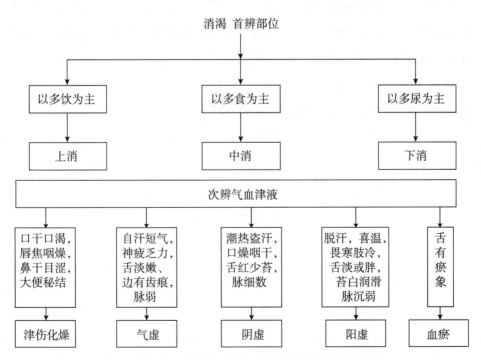

图 1-20　气血津液系病证之消渴主要证候辨证示意图

【提要】

1. 以上路径均非彼此孤立或矛盾，可兼而有之，即使寒热亦可同时存在。

2. 以上各证素和辨证要点为气血津液系病证常见的主要内容，不能涵盖临床所有情况，临证时可在此基础上发挥，如结合现代医学的诊疗仪器微观辨证等。

四、气血津液系病证治疗要点

1. 整体辨识，攻补适宜

针对气血津液系病证的病变性质，补其不足，纠正运行。气虚宜补气益气，气郁宜理气解郁，气滞宜理气行气，气逆宜顺气降逆，血虚宜补血养血，血瘀宜活血化瘀，津伤化燥宜滋阴润燥。内生痰湿，多属由虚致实，应分清标本虚实。标实为主，宜祛湿、化痰、蠲饮；本虚为主，需理肺、健脾、温肾等法治疗。

2. 气血津液，互为资生

气具有温运血脉和温化津液的作用。血虚如失血较多，当采用补气以生血的方法；血瘀者，活血化瘀时往往配合行气药，"气行则血行"。痰饮在表当温化发汗，痰饮在里当温化利水，这些都需要运气温化；而气不摄津的自汗、小便失禁，气不摄精的滑精、早泄等都需要补气固脱。血、津液均为气之母，血、津液皆能载气、亦能养气，故气虚可养血生津益气。津与血互相资生与转化，伤津可致血少，血虚可引起津亏，津血同源，故血虚时常加以养阴，津亏时则佐以补血。

3. 调摄得当，情志畅达

做好调摄护理工作对气血津液系病证的好转及治愈有重要作用。保持心情舒畅可以减轻气郁；控制饮食对消渴有重要的治疗价值；适度运动对气血津液的正常运行有积极的作用。

五、案例示范

【病案一】

陈某，男，51岁，2004年1月7日就诊。患者自2002年上半年开始反复咳嗽咯痰，痰少黏稠，未见咯血，迁延渐重，并出现胸闷气急。2003年10月CT提示为左上肺癌，同年11月8日在省肿瘤医院行手术治疗，术后病理报告为"左上肺中央型鳞状细胞癌，累及胸膜，支气管残端见癌组织浸润，纵隔淋巴结（3/5）转移"。肿瘤医院建议放疗，因患者原有风湿性心脏病史，心功能不全而未接受。转我院就诊，肺部 CT 示：左上肺癌术后改变，主、肺动脉窗内淋巴结肿大，心影增大，心包积液，心房增大，压迫食管近端，食管扩张明显。超声心动图示：二尖瓣狭窄，轻度主动脉瓣关闭不全，三尖瓣关闭不全。患者有多年吸烟史。症见形体消瘦，面色无华，咳嗽，有痰不多，色白质稠，气急，心慌，易汗，纳呆，舌偏暗红，苔薄腻，脉沉细。

（一）主证分析

患者反复咳嗽咯痰，影像、病理确诊为左上肺中央型鳞状细胞癌，中医诊断为癌病。

（二）证型分析

1. 首辨虚实患者形体消瘦，面色无华，属虚证；而有痰不多，舌偏暗红，苔薄腻，属实证，故属虚实夹杂。

2. 次辨气血津液患者胸闷气促，心悸易汗，有痰不多，色白质稠，舌偏暗红，苔薄腻，可见气虚、阴虚、痰湿之证素兼备。

（三）治法方药

肺癌术后气阴两伤，兼有痰热，治以益气养阴，解毒散结，化痰止咳。

处方：太子参15g，南沙参15g，北沙参15g，天冬15g，麦冬15g，生玉竹15g，怀山药20g，茯苓15g，炒薏苡仁30g，苦杏仁15g，枇杷叶15g，浙贝母15g，山慈菇15g，露蜂房15g，白花蛇舌草15g，仙鹤草15g，猫爪草15g，紫丹参12g，鸡内金12g，炒谷芽15g，炒麦芽15g，神曲12g，益元散（包）15g。

二诊（2004年3月24日）：面色少华较前好转，咳嗽减轻，气促、心悸基本缓解，舌偏红，苔薄白，脉细弱。

考虑痰热减轻，阴液稍复，子病犯母，久咳伤及脾肺，故见纳呆；肺为贮痰之器，脾为生痰之源，脾肺共病，则见咳嗽有痰，经前方治疗后，诸症好转。前方去神曲，加生山楂12g，一则取生山楂消食健脾之效，二则考虑久病必瘀，取其活血化瘀之功；另加淡附片3g，一则有阳中求阴之妙，再则取其温化痰饮之用，连服2周。患者病情稳定，一般状况良好，取得了较好的治疗效果。

本案方药融益气养阴、化痰散结、解毒抗癌、清肺止咳等治法于一方。其中天门冬、麦冬、北沙参、南沙参、玉竹益气养阴；杏仁、枇杷叶、浙贝母等宣肺化痰；山慈菇、露蜂房、白花蛇舌草、猫爪草等清热解毒散结；久病必瘀且患者有重大心脏疾病，故加用紫丹参；鸡内金、炒二芽、神曲乃消食化积，防止养阴之品过于滋腻碍胃，亦有健脾胃助化痰湿之意。在后期，考虑到久咳伤阳，又稍加附子；附子一味其意深远，一则温阳助气，二则有"阳中求阴"之意。（姚乃礼，王思成，徐春波．当代名老中医典型医案集（第二辑）——内科分册（气血津液肢体经络疾病）[M]．北京：人民卫生出版社，2014.）

【病案二】

罗某，男，45岁，1995年11月7日就诊。患者夜寐盗汗已2月余，寐则汗出，寤则汗止，曾服"六味地黄丸""枣仁安神丸"等药未效。汗出多时，并见胸痛头晕（血压160/100mmHg），五心烦热，口干，睡眠不宁。大便偏干，小便略黄。视其面色赤，舌红苔薄黄，脉来洪大。

（一）主证分析

患者主症为寐则汗出，寤则汗止，中医诊断为盗汗。

（二）证型分析

1. 首辨虚实患者夜寐盗汗，寐则汗出，寤则汗止，并见五心烦热等阴虚之候，故属虚证。

2. 次辨气血津液患者汗多时出现胸痛头晕，五心烦热，口干，睡眠不宁，大便偏干，小便略黄，属阴虚火旺之证。阴虚阳亢，故而出现舌红苔薄黄，脉来洪大等症。

（三）治法方药

患者为阳盛阴虚，阴被阳逼，营不内守，法当泻南补北，治宜泻火滋阴止汗。

处方：生地黄20g，当归20g，黄芩4g，黄芪14g，熟地黄12g，黄柏12g，黄连4g，知母10g，鳖甲16g，煅牡蛎16g。

服药14剂，盗汗停止，血压降至120/80mmHg，诸症皆随之而愈。

当归六黄汤是治疗发热、盗汗的代表方剂。其病机不仅是阳盛阴虚，营不内守，而且汗出表弛，也有卫外不固之情。《素问·阴阳应象大论》说："阴在内，阳之守也；阳在外，阴之使也。"就充分说明了阴阳相互支持的关系。若营阴亏虚，不能滋养卫阳，则卫阳失济而不固。卫外不固，津液外泄，汗出量多，所以本型盗汗程度往往较重。方用当归、生地黄、熟地黄滋阴清热；"三黄"则泻火坚阴；配黄芪之温，益气固表以止盗汗。（陈明，刘燕华，李方，等．刘渡舟临证验案精选［M］．3 版．北京：学苑出版社，2007．）

第七节 肢体经络病证

1. 熟悉肢体经络病证的生理与病理特点。
2. 掌握肢体经络病证的常用辨证思维方法。
3. 掌握肢体经络病证主要证候的辨证思路。
4. 熟悉肢体经络病证的治疗要点。

肢体经络外联皮、肉、筋、脉、骨，内合五脏，维系着躯体和四肢的活动功能和结构完好。若有外邪侵袭，或五脏功能失常，均可导致肢体、经络、筋脉失养，产生痹、痿、颤等病证。因此，肢体经络病证的辨证当分清外邪性质，以及脏腑与经络、筋脉的关系。

一、肢体经络病证的生理与病理特点

（一）肢体经络的生理功能及病理联系

经络既是运行气血的通路，又是疾病传播的通路。经络在生理上以通利为顺，在病理上因瘀滞或失养而为病。

经络的生理功能主要有联系作用、感传作用、濡养作用、调节作用。经络与脏腑、骨骼、筋脉、肌表等有机相连，沟通表里上下，内联五脏六腑，通行气血，使机体能够正常运行。感应传导作用调节人体各部分功能平衡，疏通气血，调整脏腑功能。濡养作用是通过经络输布营养，维持机体生命活动等方面。调节作用是指经络运行气血，调节阴阳，维持机体各部位功能平衡。经络既是躯体各部的联络系统，又是运行气血的循环系统，主束骨而利关节的运动系统，并具有防御外邪，保护内在脏腑组织的作用，还是疾病传变的反应系统，抗御外邪的防卫系统。

在病理状态下，机体受邪，经络可成为传播病邪、反映病变的一种途径。同时脏腑功能失调也可影响经络的气血运行和盛衰，从而出现皮、肉、筋、脉、骨等形体的损伤，以致其功能障碍、结构失常而产生相应的病证。如外邪侵袭，脉络痹阻不通，不通则痛，则产生痹证的表现。肝阳上亢，肝肾阴亏，肝风内动，窜扰经络，筋脉失养，则肢体震颤。经脉的濡养作用失调，运行营养受阻，筋脉肌肉失养，则出现痿病的表现。因此，在临床上可以根据疾病的症状、出现的部位、经络循行的部位及所联系的脏腑来诊断疾病（图1-21）。

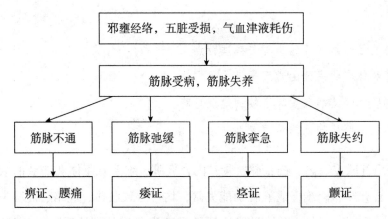

图1-21 肢体经络病证病机关键示意图

（二）肢体经络病证的主要病理产物

导致疾病发生的病理产物主要有痰、风、瘀。

1. 痰

脏腑受损，脾虚生湿，或外感湿邪，湿凝为痰；火热熏蒸，灼津为痰，痰阻经络，筋脉失养，可致痹、痿、痉、颤等诸证发生。

2. 风

肝肾阴亏，肝阳亢盛，阳化风动；或五志过极，热极生风；或邪热亢盛，热极生风，风痰相兼，窜扰经络，筋脉失于约束，可致抽搐、颤抖等症。

3. 瘀

久病气血耗伤，血行不畅，血停为瘀，瘀阻经络、关节，而致肢体功能障碍或强硬、变形、疼痛等。

（三）相关脏腑对肢体经络病证的影响

肢体经络病证的发生，与五脏六腑的关系非常密切，其中与心、肺、肝、脾、肾密切相关。

外邪侵袭，经脉受损，五脏六腑受病，气血津液运行受阻，产生痰浊、血瘀等病理产物。这些病理产物痹阻经脉气血，出现肢体经络病证的相关表现。另外，肢体经络病日久，又会影响脏腑的功能，使脏腑进一步受损。即经脉病可以传入内脏，内脏病亦可累及经脉。

1. 心

心主血脉，经络气血的正常运行，有赖于心气的推动。心气心血亏虚，血行不畅，瘀阻筋脉，肢体经络失养，则可发生肢体痿弱、震颤等症。心在体合脉，脉络气血不通，痹阻日久，亦可内舍于心，而产生心的病变。

2. 肺

肺为娇脏，外合皮毛，不耐邪侵。外邪袭肺，可致肺热叶焦，不能输布津液以润五脏，筋脉皮肤失其濡养，而成痿、痹之证。

3. 肝肾

肝藏血主筋，肾藏精主骨，肝肾功能旺盛，则筋骨强健。肝肾亏虚，精气不足，筋脉失养，或肝风内动，筋脉失于主持，以致痹、痿、颤、痉、腰痛等诸症蜂起。

4. 脾胃

脾主肌肉，运化水谷之精微。脾胃亏虚，一方面气血生化不足，无从濡养五脏，运行气血；另一方面，脾运失健，痰湿内生，流窜经络、肢体、关节，均可导致经络失养，产生痹、痿、颤、痉等诸病。

二、肢体经络病证的常用辨证思维方法

1. 辨八纲属性

肢体经络病证多见本虚标实之证。五脏受损，气血阴精亏虚为本，风、寒、湿、热、痰、瘀等邪壅经络为标。急性发作者，以标实为主；缓慢起病或久病者，多虚实夹杂。

2. 辨脏腑

依据五行归属和脏腑生理特点明辨脏腑。痿证病位在肌肉、筋脉，与肝肾、肺、脾胃关系最为密切；痹证累及肢体关节、肌肉，与肝脾肾关系紧密；腰为肾之府，腰痛与肾关系最为密切；痉证病位在筋脉，肝主筋，故痉证与肝关系最密切，涉及肾；颤证病位在筋，但与肝、脾、肾损伤有关。

3. 局部辨证

对于关节病变，局部辨证有利于辨别病邪性质。如关节红肿灼热，为热邪；关节漫肿，肤色不变，扪之不热，为痰湿；关节僵硬变形，为久病入络，瘀血内阻。

4. 辨病邪性质

肢体经络病证的重要病邪涉及风、火、痰、瘀、湿、寒，可依据这些病邪的致病特点进行临证辨别。

三、肢体经络病证主要证候的辨证思路

肢体经络病证的主要证候表现为疼痛、麻木、抽搐、痿弱、颤动。围绕这几个主症阐明辨证思路，明示辨证重点（图1-22、图1-23）。

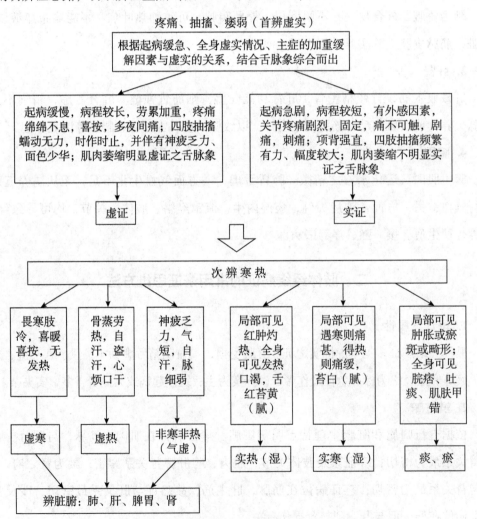

图1-22 肢体经络病证主要证候之疼痛、抽搐、痿弱辨证示意图

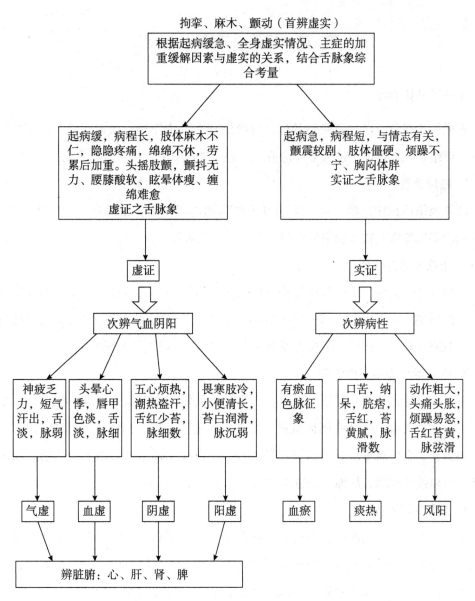

图 1-23　肢体经络病证主要证候之拘挛、麻木、颤动辨证示意图

【提要】

1. 以上路径可兼而有之，同时存在，临证时应灵活运用。

2. 由各路径可结合各主症的严重程度，以及次要症状来判断证型的主次。

3. 以上各证辨证要点为肢体经络病证常见的主要内容，但不能涵盖临床所有情况。临证时可在此基础上，结合现代医学的 CT、MRI、腰椎穿刺及生化等检查结果，进行综合判断。

四、肢体经络病证的治疗要点

（一）总体治疗

遵循标本缓急，以"急则治其标，缓则治其本"为原则，根据四诊、八纲，结合脏腑、经络、气血辨证，进行分证论治。在治疗过程中需要注意以下几点：

1. 祛风为要

肢体经络病证中，痹、痉、颤均可由外风和内风引起，祛风在治疗中极为重要，即祛风胜湿以除痹、祛风和络以止痉、平肝息风以制颤。

2. 止痛要区分缓急

急痛宜止，缓痛当调。肢体经络病证或因经脉闭阻不通而致痛，或因筋脉失养而致痛，即所谓"不通则痛"和"不荣则痛"。急痛当用祛邪通络止痛之法，如清热、利湿、散寒、理气、活血，缓痛当以调理为主，如健脾益气、温肾助阳。

3. 酌用活血通络及虫类药

肢体经络病证日久，耗伤气血，多虚多瘀，久痛入络，临床上应在辨证论治基础上，注重调气活血，酌情应用活血通络之药，如羌活、独活、桂枝、牛膝、川芎、乳香、鸡血藤、忍冬藤等。对于病邪较顽固者，亦应在辨证论治基础上，酌情应用虫类药物，可以搜风剔络，加强活血通络之功。

4. 益气血不可少

久病气血亏虚，气血运行不畅，因此在辨证论治基础上，应注重运用调气活血的方法。如湿胜者，健脾益气；久病正虚者，益气养血；阴虚血少者，养血滋阴；阴阳两虚者，温养气血，濡润助通；久病肝肾阴亏者，宜补益肝肾。

5. 补虚泻实兼顾

肢体经络病证常因虚致实，或因实致虚，虚实夹杂较多。因此，在治疗上宜虚实兼顾。慎用辛温、苦寒、香燥之品耗伤津液，损伤正气。补虚还要分清是气虚，还是阴虚，分清有热无热。补虚的同时要针对夹湿、夹热、夹痰、夹瘀之不同，佐以祛邪，补虚勿忘实。

（二）注重调理气机

气的升降出入出现障碍，则机体的功能活动失常。气机失调表现有气机不畅、气机阻滞、气机逆乱。肢体经络病证表现为痹、痿、痉、颤。治疗当中不能忽视调畅气机。又有气为血之帅，故气行则血行，气机顺畅，百脉皆通，筋脉得养。

（三）重视调理情志

肢体经络病证与情绪变化密切相关。情志失调则气机升降失常，气化失职，直接或间接引起脏腑的损害。因此，临床治疗上应重视调肝，疏肝解郁，养心安神，以调情志，畅气机，从而使脾胃升降有序，气血生化运行如常，经脉通畅。

（四）重视调理脾胃

脾胃为后天之本，气血生化之源；有胃气则生，无胃气则亡。因此，重视脾胃的调理，扶助正气，抵御外邪侵袭，对任何疾病的恢复都是有利的。

（五）强调综合治疗

除内服药物之外，应配合中医传统疗法，如针灸、推拿、拔罐、理疗、药物外敷、穴位贴敷、食疗、功能锻炼等综合治疗，对疾病的恢复甚为重要，并有利于提高疗效。

五、案例示范

【以痹证为例】

患者女性，感冒后出现发热、关节疼痛半个月，双下肢关节疼痛明显，局部有红肿，皮肤灼热，触之疼痛，有皮下结节，触之疼痛，口干，舌质红，苔黄，脉弦数。

1. 主证分析

患者关节疼痛半个月，关节局部红肿，有触痛，为感受风热之邪，邪留经络关节，痹阻经络气血，不通则痛，发为痹证。

2. 证型分析

患者起病较急，疗程较短，仅半月之余，并由感冒引发，故辨证属实证；关节局部红肿，皮肤灼热，并见舌红苔黄，脉弦数等一派热象。故当属热证，综合舌脉诸症，辨证为风湿热痹。

3. 治法方药

治法：清热祛风，除湿通络。

方药：白虎加桂枝汤加减。

处方：石膏 15g，知母 9g，桂枝 9g，生甘草 6g，忍冬藤 30g，连翘 9g，黄柏 9g，海桐皮 30g，姜黄 9g，威灵仙 9g，防己 9g，络石藤 30g，秦艽 9g，生地黄 9g，牡丹皮 9g。

石膏、知母清热除烦，生甘草和中，桂枝疏风通络；忍冬藤、黄柏、连翘清热解毒除湿通络；络石藤、姜黄、海桐皮、威灵仙、防己活血通络，祛风除湿；连翘、秦艽疏风清热活络；生地黄、牡丹皮清热凉血。

参考文献

[1] 柳文，王玉光.中医临床思维[M].北京：人民卫生出版社，2015.

第二章 中医外科

第一节 外科疾病的特点

中医的灵魂就是要有中国传统文化的观念，"天人合一""形神一体"的整体观是中医学的根本，仅仅知道天人合一名词，但不能应用五运六气，不明白二十四节气内涵的中医学生，如何能成为真正的中医？所以无论中医内科还是其他中医各个学科都必须以中医"天人合一"的整体观为临床思维的核心，逐步建立科学的、系统的临床思维模式。

人体的外部结构主要包括五体，也就是皮毛、脉、肉、筋、骨。五体在人体的外层，起着保护人体完整性、保护人体免受外来邪气侵袭入里的作用。脏腑在里，主持人体正常生命活动的进行。在表里之间负责沟通联络的则是十二正经、奇经八脉及相关的络脉、经筋、皮部系统。归纳起来，中医所谓外科疾病，就是外在的五体出现的异常状况，包括毛发皮肤疾病、周围血管病、骨病等。当然外科疾病的发生发展也会涉及内在的脏腑经络及骨骼的异常。

不过中医各科疾病毕竟有其自身的特点，临床治疗思维也不尽相同。中医外科临床思维亦不例外。外科疾病多生于体表，易诊断，但每一种外科疾病都有不同的致病因素和发病机理，中医临床主张"审症求因，辨证论治"，不同的病因病机，证候与治疗也就不同。因此，掌握病因病机，对于诊疗外科疾病有着重要的指导意义。外科疾病的特点主要由以下两个特点：一是强调用"有诸内必形诸外""治外必本诸内"的理论去认识疾病的发生和发展；二是在诊治上强调全身和局部相结合。比如对于气血经络的认识必须更加深入；疾病的阶段性也更加明显，对于脓、肿、瘙痒、溃疡等辨证独具特色。但中医外科的辨证核心是整体辨证，首辨阴证、阳证，识此则不误矣。中医外科整体辨证在把握外科疾病自身特点之外，还应该结合前面讲的"态势证候观"来灵活应用。治疗则强调外治与内治并重，相辅相成，增强疗效。

一、病因病机

中医外科疾病致病因素包括外因与内因两个方面。其中，外因有外感六淫、感受特殊之毒、外来伤害等，内因有情志内伤、饮食失宜、房室损伤等。

（一）病因

1. 外感六淫邪毒

风、寒、暑、湿、燥、火六淫能直接或间接地侵害人体而发病。六淫邪毒致病具有一定的季节性，可一邪独犯，亦可合邪致病。六淫邪毒致病范围相当广泛，它包括现代医学生物性（细菌、病毒、原虫等）、物理性（高热、低温）、化学性（药物刺激），以及抗原抗体反应等多种因素引起的疾病。

（1）风：风为六淫之首、百病之长，是最常见的病因。风为阳邪，善行而数变，故发病急，病势快，多为阳证；风性燥烈，风性上行，多侵犯人体上部，见头项宣肿，皮色红，如颈痈、抱头火丹等。风犯肌肤，则见各种斑疹、风团，成块成片，或白或红，此起彼消，或皮肤干燥脱屑、瘙痒，但无滋水，不糜烂，如瘾疹（荨麻疹）。风邪致病特点为其肿宣浮，患部皮色或红或不变，痛无定处，走注甚速，伴恶风、头痛等全身症状。

（2）寒：具有"寒主收引""寒胜则痛"的特征，并且侵袭人体易致局部气血凝滞，血脉流行失常，故易生冻疮、脱疽、流痰等。寒为阴邪，其病一般多为阴证，常侵袭人体的筋骨关节，患部特点多为色紫青暗，不红不热，肿势散漫，痛有定处，得暖则减，化脓迟缓，常伴恶寒、四肢不温、小便清长等全身症状。

（3）暑：夏季多暑热且暑必夹湿，暑湿逗留，易发生暑疖，甚至形成暑湿流注。同时皮肤经常处于潮湿的环境，不仅影响阳气通达于肌表，而且降低局部的抵抗力，更易为外邪所侵。暑为阳邪，具有热微则痒、热甚则痛、热胜肉腐等特征，故其致病特点多为阳证。患部焮红、肿胀、灼热，糜烂流脓或伴滋水，或痒或痛，其痛遇冷则减，常伴口渴胸闷、神疲乏力等全身症状。

（4）湿：湿性趋下，重浊黏腻。冒雨涉水，或居地潮湿等均可感受湿邪。在外科疾病中，湿热相兼尤为多见。外科疾病发于身体下部者多与湿邪有关。如湿热流注于下肢，可发臁疮、脱疽及急、慢性下肢丹毒等病。湿热下注于膀胱，则见尿频、尿急、尿痛、尿血等症，如血淋、石淋等。湿侵肌肤，郁结不散，与气血相搏，可发生湿疮、水疱、脓疱疮、渗液等损害，常伴纳差、胸闷腹胀、大便稀溏、四肢困倦、舌苔厚腻、脉濡或缓等全身症状。

（5）燥：秋季多燥，燥有凉燥与温燥之分。在外科的发病过程中，以温燥者居多，燥邪易致皮肤干燥皲裂，外邪趁机侵袭，易致生痈或引起手足部疔疮等病；燥邪易伤人体阴液，侵犯皮肤，致患部干燥、枯槁、皲裂、脱屑等，常伴口干唇燥、咽喉干燥或疼痛等全身症状。

（6）火：火邪的特征属热，热为火之轻，火为热之重，两者仅在程度上有差别，其患病大多由于直接感受温热之邪所引起，如疔疮、有头疽、痈、药毒、丹毒等。火为阳邪，其病一般多为阳证，患部特点多为发病迅速，来势急猛，焮红灼热，皮薄光亮，疼痛剧烈，容易化脓腐烂，或有皮下瘀斑，常伴口渴喜饮、小便短赤、大便干结等全身症状。

2. 感受特殊之毒

特殊之毒除虫毒、蛇毒、疯犬毒、漆毒、药毒、食物毒外，尚有疫毒、无名毒。外科疾病中可因虫兽咬伤，感受特殊之毒而发病，如毒蛇咬伤、狂犬病；接触疫畜如牛、马、羊而感染疫毒的疫疔；因虫蜇咬伤后引起的虫咬皮炎；某些人由于禀性不耐，接触生漆后而发漆疮。此外，凡未能找到明确致病的病邪者也称为毒，如无名肿毒。由毒而致病的特点，一般发病迅速，有的可具有传染性，常伴有疼痛、瘙痒、麻木、发热、口渴、便秘等全身症状。

3. 外来伤害

凡跌打损伤、沸水、火焰、冷冻及金刃、竹木创伤等一切物理和化学因素都可直接伤害人体，引起局部气血凝滞、郁久化热、热盛肉腐等，导致瘀血流注、水火烫伤、冻伤等外伤性疾病。同时也可因外伤而再感受毒邪，发生破伤风或手足疔疮等。或因损伤后，导致筋脉瘀阻，气血运行失常，筋脉失养而发生脱疽等。

4. 情志内伤

情志是指人的内在精神活动，包括喜、怒、忧、思、悲、恐、惊，故称七情。长期的精神刺激或突然受到剧烈的精神创伤，超过了人体生理活动所能调节的范围，可使体内的气血、经络、脏腑功能失调而发生外科疾病。如郁怒伤肝，肝气郁结，郁久化火，肝郁伤脾，脾失健运，痰湿内生，以致气郁、火郁、痰湿阻于经络，气血凝滞，结聚成块，形成痰核或引起疼痛等。由情志内伤所致的外科疾病常有肝胆经循行部位夹郁、夹痰的表现特点，大多发生在乳房、胸胁、颈项两侧，患处肿胀，或软如馒，或坚硬如石，常皮色不变，疼痛剧烈，或伴精神抑郁、性情急躁易怒、喉间梗塞等症状。

5. 饮食不节

《素问·生气通天论》说："膏粱之变，足生大丁。"恣食膏粱厚味，醇酒炙煿或辛辣刺激之品，可使脾胃功能失调，湿热火毒内生，同时感受外邪就易发生痈、有头疽、疔疮等；而且由饮食不节、脾胃火毒所致的痈、有头疽、疔疮等病，较单由外邪所引起的更为严重，如消渴病合并有头疽。又如内痔的发生，也与饮食不节、过食生冷有关，故《素问·生气通天论》说："因而饱食，筋脉横解，肠澼为痔。"皮肤病中的粉刺、酒渣鼻的发生，与过食醇酒炙煿、辛辣刺激之品有关，也属发病因素之一。

6. 房室损伤

主要是指早婚、房事过度与妇女生育过多等因素，导致肾精耗伤，肾气亏损，冲任失调；或因小儿先天不足，肾精不充，均能引起身体衰弱，易致外邪侵袭。肾主骨，肾虚则骨骼空虚，风寒痰邪乘隙入侵，而生流痰；肾阴不足，虚火上炎，灼津为痰，痰火凝结，而生瘰疬，且瘰疬治愈之后，每因体虚而复发，尤以产妇更为多见。肝肾不足，寒湿外侵，凝聚经络，闭塞不通，气血运行不畅可致脱疽。由房室损伤而致的外科疾病，多为慢性疾患，病变可深入骨与关节，虚寒征象多见，患部肿胀不著，不红不热，隐隐酸痛，化脓迟缓；或见阴亏火旺征象，患部皮色暗红，微热，常伴头晕腰酸、神疲乏力、遗精、月经不调等全身症状。

以上各种致病因素可以单独致病，也可以几种因素同时致病，并且内伤和外感常常相合为病。所以对于外科疾病的致病因素，应该具体分析，分别对待。如"热毒""火毒"在外科疾病的发病过程中，是比较常见的病因及病理产物，但是致病的邪毒来源不一，故不能一概而论。

此外，外科疾病的致病因素与其发病部位有一定的联系。如凡发于人体上部（头面、颈项、上肢）的，多因风温、风热所引起，因为风性上行；凡发于人体中部（胸、腹、腰背）的，多因气郁、火郁所引起，因为气火多发于中；凡发于人体下部（臀、腿、胫足）的，多因寒湿、湿热所引起，因为湿性下趋。以上是一般的规律，诊病时还必须结合局部及全身证候，追询病史等，分析病因，探讨病机，不可单纯拘泥于发病部位。

（二）总病机

外科疾病发病的总病机是邪正盛衰，气血凝滞，营气不从，经络阻塞，脏腑失和。

总的来说，是阴阳失衡。

1. 邪正盛衰

外科疾病与其他任何疾病一样，正气不足是发病的内在因素，邪气是发病的重要条件。"正气存内，邪不可干"，若人体正气相对虚弱，卫外不固，抗邪无力时，邪气便可乘虚而入。若邪气异常强烈、凶猛时，即使正气充盛，亦能致病。若正气充盛，抗邪有力，则病邪难于入侵，即不发病。若邪气偏胜，正气相对不足，邪胜正负，则使脏腑功能失调，经络滞塞，气血壅结，致发外科病变。

邪正斗争不但决定疾病证候"邪气盛则实""精气夺则虚"的特性，而且还直接影响着疾病的预后与转归。正气旺盛，临床多为阳证、实证，发展顺利，预后良好；正气不足则表现为阴证、虚证；正虚邪实、正虚邪恋则容易逆变，预后不良。外科疾病过程中邪正盛衰的变化受治疗用药的影响较大。

2. 气血凝滞

气血凝滞是指气血生化不及或运行障碍而致其功能失常的病理变化。局部气血凝滞，或阻于肌肤，或留于筋骨，或致脏腑失和，即可发生外科疾病。

（1）气血盛衰与外科疾病的发生与否有着密切的关系，气血盛者，即使外感六淫邪毒、内伤七情也不一定发病；反之则易发病。当致病因素造成局部气血凝滞，通过治疗，去除致病因素，使气血运行恢复正常，则使外科病变得以消散吸收而痊愈。如果局部气血凝滞进一步发展，郁而化热，致使热盛肉腐，血肉腐败，则蒸酿液化而为脓。当脓肿形成后，如治疗得当，及时切开引流，或人体正气不衰，抗病能力尚强，脓肿自行溃破，脓液畅泄，毒从外解，气血凝滞得以通畅，形成溃疡后，脓腐渐除，新肉生长，最后疮口愈合。故临床上治疗外科化脓性疾病，常用和营活血、行气化滞之品。

（2）气血盛衰直接关系着外科疾病的起发、破溃、收口、病程，对整个病程的长短有着一定的影响。如气血充足，外科疮疡不仅易于成脓、破溃，而且也易于生肌长肉而愈合；如气虚则难于起发、破溃；血虚则难以生肌收口，甚至气血虚弱无力抗邪托毒，毒不能随脓出而解，还易发生邪毒内陷，侵入营血，内攻脏腑，引起危重症的发生。

故治疗外科疾病必须考虑患者气血盛衰的情况，常用补益托毒之剂，通过补益气血而扶正脱毒外出，促使疾病早日康复。

3. 经络阻塞

经络分布于人体各部，内源于脏腑，外通于皮、肉、筋、骨等处，在正常情况下经络具有运行气血、联络人体内外各个组织器官的作用。

（1）局部经络的虚弱也能成为外科疾病的发病条件，如外伤瘀阻后形成瘀血流注，头皮外伤血肿后，常可导致油风的发生等，所谓"最虚之处，便是容邪之地"。

（2）患部所属经络与外科疾病的发生发展也有密切关系。当各种致病因素引起局部气血凝滞后，则形成经络阻塞，从而反应到人体的体表，产生局部的红肿热痛和功能障碍。

（3）经络是传导毒邪的通路。经络具有运行气血、联络人体内外各组织器官的作用，故当体表的病邪炽盛，由外传里，内侵脏腑；或脏腑内在的病变，由里出表，均是通过经络的传导而形成的。

4. 脏腑失和

外科疾病虽然绝大多数发于体表的皮、肉、脉、筋、骨的某一部位，但与脏腑有着一定的联系。

（1）脏腑功能失调可引起疮疡的发生。《外科启玄》云："凡疮疡，皆由五脏不合，六腑壅滞，则令经脉不通而生焉。"

（2）脏腑功能失调可影响外科疾病的发生发展。

（3）脏腑内在的疾病可以反映于体表，体表的毒邪也可通过经络内传于脏腑，即"有诸内必形诸外""治外必本诸内"之说。如毒邪攻心，蒙蔽心包，扰乱神明，则出现神昏谵语等。

（4）脏腑的受害与否是判断预后的一个重要依据。如古代医家通过大量临床观察总结出"五善""七恶"的论述，可以作为推断脏腑失和与否的依据。

二、外科疾病的诊断

望、闻、问、切四诊是中医诊断疾病的重要手段，也是外科疾病诊断过程中重要的一项，通过四诊合参，辅以各种检查手段，将病人的局部症状和全身症状加以综合分析，做出准确的判断，为治疗提供依据。

（一）望诊

外科疾病的许多症状首先反映在体表，通过对这些症状的仔细观察鉴别，特别是有些特征性症状的认识有助于疾病的诊断。

1. 皮色

肢体的苍白、发绀，是血栓闭塞性脉管炎、肢体动脉硬化闭塞症和雷诺病等缺血性外科疾病的常见表现；肢体皮肤焮红，色如浮丹常见于急性丹毒；四肢末端的鲜红、热病常见于红斑肢痛症；踇趾趾关节突发的红肿是痛风性关节炎初发的典型表现，小腿的色素沉着是郁血性皮炎的常见表现。

2. 结节

皮下浅显的结节，呈结节性条索状的多见于浅静脉炎，呈圆形小块状的多为结节性血管炎。

3. 肿胀

肢体突发的红肿，伴浅静脉的扩张，多为急、慢性深静脉血栓形成；下肢慢性反复肿胀，以踝部明显，伴皮肤粗厚、橘皮样改变，是慢性淋巴肿的典型症状；足趾急性局限性红肿，并迅速溃破坏疽常见于糖尿病足筋疽；久行后的下肢反复凹陷性肿胀，晨轻暮重，常发生于下肢深静脉瓣膜功能不全症。

4. 溃疡

小腿下段反复发作的溃疡，疮口常见腐坏组织与肉芽并生，常见于郁血性溃疡。肢体多发散在小溃疡，创面干而凹陷，多为皮肤坏死性血管炎。肢端的干性坏疽，多见于血栓闭塞性脉管炎，肢体动脉硬化闭塞症等缺血性外科疾病。足部单一或多发的湿性坏疽，多见于糖尿病足筋疽。

（二）闻诊

闻诊包括听与嗅两方面的内容，在外科疾病的诊断中，可以通过嗅闻疮口分泌物的气味，来判断疾病的变化情况。

疮口分泌物一般略带腥味，若气味臭秽，表示尚有腐坏组织残存；若分泌物恶臭难闻、有尸臭味，常常表示深部有较大范围的组织坏死；若分泌物常有霉变味，常是真菌、霉菌、厌氧菌的感染。

一般而言，疮口分泌物秽臭逐渐减弱，是顺证，容易愈合；若分泌物秽臭逐渐加剧、恶臭难闻是逆证，表示坏死在扩散加剧，病情加重难愈。

（三）问诊

问诊是通过询问病人或家属得知疾病的发生、发展情况和病人的自觉症状、现在症状、治疗经过等以诊断疾病的方法，是诊断疾病过程中通常最先使用的方法。从所得的资料中可进一步选择性进行其他检查，做出明确诊断。问诊与外科疾病的诊断关系密切，为临床确诊提供主要依据。

1. 问旧病

外科疾病由多种病因所引起，每一种外科疾病既是独立的一个疾病，有时又是全身性疾病的一个局部表现，因此可以通过对既往疾病的询问，帮助对外科疾病进行诊断。如糖尿病足患者必然有明确的糖尿病史，或三多一少的症状；肢体动脉硬化闭塞症患者多伴有冠心病、高血压等其他脏器的动脉硬化征象；慢性淋巴肿患者常有反复丹毒发作史；各类血管炎多见于免疫性结缔组织疾病等。

2. 问疼痛

冷痛多见于动脉硬化闭塞症、血栓闭塞性脉管炎、雷诺氏症；热痛多见于急性深静脉血栓形成、静脉曲张综合征，红斑肢痛症；胀痛多见于糖尿病足筋疽、下肢深静脉瓣膜功能不全、慢性淋巴肿、急性丹毒；麻痛多见于颈、腰性与末梢性神经炎；刀割样疼痛多见于痛风性关节炎。

3. 问间歇性跛行

间歇性跛行是外科疾病肢体缺血的特征性症状，出现的早晚反映出病程的长短；行走距离的长短，反映出肢体缺血程度的轻重；相同时间段内，间歇性跛行距离逐步增长，反映出肢体缺血情况在改善，侧支循环在逐步建立。

（四）切诊

切诊包括切脉和触诊两大类。通过切脉了解病变的深浅、邪正的盛衰，结合局部症状，来辨识病情的变化，做出治法的取舍和预后顺逆的判断。

浮脉缘病浅，沉脉缘病深；迟脉多寒邪内盛，数脉多热邪蕴结；滑脉多痰湿热邪，涩脉多气血凝滞、阴血不足；大脉多邪盛正实，小脉多正不胜邪。

触诊是利用手触摸、感觉局部病灶进行诊断的方法，肢体单一或散在的小圆状硬块多为结节性血管炎；条索状硬块，按之疼痛多为浅静脉炎；肢体肿胀，按之凹陷，发热，多为急性深静脉血栓形成；按之不凹陷皮肤粗厚微发热，多为郁血性外科疾病或炎性反应；跌阳脉搏动减轻、消失的多为血栓闭塞性脉管炎，或肢体动脉硬化闭塞症；肿胀按之灼热疼痛、质软、应指为脓已成，肿胀按之微热不甚痛、质硬、不应指，为脓未成。

四诊的内容虽有不同，但彼此之间都是互相联系而不可分割的，在四诊时必须互相参合，进行综合分析，方能做到准确的辨病辨证和治疗。

（五）辅助检查

无论外科疾病还是其他各科疾病的诊断都离不开各项辅助检查，包括体格检查、实验室检查及超声放射学检查。现代中医不能故步自封，必须对现代医学的诊查手段加以重视、应用。

第二节　外科疾病的常用辨证思维方法

一、辨病辨证是中医外科诊疗的基础

辨病与辨证，是中医学从不同角度对疾病本质进行认识的方法。通过辨病，能揭示疾病的本质和发生发展规律，对疾病以后的发展有了客观的和概括性的了解，它注重整个病程的病理变化特点，注重某个疾病本身不同于其他疾病的"个性"。通过辨证，可把握疾病现阶段的主要矛盾，使诊断更加深入细致，它着眼于疾病某个阶段、某个特定环境的症候群。必须强调：辨病比辨证重要。在识病的基础上，才开始辨证。此处的辨病识病，包括西医的疾病诊断及中医的病。

中医外科历来强调辨病与辨证相结合，这样既体现了疾病治疗的整体性、规范性、原则性，又反映了疾病治疗过程中的细致性、灵活性。如半阴半阳阶段的疮疡，从西医来讲可以是革兰氏阳性菌感染造成的，亦可以是由结核杆菌感染引发的，中医则有流注、流痰之分，临床治疗迥异，单纯中医与中西医结合治疗的效果也差别很大。因此，临床应以辨病为主要依据。首先必须明确西医诊断及中医诊断；其次再辨证，当首辨阴阳，因其为辨证之重中之重，故下面单独论述。此外，目前临床中往往重视证型的辨证，而忽视证候的辨证，候既强调变化中的状况，又强调时间的阶段性；这是临证必须重视的问题。临床实践证明，从症状入手，进行病、证双重诊断，并针对疾病、证候、主症进行治疗，建立病证相结合的诊疗体系，有利于对疾病本质的全面认识，提高临床诊疗水平。

二、辨阴证阳证

阴阳是八纲辨证的总纲，阴阳辨证是外科疾病辨证的总纲。《外科正宗》《外科大

成》《医宗金鉴》等外科重要文献着重论述阴证阳证，而《外科证治全生集》仅以阴阳论治。

因此，外科疾病的辨证，必须首先辨清它的阴阳属性，抓住了这个辨证纲领，则在治疗和判断上至少不会发生原则性错误。阴阳的辨析涉及三个层面：其一评价的是人的体质状况；其二评价的是病邪的性质；其三指的是善恶顺逆。因此，阴阳是综合了局部和整体评价之后对于人的状态及外科疾病转归的判断。

阴阳失调是一切健康问题的总纲。阴胜则阳病，阳胜则阴病；阳胜则热，阴胜则寒；阳虚则外寒，阴虚则内热；阳盛则外热，阴盛则内寒。外科疾病虽千差万别，但都可以用"阴阳失调"来概括。

（一）阳证

病程急进，症状剧烈，多见机体的功能活动亢奋、代谢亢进，对外邪的反应性增强，甚至反应过度，常见于急性外科疾病、热证、疮疡、变态反应性外科疾病。临床多见壮热、烦渴、面红、尿赤、便干、苔黄、脉数等症状。皮损多发于身体上部，以鲜红、灼热的脓疱、丘疹、斑片为主，如面部见毛囊炎、痈、痤疮等。

（二）阴证

病程迁延，症状缠绵，时轻时重，多见于机体代谢低下，痰、瘀、湿、水饮等病理性代谢产物积聚。阳气虚损，机体功能减退或衰弱，反应性低下，代谢活动减退，热量不足。临床多有面色苍白、畏寒肢冷、大便溏薄、气短神怯、舌淡脉迟等寒象，亦可见到喜卧神疲、小便清长、下利清谷等虚象。皮损多低矮、平塌、皮温低、色泽暗或淡，色多苍白或黧黑，疮疡不易成形、不易化脓、不易溃破、不易收口，如冻疮、雷诺病、有头疽、手足发绀症等。

对于疮疡类疾病，首先分别痈、疽。痈、疽，一个阴证，一个阳证。它们的病机、发展变化是很不一样的，治疗上也有很大的差别。

（三）注意事项

1. 注意假象

要局部和全身相结合，深入分析，抓住疾病的本质。比如流注，初期多为局部色白、漫肿、隐痛，到了化脓时才微红微热，容易误作阴证。其实流注病灶深在肌肉，红热虽不明显，但化脓很快，脓质稠厚，溃后易收口，同时伴有急性热病的全身症状。

其他还有真热假寒、真寒假热等，都需仔细明辨。

2. 阴证阳证是可以转化的

外科疾病的临床表现是复杂多样的，而且病情又处在不断发展和变化中，所以不可能自始至终表现为单纯的阴证或阳证，而是阴中有阳，阳中有阴，或阴阳并见。而且疾病的阴阳属性不是固定不变的，可以随病情的变化及用药治疗而转化。

以上辨阴证阳证是采用类比的方法将一些常见的症状加以归纳分析，概括地分为阴阳两类，而且大多是以疮疡为代表，它只是一个相对的概念，在临床辨证的具体过程中，不能拘泥于一点，要进行综合分析。

阴阳辨证的真正价值在于从阴阳的转化中，提示疾病的本质和趋向，通过临床施治，最终取得阴阳平衡，使疾病痊愈。为了更好地辨识外科疾病以及阴证、阳证必须从四诊下功夫。

三、整体辨善恶

疮疡外科有一个非常有特点的辨证内容就是善恶的辨析，五善七恶就是这一部分的内容。五善是指心、肝、脾、肺、肾五脏功能正常，没有受到外在五体发生的疮疡的影响。七恶则是指心、肝、脾、肺、肾五脏受到外在疮病的影响，也就是出现了五体邪气内陷五脏的问题。出现了五善大多表现为顺证，疮疡能够按照一般的发展变化规律经历成形、成脓、溃破、生肉、痊愈的过程；而出现了七恶的表现，疾病就进入了一个逆证的过程，由于外在的侵袭五体的毒邪内陷，反而侵袭脏腑，造成脏腑功能的严重失调，进而危及生命，这时疮疡已经变为次要问题，而拯救生命变成主要的问题。

四、部位辨证

部位辨证又称"外科三焦辨证"。外科疾病的发生不外乎上部（头面、颈项、上肢）、中部（胸腹、腰背）、下部（臀腿、胫足）。清代高锦庭《疡科心得集》云："盖疡科之证，在上部者，俱属风温风热，风性上行故也；在下部者，俱属湿火湿热，水性下趋故也；在中部者，多属气郁火郁，以气火俱发于中也。其中间有互变，十证中不过一二。"

1. 上部辨证

人体上部包括头面、颈项以及上肢，按照经络循行来讲，生理状态的人体上肢应为上举，而非下垂，故归于上部。从三焦功能看，"上焦如雾"，人体上部生理功能特点属于阳位，阳气有余，阴精不足，卫阳固护，营阴内守，营卫互相为用，始自上焦，宣达布散于全身。

（1）发病部位：头面、颈项、上肢。

（2）病因特点：风邪易袭，温热多侵。风邪易袭阳位，温热其性趋上，故病因多为风温、风热。

（3）发病特点：上部疾病的发生一般来势迅，因风邪侵袭常发于突然之间，而起病缓慢者，风邪为患则较少。

（4）常见症状：发热恶风，头痛头晕，面红目赤，口干咽痛，舌尖红而苔薄黄，脉浮而数。局部红肿宣浮，忽起忽消，根脚收束，肿势高突，疼痛剧烈，溃疡则脓稠而黄。

（5）常见疾病：头面部疖、痈、疔诸疮；皮肤病如油风、黄水疮等；颈项多见痈、有头疽等；上肢多见外伤染毒，如疖、疔等。

2. 中部辨证

人体中部包括胸腹、腰背，是五脏六腑所居之处，也是十二经所经过部位，是人体气机升降出入的枢纽，也是气血化生、运行、转化的场所。发于中部的外科疾病，绝大多数与脏腑功能失调关系密切。

（1）发病部位：病发于胸、腹、胁、肋、腰、背。

（2）病因特点：七情内伤、五志不畅可致气机郁滞，过极则化热生火，多为气郁、火郁；或由于饮食不节、劳伤虚损、气血郁阻、痰湿凝滞而致脏腑功能失和。

（3）发病特点：中部疾病的发生，常于发病前有情志不畅的刺激史，或素有性格郁闷。一般发病时常不易察觉，一旦发病，情志变化可影响病情。

（4）常见症状：中部疾病症状比较复杂，由于影响脏腑功能，症状表现轻重不一。概括之主要有呕恶上逆，胸胁胀痛，腹胀痞满，纳食不化，大便秘结或硬而不爽，腹痛肠鸣，小便短赤，舌红，脉弦数。

（5）常见疾病：乳房肿物、腋疽、胁疽、背疽、急腹症、缠腰火丹及癥瘕积聚等。

3. 下部辨证

人体下部指臀、前后阴、腿、胫、足，其位居下，阴偏盛，阳偏弱，阴邪常袭。

（1）发病部位：臀、前后阴、腿、胫、足。

（2）病因特点：寒湿、湿热多见，由于湿性趋下，故下部疾病者多夹湿邪。

（3）发病特点：起病缓慢，缠绵难愈，反复发作。

（4）常见症状：患部沉重不爽，二便不利，或肿胀如棉，或红肿流滋，或疮面紫暗、腐肉不脱、新肉不生。

（5）常见疾病：臁疮、脱疽、股肿、子痈、子痰、水疝等。

五、局部辨证

（一）辨肿

1. 形成机理

肿是由各种病因作用于人体后，局部气血凝滞，经络阻塞所成。

2. 病因辨证

（1）热：红、热、痛。多见于阳证。

（2）寒：红热不明显，酸痛，得热则缓。多见于阴证。

（3）风：起病急，肿势宣浮，游走不定；或位于人体上部。多见于皮肤病或人体上部的外科病。

（4）湿：或凹陷性水肿，或积液，或水疱，或流液，或疾病位于人体下部。多见于皮肤病、肛肠病等。

（5）痰：软如棉馒，硬如结核，不红不热，皮色不变，好发于颈部、甲状腺、乳房等部位。多见于阴证、肿块性、囊肿性疾病。

（6）气：或肿势弥漫，如按气囊，可有捻发音；或外科疾病伴有气郁症状者。多见于肿块性疾病、皮下气肿等。

（7）瘀血：起病急，局部突然呈褐色、青紫色，剧烈疼痛，或外科疾病伴有瘀血症状者。多见于血肿、皮下瘀血、肿块性疾病。

3. 辨肿块

注意辨肿块的大小、数目、形状、质地、活动度、部位、边界、疼痛等。

4. 注意点

（1）组织致密部位的辨肿：肿势不明显，疼痛剧烈，易向疏松部位扩散，如手掌、足掌。

（2）组织疏松部位的辨肿：肿势弥漫而明显，并易于蔓延，如手背、足背、颈前、眼睑等部位。

（3）大腿部位的辨肿：肿势虽然严重，但外观不明显。

（二）辨疼痛

1. 形成机理

疼痛是由气血凝滞，阻塞不通所致。

2. 病因辨证

（1）热：红，热，灼痛，遇冷则减。多见于阳证。

（2）寒：不红不热，酸痛，遇热则减。多见于阴证。

（3）风：游走不定的疼痛，变化较快。

（4）气：攻痛无常，并与情志因素有关。

（5）湿：疼痛伴有肢体沉重、凹陷性水肿、流液等，或发生于人体下部者。

（6）痰：疼痛轻微或无，皮色不变，日久不消。

（7）化脓：啄痛（又称鸡啄痛），浅表者可应指，多见于阳证疮疡化脓之时。

（8）瘀血：刺痛、剧痛，皮色可呈褐色、青紫色，或疼痛伴有瘀血证候者。多见于血肿等。

3. 疼痛的术语解释

（1）卒痛：突然发作的剧痛，多见于急性疾病。

（2）阵发痛：时轻时重，时痛时停。

（3）持续痛：疼痛的程度、时间没有变化，疼痛不止。

（4）刺痛：针刺样疼痛。多见于皮肤痛。

（5）钝痛：与刺痛相反，反应不甚。多见于筋骨关节疼痛。

（6）灼痛：烧灼样疼痛。多见于阳证疼痛。

（7）裂痛：撕裂样疼痛。多见于肛裂、皲裂。

（8）酸痛：疼痛伴有酸楚感。多见于寒痛。

（9）胀痛：疼痛伴有胀紧感。多见于血肿、癃闭等。

（10）绞痛：发病急骤，痛如刀绞。如胆绞痛、肾绞痛等。

（11）啄痛：痛如鸡啄，呈有节律性跳痛。多见于阳证疮疡化脓之时。

（12）抽掣痛：除有牵扯作痛之外，伴有放射痛，传导至邻近部位。常见于恶性肿瘤晚期。

（三）辨瘙痒

1. 形成机理

急性皮肤病的瘙痒多由于风、湿、热、虫、毒客于肌肤造成皮肉间气血不和所成；慢性皮肤病的瘙痒多由于血虚日久，生风生燥，肌肤失于濡养所致。

2. 病因辨证

（1）风：全身性瘙痒；游走不定的瘙痒；骤起骤消的瘙痒；干性瘙痒。如瘾疹、牛皮癣等。

（2）湿：瘙痒伴有糜烂、流液等。如湿疹等。

（3）热：瘙痒伴有皮色发红、灼热，或伴有全身火热症状者。

（4）虫：剧烈瘙痒，如虫行皮中，有的具有传染性。如疥疮、癣等。

（5）血虚风燥：慢性皮肤病或伴有血虚症状；皮肤增厚、干燥、脱屑，甚至苔藓样变；干性瘙痒。

（四）辨脓

1. 形成机理

脓是外科化脓性疾病常见的病理产物，是由皮肉之间热胜肉腐蒸酿所成，由气血所化生。

2. 成脓的意义

成脓是邪正斗争的结果，是疮疡在不能消散的情况下所出现的结果，出脓是正气载毒外出的表现。

3. 辨阴证阳证脓肿

（1）阳证：局部按之灼热痛甚，拒按明显；老年体弱者，痛感缓和。

（2）阴证：痛热不甚而酸胀明显。

4. 成脓的指征

（1）表浅脓肿红肿热痛明显，成脓则应指。

（2）红肿热痛不明显、应指。

（3）深部红肿热不明显有明显的深压痛，穿刺有脓。

（4）全身火热症状明显，穿刺有脓，有时可伴有阴虚内热表现。

5. 辨脓方法

（1）按触法

适应证：表浅脓肿。

成脓指征：应指（即按压脓肿处指端有波动感）。

操作：脓肿大者，用两手指腹应放在相对应的位置，并在左右四处互相垂直的方向检查；脓肿范围小者，用左手拇、食两指固定于脓肿的两侧，以右手的食指按触脓肿中央，如有应指为有脓。

（2）穿刺法

适应证：体表深部或内脏脓肿。

成脓指征：穿刺有脓。

操作：严格消毒，注意选择粗细适当的针头、进针角度，深度等。选定痛点明显处为穿刺点，局麻后负压进针，边进边吸，若见脓液吸出，即确定脓肿病位。若一次穿刺无脓，可重复穿刺。

（3）透光法

适应证：手指或足趾的化脓。

成脓指征：局部有深黑色阴影为有脓。

操作：以患指（趾）遮挡住手电筒的光线，然后注意观察患指（趾）部背面，未化脓时，清晰鲜红，如见有黑色的阴影则为有脓。

（4）点压法

适应证：手指或足趾化脓但脓液很少的情况下。

成脓指征：有局限性的剧痛点。

操作：用大头针尾或火柴头等小的圆钝物，在患部轻轻点压，如测得有局限性的剧痛点，显示已有脓肿形成，而剧痛的压痛点即为脓肿部位。

（5）B超：操作简单、无损伤，可比较准确地确定脓肿病位，并协助判断脓肿大小，从而能引导穿刺或切开排脓。

6. 脓液辨证

（1）脓的形质：宜稠厚不宜稀薄。脓液稠厚者元气充足，脓液稀薄者元气虚弱。

（2）脓的色泽：宜明净不宜污浊。黄白稠脓，明净者气血充足，最为佳象；黄白稠脓，较为污浊者，多为气火有余；夹有杂质者预后不佳。

（3）脓的气味：宜腥不宜臭。

7. 注意事项

（1）应指力量：应指有力者为厚脓，气血充足；应指无力者为薄脓，气血不足，愈合较慢。

（2）注意假象。

（3）记录化脓日期。

（五）辨溃疡

1. 阳证溃疡

阳证溃疡颜色红活鲜润，黄白稠脓，感觉正常，容易收口。

2. 阴证溃疡

阴证溃疡颜色灰暗，不知痛痒，脓液稀薄或夹有血水，或夹有死骨，或夹有干酪样物质，脓液淋沥不断，久不收口，容易形成漏管。

3. 走黄溃疡

走黄溃疡有原发疔疮病灶，疮顶突然陷黑无脓，肿势迅速向四周扩散。

4. 虚陷溃疡

虚陷溃疡有除了疔疮之外的其他阳证疮疡病灶存在，腐肉已祛，新肉不生，溃疡面光白板亮，状如镜面。

5. 压迫性溃疡

压迫性溃疡初起受压部位暗红，渐趋青紫，局部皮肤黑色坏死，形成界限清楚的溃疡，多见于褥疮。

6. 疮痨性溃疡

疮痨性溃疡患者有疮痨病史，起病缓慢，溃疡面色不鲜，时流稀薄的夹有败絮样物质的脓液，较难收口，容易形成漏管，溃疡常呈凹陷性或潜行性空腔。如瘰疬、流痰、乳痨、子痰等。

7. 恶性溃疡

恶性溃疡呈菜花状或火山口状，底部高低不平，可流出恶臭的血性分泌物，多见于恶性肿瘤的中期及晚期。

（六）辨皮损

辨皮损是疥癣类皮肤病的特色辨证方式，类似于疮疡类疾病的辨阴阳。

1. 原发损害

（1）斑疹：压之退色，多属气分有热；压之不退色，多属血分有热。斑色紫暗，则属于血瘀，可由寒邪外束所致，如冻疮；也可由于湿热壅盛所致，如硬红斑、结节性红斑；也有先天性的，如鲜红斑痣。白斑多由于色素减退或消失所致，多属于气滞或气血不调。黑斑可由于气血瘀滞或瘀血造成，也可由于肾阳不足、命门火衰所致，还可见于滥用药物、损伤肾阴所致。

（2）丘疹：红色丘疹，密集如粟粒、自觉灼热瘙痒者，多属心火过盛；慢性肥厚、聚合成苔藓状的丘疹群，多属脾虚湿蕴；血痂性丘疹，身痒夜甚者，多属血虚风燥。

（3）水疱：红色小水疱周围绕以红晕，多属肝经湿热；大水疱多属湿毒、毒热、心火脾湿；深在性小水疱多属脾虚湿蕴或寒湿凝聚；浅表性水疱多由于感受暑湿。

（4）脓疱：脓疱多属毒热，热盛肉腐而成脓，脓质稠厚，色泽鲜明，略带腥味，为气血充实；脓质如水，色不鲜明，味不腥臭，为气血虚衰。观察脓液的性质色味，也是观察气血多少、邪正盛衰的重要方面。正气充盛的疮疡脓液是黄白稠浓的，而正气不足、虚寒的脓液是清稀臭秽的。

（5）结节：性质接近丘疹而形大根深，形状颜色不一。红色结节多属于血瘀，皮色不变的结节属于气滞或寒湿，或痰核流注。

2. 继发损害

（1）鳞屑：干性鳞屑属于血虚风燥、肌肤失养，油腻性鳞屑属于湿热或脾虚湿蕴。

（2）糜烂：渗出多者属于湿热，糜烂结有脓疱属于湿毒，慢性湿润性外科病属于脾虚湿盛或寒湿。

（3）痂皮：浆痂类似于渗出，多属于湿热；脓痂类似脓疱，多属于毒热；血痂属于血热风燥或血虚风燥。

（4）溃疡：急性溃疡红肿疼痛、局部灼热为热毒；慢性溃疡平塌不起、肉芽晦暗属于气血虚寒；创面肉芽水肿属于湿热。

（5）皲裂：总的病机是气不能温煦，血不能濡养。具体分析，或因风寒外袭所致，如户外劳动者常患手足皲裂；或因血虚风燥所致；还与脾虚湿蕴有关。

六、体质辨证

随着现代科技和医疗水平的不断提高，个体化治疗越来越受到医学界的重视，因此也更加关注人的自身状态及处于自然、社会环境影响下的人与疾病的联系，即疾病的内因—体质的研究，以期取得更好的疗效。

现代医学基因的研究表明体质差异在疾病发生发展过程中有着极其重要的作用，因此有着数千年宝贵经验的中医体质学也更显其先进性和优势。必将在疾病的预防治疗中发挥越来越大的作用。

中医早在两千多年前的《黄帝内经》中就强调先天禀赋和素禀等在发病、疾病转归、治疗中的重要性。对个体及不同群体的体质特征、差异规律、体质的形成与变异规律，体质的类型与分类方法，体质与疾病的发生、发展规律，体质与疾病的诊断，辨证及治疗方法、用药规律，体质与预防养生等方面均有论述。

《灵枢·寿夭刚柔》说："人之生也，有刚有柔，有弱有强，有短有长，有阴有阳"。《灵枢·阴阳二十五人》采用取象比类的方法，根据五行特性和征象，对人体的体形、禀性等，进行体质分类。将人体分为二十五种体质类型。《灵枢·逆顺肥瘦》以体型特征为主，结合气血状态，将人体分为肥人、瘦人、肥瘦适中人三型。《灵枢·卫气失常》则将肥胖之人又分为膏型、脂型、肉型。这种分类有助于掌握肥、瘦、常人的生理和形态特征。《灵枢·论勇》根据人之不同禀性。结合体态、生理特征，将人体分为两类：心肝胆功能旺盛、形体健壮者，多为勇敢之体；心肝胆功能衰减、体质虚弱者，多系怯弱之人。这样分类有利于分析病机、诊断疾病。

体质与外科疾病的关系，在《黄帝内经》中也有论述，《素问·异法方宜论》云："东方之域，天地之所始生也，鱼盐之地，海滨傍水，其民食鱼而嗜咸……故其民皆黑色疏理，其病皆为痈疡，其治宜砭石。"在此说明了地域性差异、饮食习惯与体质类型及疾病之间的关系。

而在临床实践中，体质学说对外科疾病的防治有着重要的指导意义，主要体现于预防和发病、疾病的转归、辨证与治疗等方面，有其独特性。《黄帝内经》说"热胜则肉腐，肉腐则为脓"，《医学入门》又说"盖热非湿，则不能腐坏肌肉为脓"，说明痈疽等外科疾病，其发病多与热和湿有关，故体质为阳盛痰湿者较之阴寒体质者则更易发病，而阳盛痰湿且肥胖者还易患动脉硬化闭塞症等疾病。可见，体质不同，对于发病有一定决定作用。体质是疾病发生的重要物质基础。很多的疾病包括外科疾病的发病，都与体质密切相关。

此外，体质因素对疾病的性质，转归有着不可忽视的作用。《黄帝内经》中有风之伤人，有五变之说，此皆为个人体质不同使然。临床上阳盛之人患痈疮，嗜食肥甘，易于热化，常常痈毒内陷，病情较重。而阴寒之人患痈疮，则不易痈毒内陷，病情较轻。

在辨证论治方面，外科辨脓、疮口之形质，为其体质辨证特点。一般脓液稠厚者，其人元气较充；脓液淡薄者，其人体质多弱等，其治各异。

总之，在外科疾病的认识和治疗中，要结合体质因素。既要强调辨证治疗，又要重视辨质治疗，二者可以有机地结合起来，以提高疗效。对于体质与疾病性质相同的，质证同治，即辨证治疗疾病后期以同性药物改善病人病理体质，减少易患因素，预防疾病的再发，以期病去根除。体质与疾病性质不同的，质证异治，要顾及治疗药物之性与体质之属不同，可加重病人的病理体质，故佐以与治疗药物性味相反的药物调理病人体质，勿使病人病去而人更伤。如体质阳虚或阴寒之人，发疮痈等实热性病，若一派寒凉，痈热易除，而病人阳气更虚，阴寒更盛，必宿根为害、变生它症。

应用现代科学手段，将基因—体质—外科疾病—治疗进行综合研究，有着巨大的临床意义，也必将推动中医外科学的发展。

七、经络辨证

经络是人体体表组织与脏腑器官之间的重要联络渠道和疾病传变的通路。能反映人体的脏腑器官功能与疾病变化。通过经络辨证能够很好地指导外科疾病的诊断治疗、调护转归。通过经络辨证，一是探求局部病变与脏腑器官之间的内在联系，以了解疾病传变规律。通过经络辨证，从体表局部症状测知脏腑功能盛衰。二是依据所患疾病部位和经络在人体的循行分布，从局部所循行经络表现症状了解脏腑的病变，有助于诊断。

1. 人体各部所属经络

（1）头顶：正中属督脉；两旁属足太阳膀胱经。

（2）面部、乳部：属足阳明胃经。（乳房属胃经，乳外属足少阳胆经，乳头属足厥阴肝经）。

（3）耳部：前部属足少阳胆经，后部属手少阳三焦经。

（4）手心：属手厥阴心包经。

（5）足心：属足少阴肾经。

（6）背部：总属阳经（因背为阳，中行为督脉之所主，两旁为足太阳膀胱经）。

（7）臂部：外侧属手三阳经，内侧属手三阴经。

（8）腿部：外侧属足三阳经，内侧属足三阴经。

（9）腹部：总属阴经（因腹为阴，中行为任脉所主）。

（10）其他：如生于目部为肝经所主；生于耳内为肾经所主；生于鼻内为肺经所主；生于舌部为心经所主；生于口唇为脾经所主。

2. 十二经络气血之多少

手足十二经脉有气血多少之分，凡外疡发于多血少气之经者，血多则凝滞必甚，气少则外发较缓，故治疗时注重破血，注重补托。发于多气少血之经者，气多则必甚，血少则收敛较难，故治疗时要注重行气，注重滋养。发于多气多血之经者，病多易溃易敛，实证居多，故治疗时要注重行气活血。如乳痈所患部位属足阳明胃经，治宜行气通络；瘰疬属足少阳胆经，治宜行滞滋养等。

（1）多血少气之经：手太阳小肠经、足太阳膀胱经；手厥阴心包经、足厥阴肝经。

（2）多气少血之经：手少阳三焦经、足少阳胆经；手少阴心经、足少阴肾经；手太阴肺经、足太阴脾经。

（3）多气多血之经：手阳明大肠经、足阳明胃经。

3. 引经药

由于外科疾病所发生的部位和经络的不同，治则就有分别，须结合经络所主的一定部位而选用引经药物，使药力直达病所，从而收到显著的治疗效果。如手太阳经用黄柏、藁本；足太阳经用羌活；手阳明经用升麻、石膏、葛根；足阳明经用白芷、升麻、石膏；手少阳经用柴胡、连翘、地骨皮（上）、青皮（中）、附子（下）；手太阴经用桂枝、升麻、白芷、葱白；足太阴经用升麻、苍术、白芍；手厥阴经用柴胡、牡丹皮；足厥阴经用柴胡、青皮、川芎、吴茱萸；手少阴经用黄连、细辛；足少阴经用独活、知母、细辛。

古人通过长期的临床实践，总结创立的"药物归经理论"，丰富了中医辨证与治疗的内容，值得进一步挖掘和完善。

本节列举了外科疾病的常用辨证思维方法，总结如图2-1：

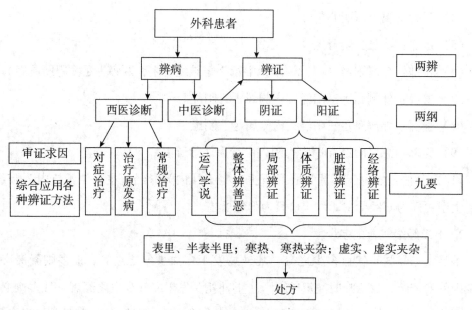

图 2-1　外科临床诊疗思维示意图

第三节　外科疾病的内治要点

一、泻火解毒

《医宗金鉴·外科心法要诀》云："痈疽原是火毒生。"泻火解毒是疮疡治疗的主要关注点。

1. 急性阶段是火毒初犯体表，表现为红肿热痛，选用效专解毒、清热之药。

2. 随着病情的发展，毒热入侵气营，毒气攻心，表现为高热烦渴，甚则神志昏聩，即危笃阶段，此时选用清营解毒、凉血护心之品。清解之中又要注重养阴扶正，在高热不退或者神志昏迷之时，可用水牛角水煎服或西黄丸。

3. 邪正相争阶段相当于毒热侵入营血阶段，此时选药必须大刀阔斧，方能挽救患者的生命。水牛角的用量需要 20～30g，同时重用银花炭、生地黄炭，直入血分，既能清解血分毒热，又能养阴护心，两药同用，能助水牛角之效。红皮病型银屑病、系统性红斑狼疮活动期、剥脱性皮炎及重症多形红斑时，用之效验恒多。

4. 正气已伤，毒热未尽阶段。疾病后期，气阴大伤，正气不能鼓邪外出，千万不可过用苦寒清热之剂、中伤脾胃，否则正气更衰，致使毒邪留滞，不能逆转。当以益气养阴为主，佐以清热解毒之品。

二、消、托、补三法

消、托、补是疮疡类疾病治疗的临床路径。在外科疾病形成之初，常常使用发汗的方法，使疾病从体表解散，这种治法，适合体质比较强壮的人。如果患者还有发热、口渴、便秘等体内实热的症状，就需要表里双解。对于经络阻隔、气血不通者，在清热解毒的同时还要配合行气活血的药物。

对于皮损久久不能消退，或很难进入正常的成形、成脓、溃破、生肌、收口的演变过程的，就存在气血虚的问题，这时需要在清热解毒的同时补益气血，托毒外出，让疾病进入正常的发展演变消退过程。气血阴阳不足也常会导致风寒湿邪内陷，发生顽固的皮肤病，此时也必须扶正才能托毒外出。

在疮疡发生发展过程中，气虚、血虚、阴虚、阳虚都会出现，每一方面的异常都会导致疮病发展变化处于一种停滞的过程，或处于一种恶化的过程，在此过程中，就不能单单关注清热解毒，而需要配合扶正补虚，甚至在某个阶段以扶正补虚为主。

三、圆机活法

由于疾病的病种、病因、病机、部位、病性、病程等不同，因此临床具体内治时治法很多，必须三因制宜，园机活法。归纳起来大致有解表、通里、清热、温通、祛痰、利湿、祛风、行气、和营、补益、滋阴、调胃等。

四、经络用药

（一）根据经络气血之多少用药

1. 多血少气之经

血多宜瘀滞，气少外发较缓；治疗时重在破血，重在补托。

2. 多气少血之经

气多宜郁结，血少疮口不易愈合；治疗时重在行气，重在补养血分。

3. 多气多血之经

病发该经易消、易溃、易敛，多为实证；治疗时重在行气活血。

（二）循经用药

1. 使用归经属性与病变经络有关的药物

在综合辨证的基础上，结合经络循行所经过的部位或脏腑器官病变，兼加选择以该经归属及有络属关系的药物治疗。

2. 引经药

由于疾病发生的部位及经络不同，结合经络所主选用引经药，使药力直达病所，以提高疗效。如手太阳经用黄柏、藁本；足太阳经用羌活；手阳明经用升麻、石膏、葛根；足阳明经用白芷、升麻、石膏；手少阳经用柴胡、连翘、地骨皮（上）、青皮（中）、附子（下）；足少阳经用柴胡、龙胆草、青皮；手太阴经用桂枝、升麻、麻黄、葱白；足太阴经用升麻、苍术、白芍；手厥阴经用柴胡、牡丹皮；足厥阴经用吴茱萸、柴胡、青皮、川芎；手少阴经用黄连、细辛；足少阴经用独活、知母、细辛；督脉用狗脊等。

第四节　外科疾病的外治要点

疮疡外科除应用药物治疗外，还有许多非药物疗法，比如在疮疡成脓的时候可以采用针灸疗法刺破排脓，或用烙法促进排脓。如果疮疡属于阴证，久久不能成脓，可以用桑柴火烘烤、火罐疗法等，治法非常丰富。

一、外治的原则

中医外治的具体内容主要包括三个方面：外治药物、外治剂型和外治用法。中医外治的原则是要根据皮肤损害的表现来选择适当的药物、剂型和用法。

1. 要根据病情阶段用药

皮肤炎症在急性阶段，若仅有红斑、丘疹、水疱而无渗液，宜用洗剂、粉剂、乳剂；若有大量渗液或明显红肿，则用溶液湿敷为宜。皮肤炎症在亚急性阶段，渗液与糜烂很少，红肿减轻，有鳞屑和结痂，则用油剂为宜。皮肤炎症在慢性阶段，有浸润肥厚、角化过度时，则用软膏为主。

2. 注意控制感染

有感染时先用清热解毒、抗感染制剂控制感染，然后再针对原来皮损选用药物。

3. 用药宜先温和、后强烈

先用性质比较温和的药物，尤其是儿童或女性患者不宜采用刺激性强、浓度高的药物，面部、阴部皮肤慎用刺激性强的药物。随时注意药敏反应，一旦出现过敏现象，应立即停用，并及时给予处理。

4. 用药浓度宜先低后高

先用低浓度制剂，根据病情需要再提高浓度。一般急性外科疾病用药宜温和安抚，顽固性慢性皮损可用刺激性较强和浓度较高药物。

二、外治的技法

外治技法是指将配制成一定剂型的药物施于体表，或使用某些器械作用于体表，或药物与器械联合应用作用于体表的具体操作手法。历代外治专家对外治技法总结出较多经验。

但在临床应用方面，与外治方药和外治剂型相比，外治技法并未受到应有的重视。医者在临证外治时，多考虑用何方药、用何剂型，但对选何技法则研究较少，向患者解释则更少，结果外用药物时常不能达到最佳疗效。外治技法包括局部技法、腧穴技法、其他技法等。

1. 局部技法

局部技法可以分为以药物为主的局部用法和以手法或器械为主的局部用法。

2. 腧穴技法

腧穴技法是指通过刺激体表的腧穴及经络，达到调节脏腑及其经络的平衡，内外上下表里的平衡，激发运行气血的功能，使病变的皮肤恢复正常。腧穴用法主要包括毫针疗法、耳针疗法、火针疗法、梅花针疗法、耳穴贴压疗法、割耳疗法、三棱针疗法、艾灸法、黄蜡灸法、穴位注射疗法、磁穴疗法、穴位敷贴疗法、挑刺疗法、拔罐疗法、敷脐疗法、割治疗法等。

3. 其他技法

其他技法包括借助仪器进行的各种治疗。

三、案例示范

【陈实功·背疽案】

一监生年过五旬，身又肥胖之极，素有消渴病，生背疽约尺许，其疮势微肿，色淡微红，根脚半收半散。

（一）首先辨病、次决阴证阳证、再辨证候

1. 患者主症

（1）生背疽约尺许，其疮势微肿，色淡微红，根脚半收半散。

（2）年过五旬，素有消渴病，身肥胖之极，疮势又大。

2. 辨病

（1）中医诊断：消渴病（有头疽）。

（2）西医诊断：相当于现代糖尿病并发背部溃疡。

3. 辨证候

半阴半阳证、有头疽中期、正气不足、湿毒内盛证。

（二）证候分析

1. 患者视其疮势微肿，色淡微红，根脚半收半散，此阴阳相等之症也。

2. 患者身又肥胖之极，素有消渴病，疮势又大，非补托疮必难起，毒必易陷，恐后不及事也。辨证应属正气不足、湿毒内盛证；其候在中期。

（三）治法方药

初服便以托里散固其内，候至十五日外，用铍针小小从顶放通 3 孔，庶使内脓毒有路而出，孔不可过大，以防走泄元气，恐脓难成。

内用参芪内托散（当归、黄芪、川芎、白芍、陈皮、白术、熟地黄、茯苓、人参、肉桂、甘草、熟附子、牡丹皮、地骨皮）倍加人参、黄芪各三钱，服至二十日，大脓将发，日至升许，早以参术膏、午用十全汤加参、芪各四钱，麦冬、五味子各一钱，服至月余，肉腐通溃，脓似泉涌，间用圣愈汤（熟地黄、生地黄、川芎、人参、当归、黄芪、芍药），八仙糕兼之调理，保助脾胃，增进饮食，后恐前药不胜其事，加熟附一钱，喜其脾健，脓稠色黄而止，至四十日外，疮势方得微退。

时仲夏，天炎酷热，患者生烦，误饮冷水两碗，至晚疮随下陷，忽变为阴，不痛无脓，身凉脉细，腹痛足冷，彼觉请视，疮形软陷，脉亦细微，此疮因寒变之故也，非辛热不可回阳。急用十二味异功散倍人参、熟附各三钱，不应，此药力不胜其寒也；换用生附、人参各五钱，早晚二服，方得身温脉起，疮高腹痛，又二服，脓似前流，大脓出至一月，约有百碗余，竟不减少，外皮红退，亦不腐烂，此肥人外实而内虚，皮故不腐而内溃也。

又用玉红膏搽于棉花片上推入患内膏盖之，其内腐渐脱渐出，又十日后，出大腐一块，约六两，自然肿消，身便脓少，渐长生肌，百日外方得平复。人参服过五斤外，附子亦用十两余，方得安全。此症设用解毒、伤脾、宣利等药，不用辛热峻补，岂有得生之理。

（四）按语

1. 此患者体虚生疽，首辨阴阳，半阴半阳之证贵在托毒外出。本案重用补虚托毒之参芪，兼以调理脾胃而获初效。

2. 排脓之品只用桔梗、白芷、皂角刺，并未大量应用清热解毒之品，获良效。

3. 及因误服冷水，致变证又起，病转危急，此阶段再辨阴阳，决断为阴证；大胆用辛热峻补，回阳救生，竟获全功。

参考文献

[1] 柳文，王玉光.中医临床思维[M].北京：人民卫生出版社，2015.

[2] 李曰庆.中医外科学[M].2版.北京：中国中医药出版社，2007.

[3] 王琦.中医体质学[M].北京：中国医药科技出版社，1995.

[4] 赵凯.体质学说在中医外科临床中的应用[J].河北中医，2004，26（11）：839.

第三章　中医妇科

妇女具有经、孕、产、乳的生理特点。胞宫具有行月经和主胎孕的功能。胞宫为奇恒之腑，与脏腑无表里配属的直接关系，通过冲、任、督、带四脉为中介，将脏腑化生的气血等精微物质供养胞宫以行使其生殖功能。因此，当致病因素妨碍或破坏正常生理功能后，常导致脏腑功能失常、血气失调，从而间接或直接影响冲任、胞宫、胞脉、胞络出现病变，导致妇女特有的经、带、胎、产、杂病。

第一节　月经病

凡月经的周期、经期和经量发生异常，以及伴随月经周期出现明显不适症状的疾病，称为月经病。

一、月经病的生理与病理特点

（一）月经的生理特点及病理联系

肾藏精，主生殖。天癸源于先天，藏于肾中，受肾中精气资助，赖后天水谷精微滋养，随人体生长发育逐渐成熟，当肾气充盛后，在特定的年龄阶段蓄积而生，使任脉所司之精、血、津液旺盛畅通，使冲脉广聚脏腑之血下注胞宫，从而使胞宫在脏腑、经络、气血共同作用下开始有节律地定期藏泻，产生月经。"肾—天癸—冲任—胞宫"是月经的产生机制（图3-1）。

肾气盛起主导和决定性作用，肾气虚、肾精不足则无经水可行，可见月经后期、量少，甚至停闭。

气血是化生月经的基本物质，气血相互资生、相互依存。气能生血、行血、摄血，

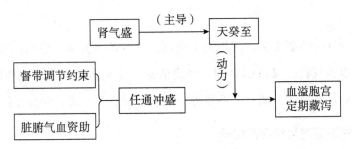

图3-1 月经的生理机制

气虚久可致血虚，气虚、气滞则血瘀，气逆则血逆，气陷则血随气下。血能载气、养气，血瘀、血寒可令气滞，气可随血脱，血虚可致气虚。气血不足，经水无以为化。女性经孕易耗伤阴血，致阴血不足，出现气血阴阳相对不平衡，见经行前后诸症、经断前后诸症。

脏腑则为气血之源，脾胃运化水谷以化生气血，肝藏血，肾藏精，精血互生，肝、脾、肾化生、贮藏血之功能不足，则可见月经过少、月经后期、闭经等。心主血，脾主统血，肝主疏泄，肺朝百脉输布精微，若疏导统摄之力不足，则可见经期延长、经间期出血、崩漏等证。

脏腑化生的气血通过十二正经汇聚于冲任督带四脉以供养胞宫，使胞宫行使生殖功能。先天禀赋不足、痰饮、瘀血、金刃手术等，可直接影响冲任、胞宫；脏腑功能失常、气血失调，则间接损伤冲任，导致冲任、胞宫损伤，从而发生妇科疾病。冲任损伤的主要病机有冲任虚衰、冲任不固、冲任失调、冲任阻滞、热蕴冲任、寒凝冲任、冲气上逆等。胞宫损伤主要有胞宫藏泻失司（如崩漏）和胞宫闭阻（如闭经）。月经周期中，阴阳气血具有周期性的消长变化，形成胞宫定期藏泻的节律。若阴阳气血消长变化失度，则经血不能按时满溢，而进入七七之年。绝经期后，又随肾气虚衰，任脉虚，太冲脉衰少，天癸逐渐竭绝，致经断，形坏而无子。

（二）月经病的主要病理产物

1. 瘀血

瘀血具有"浓、黏、凝、聚"的特点。寒凝、热灼、湿阻均可与血脉搏结成瘀；七情所伤，气机郁滞，致血脉不畅；脾肾虚弱，气虚失运，致血脉滞碍；跌仆损伤，致血溢脉外。前述各种可形成瘀血，瘀阻冲任，血不归经，可引起月经过多、经期延长、崩漏等；若冲任不畅，气血壅滞，则致痛经、闭经、癥瘕等。

2. 痰饮

肺、脾、肾气化功能失常，三焦失于通调，津液敷布失常，致水湿停聚而成痰饮。其性黏腻，可阻遏气机，又可随脏腑、经络流动，变化多端。若痰饮壅阻冲任，胞宫藏泻失常，则见月经后期、闭经、不孕等；痰饮积聚日久，或与瘀血互结，则成癥瘕。

（三）相关脏腑对月经病的影响

月经病，与肾、肝、脾三脏的关系尤为密切。

1. 肾

肾为先天之本，主生殖和藏精，是天癸之源、冲任之本。精能生血，血能化精，即肝肾同源，精血互生；精能化气，肾气盛则天癸至，天癸使任脉通、太冲脉盛，月事以时下。若肾精不足，经血无以为化，见月经过少、闭经等。此外，肾主骨、生髓、通脑，可调节女性月经等生殖生理，对女性生殖功能具有主导作用。若先天禀赋不足，或房劳多产，或久病大病，均可致肾虚而影响冲任，致经水不足或不能按时满溢。主要有肾精亏虚、肾气虚、肾阴虚、肾阳虚、肾阴阳两虚。

2. 肝

肝主疏泄，喜条达而恶抑郁，肾主封藏，肝肾调和，则胞宫藏泻有序，经孕正常。若肝肾失调，则经血不足或藏泻失度，见月经后期、经行乳房胀痛等。肝藏血，肝血有余则下注冲脉血海，满盈而为月经；肝肾同源，精血不足，则肝阳上亢，可见经行眩晕等。

3. 脾胃

脾主运化，主统血；胃主受纳和腐熟水谷，为多气多血之腑。脾胃为后天之本，气血生化之源，一方面充养肾精，另一方面经经络输注胞宫为生殖功能提供能源和动力。化源不足见月经过少、闭经等，统摄无力见月经过多、月经先期、崩漏等。

二、月经病的常用辨证方法

月经是胞宫在脏腑、经络（主要为冲任督带）、气血共同作用下有节律地定期藏泻，与气血变化密切相关，而气血的化生、运行又受五脏功能的滋养、调节。妇科月经病辨证与内科辨证有诸多共通之处，多采用八纲辨证、气血辨证、脏腑辨证。八纲辨证中，多辨寒热虚实，重视气血变化，而五脏中肾、肝、脾三脏的病机与妇科疾病关系更为密切。月经病辨证尤其重视通过"辨血色"以分别寒热虚实，而脏腑病变和气血病变的辨证要点则主要依据全身证候。

女子以血为本，寒、热、湿邪更易与血相搏而阻滞冲任，辨证中除寒热辨证外，注意区分痰饮、瘀血致病。妇科疾病中，瘀血和痰饮是疾病演变过程中的病理产物，而其稽留体内，日久又可以直接或间接影响冲任，阻滞胞宫、胞脉、胞络导致或加重月经病。瘀血和痰饮既是病理产物，又是致病因素，辨证中应予辨明是否同时具有瘀血或痰湿因素。

月经病辨证的要点着重于月经的期、量、色、质及伴随症状，并结合舌脉辨证。问诊及治疗中还应注意年龄因素。重视"妇人童幼天癸未行之间，皆属少阴；天癸既行，皆从厥阴论之；天癸已绝，乃属太阴经也"的理论。

三、月经病的辨证思路

1. 明确病名诊断

根据月经的期、量确定月经病名。常见的月经病有月经先期、月经后期、月经先后无定期、月经过多、月经过少、经期延长、经间期出血、崩漏、闭经、痛经、经行发热、经行头痛、经行吐衄、经行泄泻、经行乳房胀痛、经行情志异常、经断前后诸证、经断复来等（图 3 - 2）。

2. 辨月经及全身状况

月经病的辨证着重月经的期、量、色、质及伴随月经周期出现的症状，以辨寒热虚实；同时结合全身证候，运用四诊八纲进行综合分析，以辨脏腑（阴阳）气血盛衰。

3. 痛经的辨证论治

痛经更应注意对疼痛时间、性质及部位进行辨别，若痛在少腹，病位在肝；痛连腰际，病位在肾。

如痛经剧烈，应以止痛为主，若经崩暴下，当以止血为先，缓则审证求因治其本，使经病得到彻底治疗。再辨月经周期各阶段的不同。经期血室正开，大寒大热之剂用时宜慎；经前血海充盛，勿滥补，宜予疏导；经后血海空虚，勿强攻，宜于调补，但总以证之虚实酌用攻补。这是月经病论治的一般规律（图 3 - 3）。

4. 年龄对辨证的影响

幼女和青春期女性重视少阴肾经的作用；育龄期女性重视厥阴肝经的影响；绝经期妇女诊治重视太阴脾经的治疗。

此外，年龄与月经病的关系颇为密切，不同年龄的妇女有不同的生理特点，治疗的侧重点也不同，应予考虑。从月经初潮到绝经这一过程，因年龄不同，在生理和病理上都有差异，其发病情况也各有偏重。在青春期，肾气初盛，发育尚未成熟，身体还不够盛壮，月经周期还不可能很好地建立，容易出现月经期与量的改变。如年逾 18 周岁，仍未见月经初潮者，则属原发性闭经，应及早调治。如果在 10 周岁以前便月经来潮，往往由于肾气未充，易发生月经失调，应密切观察。中年妇女既是胎产哺乳的生理阶段，又是工作学习比较紧张、家庭负担较重、社会事务繁忙的时期，阴血易耗，阳气易伤，每多阴血不足与七情内伤为患。此时期月经病的发病率很高，尤其是经行并发症的发生率更高。更年期妇女，肾气渐衰，天癸将竭，冲任虚少，易致阴阳失调，而出现月经期、质、色、量的改变。

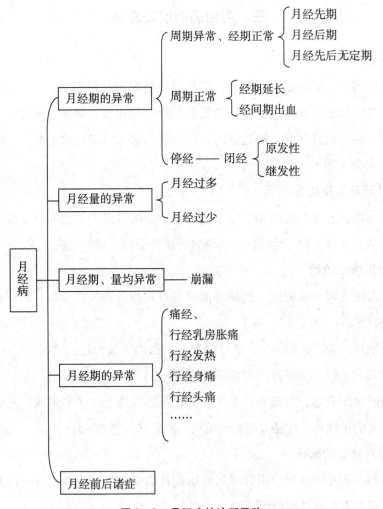

图 3 - 2　月经病的诊断思路

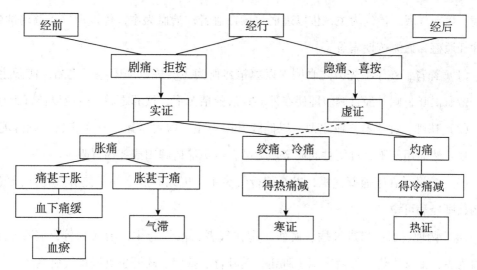

图 3 – 3　痛经的辨证思路

四、月经病的诊疗要点

（一）月经病的治疗原则

1. 辨病之缓急以定标本之治，急则治其标，缓则治其本。崩漏之时善用"塞流、澄源、复旧"的治崩三法。

2. 论治过程中，首辨他病、经病的不同。如因他病致经不调者，当治他病，病去则经自调；若因经不调而生他病者，当予调经，经调则他病自愈。次辨标本缓急的不同，急则治其标，缓则治其本。

3. 辨年龄定治疗重点。少女生长发育期，重在顾护肾气；育龄期生殖功能旺盛，经孕产乳皆以血为用，常不足于血，有余于气，重在养肝疏肝；绝经后肾气、天癸已竭，重在健脾胃颐养后天。

（二）月经病的治疗方法

月经病的治疗原则重在治本以调经。

1. 调经之法

月经病的治本大法有补肾、扶脾、疏肝，调理气血、冲任等。"经水出诸肾"，故调经之本在肾。补肾以填补精血、补益肾气为主；健脾在于升阳止血以调经，健运脾胃以益气养血；疏肝重在理气开郁、通调气机，佐以养血柔肝。调理气血先辨气病、血病，病在气者，治气为主，佐以理血；病在血者，治血为主，佐以理气。调理冲任，使冲任通盛，血海按期满盈。

（1）补肾：在于益先天之真阴，以填精养血为主，佐以助阳益气之品，使阳生阴长，精血俱旺，则月经自调。即使在外邪致病的情况下，祛邪之后，也应以补肾为宜。

（2）扶脾：在于益气血之源，以健脾升阳为主，脾胃健运，气血充盛，则源盛而流自畅。然而用药不宜过用甘润或辛温之品，以免滞碍脾阳或耗伤胃阴。

（3）疏肝：在于通调气机，以开郁行气为主，佐以养肝之品，使肝气得疏，气血调畅，则经病可愈。

（4）调理气血：当辨气病、血病，病在气者，治气为主，治血为佐；病在血者，治血为主，治气为佐。气血来源于脏腑，其补肾、扶脾、疏肝也寓调理气血之法。

（5）调理冲任：使冲任通盛，血海按期满盈。

上述诸法，又常以补肾扶脾为要。如《景岳全书》说："故调经之要，贵在补脾胃以资血之源，养肾气以安血之室，知斯二者，则尽善矣。"

2. 周期疗法

周期疗法用药应重视月经周期性阴阳气血节律消长变化，因势利导。

（1）经后血室已闭，血海空虚，胞宫藏而不泻，蓄积阴精之期，宜滋肾养阴养血为主。常用药如熟地黄、山药、当归、枸杞子、菟丝子、紫河车等，常用方如归肾丸。

（2）经间期重阴化阳，阴阳转化之氤氲期，冲任气血活动旺盛，宜助阳活血。常用药如肉桂、淫羊藿、丹参、赤芍、香附等。

（3）经前血海充盈，阳长期，冲脉气盛，宜平补肾气，疏导气血，调和阴阳。常用药如菟丝子、续断、桑寄生、熟地黄等，调经用定经汤。

（4）行经期血室正开，重阳化阴，为阴阳转化期，血海满盈溢下，胞宫泻而不藏，宜活血调经，通因通用。常用方如桃红四物汤。

总之，月经病是常见病，病变多种多样，病证虚实寒热错杂，必须在充分理解肾主司月经的基础上，注意脾、肝及气血等对月经的影响，全面掌握其治法，灵活运用。

（三）女性保健措施

月经期间，许多女性会出现身体不适的情况。因此，在经期到来前三天，可以根据自己的情况来决定运动形式，以较为轻柔、舒缓、放松、拉伸的运动为主，如瑜伽、运动按摩、初级的形体操，或只是在家做一些简单的伸展动作。经期第五天，身体开始恢复，此时可以开始进行慢走、慢跑等有氧运动。不过，还是要避免一些球类及负重较大的运动。通过这些轻柔运动帮助身体血液顺利流通，缓解压力。运动期间，一定要避免对腹腔施压、避免将腿抬得过高。如果感到疲劳或发现出血量突增或者暴减的情况，需立即停止运动。

在日常生活中，要尽量保持私处的清洁，使用可有效抑杀妇科病致病病菌的洗液，不仅在清洁私处的同时有效抑杀病菌，还可增加私处自身抵抗力。女性属阴，生理结构比较复杂，身体各器官比较脆弱，稍不注意便可引起妇科器官的生理功能和结构紊乱，进而引发妇科病。妇科常见的慢性盆腔炎、子宫内膜异位症、体寒、肢冷、痛经、月经量少、月经不调、宫寒不孕等都可以通过相应的治疗配合中药按摩、足浴，达到治疗目的。同时，还可常用运动按摩轮，由按摩轮带动的下肢整体协调运动涉及大腿、小腿、膝关节、踝关节、脚底及脚趾等多个部位肌肉、骨骼，并重点针对足底和足侧产生按摩效果，可有效调节人体生理机能，提高免疫系统功能，缓解月经失调。同时也可通过对足部反射区的刺激，达到防病、保健、强身的目的。

（四）月经病药膳方

中医认为凡寒、热、风虫、痰湿、七情所伤皆可导致月经异常，而养血、疏肝、益气、补肾则是治疗月经病的主要大法，下面就介绍以四物汤（当归、川芎、白芍、熟地黄）为基本方，根据不同见症加减化裁治疗月经病的方法。

1. 理气法

理气法适用于经前两胁肋胀满、疼痛，乳胀脉弦者，选加青皮、香附、木香、佛手、橘叶、玫瑰花、夏枯草等。

2. 活血理血法

此法适用于经行不畅、有血块，恶露不尽者，选加益母草、月季花、泽兰、丹参等。如果痛有定处、拒按，月经血块多者，选加赤芍、牡丹皮、桃仁、红花、延胡索、生蒲黄等。瘀血重者用三棱、莪术。

3. 化湿祛痰法

此法适用于体肥脂厚、痰湿较盛、月经量少者，选加橘红、半夏、茯苓、车前子、薏苡仁、扁豆花、川朴花、佩兰。

4. 和胃法

如经行呕逆、泻利、嗳气、纳呆，选加生麦芽、砂壳、砂仁、陈皮、六曲、枳壳、竹茹等。阴虚选加石斛、麦冬、沙参；胃气虚选加太子参、白术等。

5. 补肾固冲法

用于冲任不固，经期延长，腰酸足软，选加杜仲、桑寄生、川断、菟丝子、巴戟天、狗脊、鹿角胶等。阴虚者选加女贞子、墨旱莲、何首乌、生熟地黄、龟板、阿胶等。

6. 温经逐寒法

用于经冷腹坠，胞宫喜暖，腹冷呕逆，选加艾叶、肉桂、炮姜、乌药、沉香等。

7. 清热凉血法

用于热盛迫血妄行或者口渴舌赤、脉数，选加地榆炭、黄芩炭、生地黄炭、侧柏炭、荷叶炭等。

8. 涩精止血法

用于经量过多、崩漏，选加棕炭、仙鹤草、藕节炭、血余炭、煅龙骨、煅牡蛎等。

9. 养血安神法

用于心肾不交、经断前后失眠诸症，选加浮小麦、炙甘草、大枣、夜交藤、合欢花或皮、龙齿、炒枣仁等。

五、案例示范

【病案一（罗元恺·崩漏案）】

易某，女，12岁。初诊：1975年3月2日。11岁初潮，周期紊乱，经量偏多，某医院诊为青春期功能失调性子宫出血。近3个月来月经过频过多，时间延长。2月28日月经来潮，势如泉涌，昨天曾服凉血止血中药，药后流血更多（1天用1包卫生纸并很多棉花），不能坐立，经色鲜红夹有血块，腹微痛，汗多，疲乏，腰酸，自觉烦热，口干，小便微黄。诊查：面色苍白，精神不振。舌淡红略胖，舌尖稍红，苔薄白润，脉细滑略弦。

（一）主证分析

患者为青春期，月经初潮后周期及经期均异常，伴见经行量多如崩，故病属崩漏病。本病需与月经过多、经期延长、月经先后无定期相鉴别。

（二）证型分析

1. 患者经色鲜红夹有血块，辨经血为热证。

2. 结合患者全身症状，汗多，疲乏，腰酸，自觉烦热，口干，小便微黄，舌淡红略胖，舌尖稍红，苔薄白润，脉细滑略弦，均为肾阴未固，阴虚内热而致崩漏。

3. 少女天癸初至，肾之阴阳发育未丰，易出现偏阴偏阳之弊。

（三）治法方药

1. 患者崩血近 1 年，致使气血不足，故初方用脾肾双补之方。更取填补肾精、固元封藏之功，补脾以增摄血之力。

2. 急则治其标，急性出血之时，酌加蒲黄、牡蛎止血。方中二稔汤乃罗元恺自创治崩漏之良方，有补气摄血之效。另外，艾灸隐白（脾经第一穴）、大敦（肝经第一穴），有补脾益气之功，标本兼顾。

一诊治则：滋养肝肾，固气摄血。

处方：党参18g，白术15g，岗稔根30g，地稔根30g，制首乌30g，干地黄18g，桑寄生15g，续断15g，煅牡蛎24g，甘草9g，蒲黄炭9g。

2 剂，每日 1 剂。并嘱用艾卷悬灸隐白穴（双）及大敦穴（双），交替选用，每次 15 分钟，每日 2 次。

3. 病程日久，常虚瘀交杂。脾肾双补经治之后，出血减少，仍见腹隐痛，为瘀阻胞脉，不通则痛，二诊治疗加以祛瘀止血，后血止。

4. 后续调养治疗以复旧为主，以滋养肝肾、兼以补气为主法，根据月经行经量情况酌加止血药物，故治疗取效。

二诊：3 月 4 日。药后经量已减少大半，精神明显好转，但仍有腹部隐痛，睡后多汗，口干。舌淡红，舌尖稍赤，苔薄白，脉细滑略数。仍遵前法，佐以祛瘀止血。

处方：岗稔根30g，地稔根30g，党参18g，黄芪15g，白术19g，制首乌30g，益母草15g，血余炭9g，桑寄生15g。5 剂，每日 1 剂。

服药后月经于 3 月 8 日完全干净，以后用滋养肝肾兼以补气为主法，月经期则仍加入岗稔根、地稔根，经量多时则加入蒲黄炭、血余炭、紫珠草等。经过 3 个月的调治，月经已恢复正常，观察 1 年，已无复发。

【病案二（何子淮·痛经案）】

鲍某，19 岁，未婚，职工。月经 15 岁初潮，经期规则，经行下腹胀痛，但不影响日常生活。2 年前适值行经，淋雨受寒，当天经水骤停，腹痛较甚，以后逐月加重。近几个月来，经行痛剧，甚则吐泻不止，手不能覆腹上，时伴昏厥，用热水袋外敷疼痛可略为缓解。刚属经行第一天，痛厥又作。面色苍白，手足厥冷，额头冷汗滚流，言语支吾不清，经量极少。舌淡白，脉弦紧。

（一）主证分析

患者主症为经期出现周期性小腹疼痛，甚至剧痛昏厥，故诊断为痛经。当鉴别原发性和继发性。原发性痛经无盆腔器质性病变，也称为功能性痛经，常见于年轻未产女性，经 B 超检查可予鉴别。

（二）证型分析

1. 患者 2 年前经期冒雨受寒，风冷湿邪客于冲任、胞宫，气血凝滞，经期气血下注冲任，胞宫气血更加壅滞不畅，"不通则痛"，发为痛经。陈自明说："妇人经来腹痛，由风冷客于胞络冲任。"本案有明确寒邪致病病因。

2. 患者经行首日疼痛剧烈甚至昏厥、拒按，辨为实证。

3. 疼痛因受寒诱发，得热可缓，辨为寒证。

4. 经行量极少，面色苍白，手足厥冷，额头冷汗，舌淡白，脉弦紧，为寒湿之邪搏于冲任，血海为之凝滞，不通则痛，为寒凝胞宫实证。久而阴寒内盛，阳气更微。

（三）治法方药

治宜温经散寒，行血调冲。

处方：附子 4.5g，吴茱萸 4.5g，艾叶 4.5g，干姜 4.5g，炙甘草 4.5g，肉桂 3g，红花 9g，制没药 9g，延胡索 9g，炒当归 12g，川芎 15g，木香 9g。2 剂。

复诊：痛缓血块下，量转多。嘱下月来潮前，即服上方。连服 3 个月，痛经未见复发。

1. 治疗寒凝胞宫寒实之证，全方偏用辛温大热之品，宗张仲景"回阳救逆"之旨，破阴寒，振阳气。附子配干姜，温中驱散寒邪，加吴茱萸、肉桂、艾叶温经暖宫，散寒湿水气；配木香行气温中；加延胡索行瘀止痛；重用川芎，运行气血，胞宫内寒转温，脉络得通，瘀阻得化，经畅痛消，吐泻自止，又符"通则不痛"之理。

2. 治寒郁痛经的方药，均属辛热之品，若辨证明确，即在伏暑炎夏，用亦无妨；若辨证不确，慎防火上添油。

3. 该型治疗时机，一般在经前 3～4 天服药，疗效较好，药后症状改善，需再服 1～2 个周期为之巩固。此外，少吃生冷瓜果，更应避免受寒着凉或淋雨涉水。

【提要】

1. 有性生活女性主诉月经异常，应行 HCG（尿或血）检查排除妊娠。

2. 育龄期女性月经不规则，首选诊刮送病理，以明确诊断。

3. 绝经后女性出现经断复行，应警惕子宫内膜癌，及时行诊断性刮宫。

4. 不规则阴道出血，应及时完善 B 超检查排除器质性病变。

5. 已婚女性建议常规妇科检查，排除宫颈病变造成的异常出血误作月经病治疗。

第二节　带下病

一、带下病概述

带下是指阴道壁及宫颈等组织分泌的一种黏稠液体。在发育成熟期或经期前后、妊娠期，带下量均可增多，带下色白无臭味，这是生理现象。当阴道、宫颈或内生殖器发生病变时，带下量明显增多，并且色、质和气味异常，伴全身或局部症状者，称为"带下病"。症见从阴道流出白色液体，或经血漏下挟有白色液体，淋沥不断，质稀如水者，称之为"白带"，还有"黄带""黑带""赤带""青带"等。

1. 带下病的分类

根据带下的不同颜色和症状分为白带、黄带、赤带、青带、黑带及五色带。临床以白带、黄带及赤带多见，青带为脓性分泌物，黑带可能为少量陈旧性分泌物或生殖道恶性病灶的分泌物，五色带多为生殖器恶性病灶的分泌物，以更年期妇女多见。带下病常见于各种阴道、宫颈炎症。

2. 带下病的辨证

带下病的辨证有虚实之分。临床以实证较多，尤其合并阴痒者更为多见。一般带下量多、色白，质清无臭者，属虚；带下量多，色、质异常有臭者，属实。

3. 带下病的检查

妇科检查主要是包括全身检查、腹部检查和盆腔检查。检查外阴、阴道、子宫颈和子宫、输卵管、卵巢及宫旁组织和骨盆腔内壁的情况。主要作用是对一些妇科疾病做出早期诊断、预防以及早期治疗。

阴道分泌物的一般性状检查是观察阴道分泌物的颜色和性状，但实际上阴道分泌物检查即白带常规检查，是妇科常见的一种检查。通过阴道 pH 值、阴道清洁度、阴道微生物、胺试验、线索细胞检查这 5 项检查，来判断女性是否白带异常，是一项有关女性生理卫生的身体检查。

4. 带下病的诊断

妇女阴道内流出的带下量多绵绵不断，或色、质、气味异常，或伴有全身症状者，可诊断为该病。赤带与经间期出血，经漏；脓浊带下与阴疮排出的脓液，可通过妇科检查而鉴别。如带下五色夹杂，如脓似血，奇臭难闻，当警惕癌变，应结合必要的检查以明确诊断。

5. 带下病的治疗

带下病治疗总以除湿为主，治脾宜升、宜燥；治肾宜补、宜涩；湿热宜清、宜利；局部症状明显者，可配合外治法。

二、带下病的生理与病理特点

（一）带下的生理功能及病理联系

带下是任脉所司之阴精、津液下达胞宫，流于阴股而成。若失督脉温化则成湿浊，若失带脉约束则滑脱。受阴阳气血消长影响，有周期性变化。生理性带下出现在经前、经间期、妊娠早期，为无色透明、黏而不稠、无特殊气味的液体（图 3-4）。

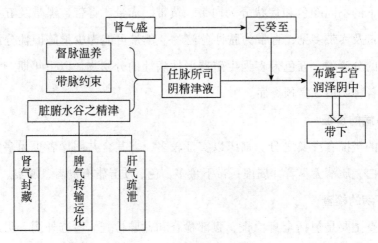

图 3-4　带下的生理机制

带下病多因带下增多求治。带下过多病不外虚实二证，虚实夹杂亦为常见。本病主要为湿邪致病，使任脉不固，带脉失约；分为外湿、内湿。外湿可因生活起居之地湿邪过重，或经期产后调摄不慎外感湿邪，蕴而化热，或酿成湿毒，直伤冲任。内湿多由脾、肾、肝三脏功能失调所致，表现为带下的异常和阴道、前阴局部的坠、胀、痒、痛诸症。

（二）带下病的主要病理产物

1. 痰饮

因他病发生肺、脾、肾气化功能失常，三焦失于通调，津液敷布失常，致水湿停聚而成痰饮，若流注下焦，使任脉不固，带脉失约，则生带下病。痰饮在带下病中主要为因，常致带下增多。

2. 瘀血

七情所伤，气机郁滞，可致血脉不畅，或寒热之邪均可与血搏结成瘀。瘀阻任带，使阴精津液不达阴股，常致带下过少。

（三）相关脏腑对带下病的影响

1. 肾

肾属元阴元阳，主藏精。肾阴又称"元阴"，是人体阴液的根本。液为肾精所化，流于阴股为带下，带下量与肾气盛衰、天癸至竭直接相关。肾阳又称"元阳"，为人体阳气根本，主温煦脏腑。肾阳虚衰，气化失常，则水湿内停致带下病，或肾气不固，封藏失职，则阴液滑脱见带下病。

2. 脾胃

脾胃化生水谷精微，一方面充养肾精，另一方面经经络输注胞宫，为生殖功能提供能源和动力，同为阴精津液化生的来源。脾与胃相表里，脾气升清，胃气降浊，为气机升降之枢纽，主运化水湿；脾虚失运，水谷精微不能上输化血，聚而成湿，流注下焦，伤及任带，而为带下病。

3. 肝

肝主疏泄，体阴而用阳，若肝失条达，气郁化热，肝气乘脾，脾虚失运，肝火挟脾湿下注，伤及任带，亦可发为带下病。

三、带下病的常用辨证思维方法

带下病主要分为带下过多病和带下过少病。带下过多病的致病因素主要为湿，又分内湿、外湿。辨别是否外感湿邪、区别虚实之证为首要，主要根据带下的量、色、质、气味的变化以辨寒热虚实。往往带下赤白，或黄稠，伴热、肿、痛等阴户症状者，实证、热证居多；带下清白，伴神疲腰酸者，虚证居多。亦有虚实夹杂者，往往带下色质表现为色深稠厚之实证，兼有神疲易外感等证；或带下清稀，神疲乏力，但兼见痰湿中阻纳呆苔腻之症，辨证时当以带下表现为主予以辨别。带下过多病中，肾、脾、肝三脏的病变更为密切，辨证时注意全身症状。

带下过少病与阴液的生成和敷布密切相关，无外乎肾阴不足及血瘀阻络而成，主要辨别虚实二证。头晕耳鸣、腰酸膝软等，多为肾阴亏损；腹痛拒按，胸胁乳房胀痛，舌暗瘀斑，多为血瘀津亏。

四、带下病的辨证思路

带下病辨证主要依据带下的量、色、质、气味的变化以辨寒热虚实，同时结合阴户、阴道的局部症状（坠、胀、痒、痛）和其他全身症状如舌苔、脉象等以定脏腑辨证。以临床常见带下过多病为例（图3-5）：

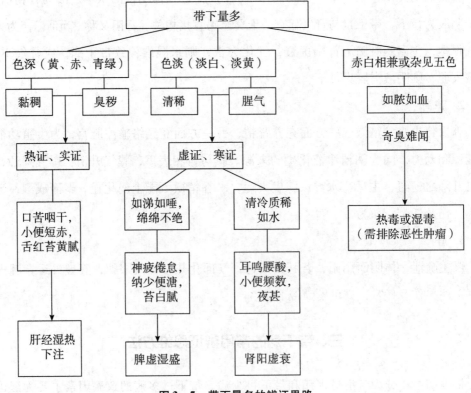

图3-5 带下量多的辨证思路

（一）带下病的主要证型

1. 脾虚白带

临床表现：带下色白或淡黄，量多，质黏稠，如涕如唾，绵绵不断，无臭味。面色无华，四肢不温，神疲乏力，纳少便溏，或两足浮肿，或腰如绳束。舌质正常或淡，苔白润或薄白腻，脉缓或濡。

病因病机：脾虚不能化水谷而输精微，水湿浊阴之邪下陷而为带。

治法：健脾除湿。

方剂：完带汤（《傅青主女科》）加减。

药物：白术 30g，山药 30g，党参 6～10g，白芍 15g，车前子 10g（包），苍术 10g，甘草 6g，陈皮 6g，炒黑荆芥穗 3g，柴胡 3～6g。

方义：白术、苍术健脾燥湿，白芍、柴胡疏肝解郁；山药健脾补肾且有固摄任、带脉气的作用；党参、甘草、陈皮健脾和胃，车前子利水渗湿，荆芥穗祛风胜湿。傅青主云："此方脾、胃、肝三经同治之法，寓补于散之中，寄消于升之内。"（《傅青主女科》）本方以山药、白术、白芍为主，用量大；辅以党参、苍术、车前子，用量中等。而用陈皮、甘草、柴胡、荆芥为佐使。配伍比例得当，被喻为中正之方。

加减：小腹坠痛而有气虚下陷表现者，加生黄芪益气升阳；腹部冷痛者，加艾叶、香附温宫散寒；肾虚腰痛者加杜仲、菟丝子补肾；滑脱不固者。加乌贼骨、龙骨、牡蛎固涩；纳少便溏者，加薏苡仁、扁豆健脾利湿。

变通法：脾虚中气下陷，小腹下坠，气短乏力，白带清稀如水者，用补中益气汤（《脾胃论》）加山药、白果、芡实、苍术。或用升阳益胃汤（《脾胃论》），即用六君子汤健脾和胃，羌活、独活、柴胡、防风祛风除湿升阳，黄芪益气举陷，白芍疏肝和血，黄连清热，泽泻渗湿，是健脾益气以升阳、疏肝泄肝而条达肝木之剂。若以湿盛为主，仅见白带量多，舌苔白腻，而无脾虚表现者，也可用胃苓汤（《证治准绳》）去桂枝，加椿根皮，黄柏。

2. 湿热黄带

临床表现：带下量多，色黄或黄白相兼，有臭味；或如米泔，多泡沫；或清稀如水，呈黄水状；或如豆渣样，或如脓状，质黏稠。外阴、阴道瘙痒，小腹胀痛，小便短黄，口苦口干，心烦。舌红苔黄腻，脉滑数或弦数。

病因病机：湿热蕴结，下注成带，热甚者则色黄或黄白相间。或如脓状，质黏稠有臭味；湿甚者清稀如水，呈黄水状。

治法：清热燥湿。

方剂：龙胆泻肝汤（《医宗金鉴》）合侧柏椿皮丸（《医学入门》）加减。

药物：龙胆草5～10g，炒山栀6～10g，车前子10g（包），木通10g，白芍10g，生地黄10g，白术15～20g，黄柏6～10g，椿根皮15～30g，侧柏叶10～15g。

方义：龙胆草、山栀、黄柏、椿根皮清热，苍术、白术、车前子、木通燥湿渗湿，当归、生地黄、白芍、侧柏叶凉血消瘀。

加减：若带下夹有血液者，加牡丹皮、赤芍凉血，去当归；若小腹胀痛者，加川楝子、延胡索、柴胡理气，若带下如脓、量多臭味，兼发热、腹痛者，合五味消毒饮（《医宗金鉴》）清热解毒。若大便秘结，小腹痛，黄带量多者，加制大黄、牡丹皮、桃仁、赤芍、薏苡仁凉血化瘀，即合用大黄牡丹皮汤（《金匮要略》）；阴痒者，加白鲜皮、苦参、蛇床子，清热利湿止痒。

变通法：若病症仅见黄带量多，有纳呆便溏、腰酸乏力等脾肾不足而兼湿热不甚者，可以用易黄汤（《傅青主女科》）加味，药用山药、芡实、黄柏、车前子、白果、椿根皮、茵陈蒿、苍术、白术、薏苡仁，以清热利湿、健脾固肾并举。

3. 血热赤带

临床表现：带下色赤，或赤白相兼，似血非血，其气臭味，淋沥不断。多发生于经净后。心烦易怒，手足心热，胸胁不舒，口苦咽干，面红，时有烘热汗出。小便黄，大便干。舌红，脉细数或滑数。

病因病机：忧思郁怒，五志化火。心肝火旺，血热内盛，下注成赤带。

治法：凉血清热。

方剂：清肝止淋汤（《傅青主女科》）加减。

药物：白芍30g，当归30g，生地黄15g，阿胶10g（另烊化），牡丹皮10g，黄柏6g，牛膝10g，黑豆30g，红枣10枚，香附6～10g。

方义：生地黄、白芍、牡丹皮，黄柏凉血清热，阿胶养血止血，当归和血，香附理气，牛膝补肝肾、固带脉，黑豆、红枣补养心肾。

加减：若心烦、小便黄而短少者，加竹叶、木通、甘草，即导赤散（《小儿药证直诀》）用以清心；烘热汗出，月经先期而量多者，加地骨皮、青蒿，即合清经散（《傅青主女科》）用以凉血；赤白带量多时，可加侧柏叶、椿根皮，清热凉血。

变通法：可用清白散（《医宗金鉴》）加减，即四物汤加黄柏、椿根皮，尚可加牡丹皮、山栀，或用丹栀逍遥散（《内科摘要》）加减。

4. 寒湿白带

临床表现：带下色白或淡黄，质清稀如水，或如糊状。神疲乏力，四肢不温。小腹隐痛或冷痛，腰骶酸痛，劳累、性交、排便前及月经前后加剧。月经后期、量少，小腹有包块（附件炎），时有不孕。舌淡，苔白润，脉沉弦。

病因病机：寒湿内凝，胞宫经脉受阻，湿邪下注，任脉不固而为带下。

治法：温经散寒。

方剂：温经汤（《金匮要略》）加减。

药物：吴茱萸 5～10g，白芍 10～15g，肉桂 3～6g，党参 10g，当归 10g，川芎 6～10g，阿胶 10g（另烊冲），法半夏 10g，牡丹皮 3g，麦冬 6～10g，甘草 6g，生姜 3～6g。

方义：吴茱萸、肉桂、生姜温经散寒，当归、川芎、白芍、阿胶和血养血，党参健脾益气，半夏和胃，甘草调中，牡丹皮、麦冬反佐温药有清热作用。

加减：小腹痛剧者，加茴香、干姜、延胡索，去牡丹皮、麦冬，散寒止痛；小腹包块者，加五灵脂、没药，化癥散瘀；月经后期量少、腰骶痛、不孕者，见肾虚证，加鹿角霜、菟丝子、川断、山药补肾，去牡丹皮、麦冬。

变通法：若体质强壮，小腹冷痛而白带如水样，有经期受寒史者，属实寒证，可用吴茱萸汤（《千金要方》），药用吴茱萸、肉桂、防风、藁本、干姜、木香、当归、牡丹皮、麦冬、半夏、茯苓、甘草，较上方加强祛风散寒之力，而益气养血作用较逊。

5. 肾阳虚衰

临床表现：带下清冷。量多质稀，淋沥不断，滑脱不禁。面色晦暗，腰部冷痛。小腹冷，四肢不温，夜尿频多，神疲乏力，性功能减退，月经量少、后期或闭经。舌质淡，苔白，脉沉迟或虚细。

病因病机：素体肾虚，下元亏损，或经产损伤，或房事不节，或久病及肾，肾气不固，阳虚生寒，任脉不固，带脉失约而成。

治法：温肾固精止带。

方剂：固精丸（《古方选注》）合玄菟丹（《太平惠民和剂局方》）加减。

药物：山药 30g，莲子肉 15g，茯苓 15g，五味子 10g，菟丝子 10g，龙骨 15g，牡蛎 15g，韭菜子 6g（炒），桑螵蛸 10g，赤石脂 15g，鹿角霜 10g，巴戟天 10g，龟甲 30g，肉苁蓉 10g。

方义：鹿角霜、巴戟天、肉苁蓉、菟丝子、韭菜子温肾壮阳，桑螵蛸、龙骨、牡蛎、五味子、赤石脂，固精止带，山药补脾肾而护任脉，莲子肉、茯苓补心脾又能约束带脉。

加减：小腹冷、四肢温者，加肉桂、淡附片温宫；性功能减退者，加蛇床子、女贞子、川断助阳。

变通法：肾阳虚衰者，亦可用内补丸（《女科切要》）加减，药用黄芪、鹿茸、肉桂、附子、白蒺藜、紫菀、菟丝子、桑螵蛸、沙苑蒺藜、肉苁蓉，温补功用较上方为强，而固涩之力较逊。若白带滑脱不禁，称为白淫者，药用桑螵蛸、莲子肉、芡实、茯苓、茯神、金樱子、覆盆子、远志肉（引自《沈氏女科辑要笺正》），作丸巩固疗效。

6. 肾阴虚热

临床表现：带下量不多，色赤白相兼，外阴干涩灼热，痒痛难忍。头晕目眩，面部烘热，腰酸腿软，心悸虚烦，口干舌燥。舌质红苔少，脉细散。

病因病机：多见于中老年妇女，肾阴不足，阴血亏损，内热扰动冲任，而为赤白带下。

治法：滋阴清热凉血。

方剂：知柏地黄汤（《医宗金鉴》）加减。

药物：知母 10g，黄柏 6～10g，生地黄 15g，熟地黄 10g，山茱萸 10g，山药 15～30g，牡丹皮 6～10g，茯苓 10～15g，泽泻 10g。

方义：知母、黄柏、牡丹皮、生地黄清热凉血，熟地黄、山茱萸、山药补肾，泽泻、茯苓利水渗湿。

加减：带下夹有血液者，加侧柏叶、椿根皮、茜草，凉血清热；外阴干涩痒痛者，加白蒺藜、白鲜皮、制首乌，止痒祛风；带下不止者，加芡实、金樱子、五味子，固涩止带。

变通法：可用大补阴丸（《丹溪心法》）加减。

（二）外治法

带下病之外治法以祛邪、解毒、杀虫为主。方法包括中药外洗、中药熏洗、中药纳药等。

1. 中药外洗

用蛇床子、百部、土槿皮、川椒、枯矾各 20g，浓煎后熏洗患处。适用于阴道瘙痒带多者。

2. 中药熏洗

用蛇床子散（蛇床子、川椒、明矾、苦参、百部各 20g）患处熏洗 5 分钟左右后再坐浴。适用于带下过多瘙痒厉害者，对于阴部溃烂者去川椒。

3. 中药纳药

地榆、百部、川连、桔梗各 15g，煎成浓汁，用纱布裹棉花浸透药汁塞入阴道内。适用于湿热下注型带下过多。

五、带下病的诊疗要点

凡出现带下量增多，色、质、臭气异常，或伴阴痒者，便可诊断为本病。必须进行妇科检查及白带涂片检查，找出病位及病因。但也有不少检查正常而诊为带下病者，本病尤其强调辨证与辨病相结合。

赤带、赤白带、黄色带或臭秽带下，尤其是更年期妇女或绝经后妇女出现上述症状时，要警惕宫颈癌、子宫内膜癌等病证，及早诊治。

带下病的辨证有虚实之分。临床以实证较多，尤其合并阴痒者更为多见。一般带下量多、色白，质清无臭者，属虚；带下量多，色、质异常有臭者，属实。

本病的治疗以祛湿为主。脾虚者，健脾益气，升阳除湿；肾虚者，补肾固涩，佐以健脾除湿；湿热者，清热利湿；湿毒者，清热解毒利湿；感虫阴痒蚀烂者，必须配合阴道冲洗和纳药等外治法。

六、案例示范

【朱小南·带下病案】

吴某，48 岁，已婚。初诊：1959 年 12 月。经水偏早，近几月来有黄白色带下，连绵不断，腰酸神疲。最近劳累后带下增多，质黏，色黄白，有腥味，纳呆，舌质淡、苔薄白，脉细濡而稍数。

（一）主证分析

本例患者主症为黄白带下数月。带脉约束诸脉，带脉失约，任脉不固，湿热易侵入酝酿于内，引起带下。《傅青主女科·带下》谓："夫带下俱是湿症，而以带名者，因带脉不能约束，而有此病，故以名之。"

（二）证型分析

1. 黄白色带下，连绵不断，腰酸神疲，为脾虚运化失权，复以辛劳而肾气亏损，任脉、带脉因此不固。

2. 劳累之后，易致湿热外侵，见带下增多、质黏、色黄白、有腥味。

3. 腰酸神疲，纳呆，均为脾肾不足之证。

（三）治法方药

治法：补脾肾，清湿热。

处方：焦白术 9g，茯苓 9g，菟丝子 9g，蛇床子 12g，盐水炒黄柏 9g，青蒿 9g，鸡冠花 9g，石莲肉 9g，樗白皮 12g，白槿花 9g，墓头回 9g。

复诊：上方服数剂后，带下已大好，不仅量渐减少且气味亦减，胃口稍开，唯仍有腰酸肢软。久带后脾肾两亏，非调补两脏清解余邪，不能收功。处方以培补先后两天，并清带脉余邪为旨。

处方：川断 9g，狗脊 9g，巴戟 9g，党参 3g，焦白术 6g，茯苓 9g，盐水炒川柏 9g，陈皮 6g，蛇床子 12g，樗白皮 9g，薏苡仁 12g。

1. 上例治疗，第一方因湿热较重，祛邪为先。用柏、蒿、蛇床子、墓头回清利湿热，鸡冠花、石莲肉、樗白皮、白槿花固托带脉、止带下注，复用术、苓健脾渗湿，菟丝子补肾固泄。服后带下减少，腥味已无，第二方以培补为主，断、脊、巴戟补肝肾、益冲任，参、术、苓、陈补中气、健脾胃兼能巩固带脉的总束功能，配以柏、薏、蛇床子、樗白皮清余邪、止下陷。

2. 方中有墓头回一药，乃属带下而有秽臭的专药。该药《本草纲目》属杂草类，性微寒，味苦微酸涩，明代医家董炳用本品配红花、童便，酒煎服治崩中赤白带下，谓"其效如神"。常用墓头回配土茯苓，治疗腥臭带下，确属有效，屡试屡验。用量可在 9～12g。

3. 樗白皮、白槿花、鸡冠花、乌贼骨等为治带的常用药，即夹湿热，亦应利湿清热与以上诸药合用，盖因兼有固托带脉止其下陷之功。

4. 带下颜色不纯，而秽臭异常的，用薏苡仁治疗。本品古来即以治痈消肿著称；如范汪用治肺痈，《外台秘要》用以治喉卒痈肿，《妇人良方补遗》用以治孕中有痈，即一般湿热带下亦可用本品，盖药性和平，能利湿清热，制止带下，颇为有效。用量在 12～15g，宜持续服用。

七、带下病的预防与调护

（一）饮食护理要点

饮食方面注意以清淡、易消化、富有营养之物为主，多吃些有健脾、补肾、固涩作用的食品。体虚者多食有补虚作用的食物，如猪骨髓、羊肾、阿胶、蚌肉、蛤蜊、燕窝、栗子等。湿热下注者可以吃些有清利下焦湿热作用的食物，如丝瓜、绿豆、紫菜、冬瓜、西瓜等。忌食生冷、油腻或辛辣刺激性食物，少食凉性食物，以免加重病情。

1. 脾虚湿困者宜食健脾利湿之品，如鲜藕、莲子、茯苓等，食疗方：山药莲子薏米粥。

2. 肾阳亏虚者宜食温补之品，肉、蛋、鱼等，如羊肉、狗肉、海参、板栗、核桃等，食疗方：韭菜炒羊肝、桂圆红枣汤、韭菜粥。

3. 热下注者宜食清热利湿之品，如茯苓、藕、苦瓜，冬瓜、扁豆及新鲜水果，食疗方：薏苡仁粥、冬瓜赤小豆汤。

4. 湿毒蕴结者宜食清热解毒之品，如马齿苋、车前草、茅根等，食疗方：槐花薏米冬瓜仁粥。

（二）带下病的预防

预防带下病应从增强体质和防止感染入手。

平时应积极参加体育锻炼，增强体质，下腹部要保暖，防止风冷之邪入侵，饮食要有节制，免伤脾胃。经期禁止游泳，防止病菌上行感染；浴具要分开；有脚癣者，脚布与洗会阴布分开；提倡淋浴，厕所改为蹲式，以防止交叉感染。

（三）保健护理时需注意

1. 所有阴道用药和冲洗，应在月经干净后。

2. 治疗期间禁止性生活。

3. 坚持整个疗程，不可半途而废。

4. 洗换下来的内裤要煮沸消毒。

第三节　妊娠病

一、妊娠病概述

1. 概念及病因

妊娠病是指在妊娠期间，发生与妊娠有关的疾病。妊娠病不但影响孕妇的健康，还可妨碍胎儿的正常发育，甚至造成堕胎、小产，因此必须注意平时的预防和发病后的调治。

临床常见的妊娠病有妊娠恶阻、妊娠腹痛、异位妊娠、胎漏、胎动不安、滑胎、胎死不下、胎萎不长、鬼胎、胎水肿满、妊娠肿胀、妊娠心烦、妊娠眩晕、妊娠痫证、妊娠小便淋痛等，本节将就这些疾病加以论述。

妊娠病的发病原因，不外乎外感、情志内伤，以及劳逸过度、房事不节、跌仆闪挫等。

2. 发病机理

其一，由于阴血下注冲任以养胎，出现阴血聚于下，阳气浮于上，甚者气机逆乱、阳气偏亢的状态，易致妊娠恶阻、妊娠心烦、妊娠眩晕、妊娠痫证等。

其二，由于胎体渐长，致使气机升降失调，又易形成气滞湿阻，痰湿内停，可致妊娠心烦、妊娠肿胀、胎水肿满等。

其三，胞脉系于肾，肾主藏精而关乎生殖，因此肾气亏损，则胎元不固，易致胎动不安、滑胎等。

其四，脾胃为气血生化之源，而胎赖血养，若脾虚血少，胎失所养，可致胎漏、胎动不安、胎萎不长等。

3. 治则治法

妊娠病的治疗原则是治病与安胎并举。如因病而致胎不安者，当重在治病，病去则胎自安；若因胎不安而致病者，应重在安胎，胎安则病自愈。

具体治疗大法有三：

一者补肾，目的在于固胎之本，用药以补肾益阴为主。

二者健脾，目的在于益血之源，用药以健脾养血为主。

三者疏肝，目的在于通调气机，用药以理气清热为主。

若胎元异常，胎损难留，或胎死不下者，则安之无益，宜从速下胎以益母。妊娠期间，凡峻下、滑利，祛瘀、破血、耗气、散气及一切有害药品，都宜慎用或禁用。但在病情需要的情况下，如妊娠恶阻也可适当选用降气药物，所谓"有故无殒，亦无殒也"；唯须严格掌握剂量，并"衰其大半而止"，以免动胎、伤胎。

二、妊娠病的生理与病理特点

（一）妊娠的生理及病理联系

肾主生殖，女性肾气充盛，天癸成熟，冲任二脉正常，男女两精相合，正逢"氤氲之候"，可成胎孕。胞胎系于肾，肾主藏精，肾气亏损，则胎元不固，易致胎动不安、堕胎、小产、滑胎等；脾胃为气血生化之源，胎赖血养，若脾虚血少，胎失所养，可致胎漏、胎动不安、胎萎不长等；女性孕期阴血聚以养胎，虚阳浮越，过甚者气机逆乱，阳气偏亢，易致妊娠恶阻、妊娠眩晕、妊娠痫证等；随胎体渐长，可影响气机升降，又易成气滞湿郁，痰湿内停，可致妊娠心烦、妊娠肿胀等。若素有脏腑气血偏盛偏衰，或孕后复感邪气，可伤及脏腑、气血或冲任而致病（图3-6）。

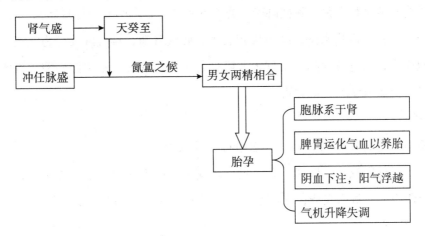

图3-6 妊娠的生理及病理联系

（二）妊娠病的主要病理产物

1. 瘀血

寒、热、湿均可与血脉搏结成瘀，或情志不畅，或胎体渐长，影响气机升降，气滞血瘀，或孕后脾肾虚弱，气虚血瘀，或跌仆损伤，血溢脉外等致瘀。若瘀血阻滞胞脉、胞络，冲任不资，两精不合，或胎无所居，则致不孕、异位妊娠；瘀血阻碍胞脉濡养，而见胎动不安、胎萎不长等；瘀血阻滞冲任，损及胎气，碍胎排出，则胎死不下。

2. 痰饮

气机升降失调，气化功能失常，津液敷布异常，致水湿停聚而成痰饮，阻遏气机，冲脉气盛，挟痰饮上逆，见妊娠恶阻；痰饮上犯，肺失肃降见妊娠咳嗽；痰湿中阻，清阳不升，见妊娠眩晕；下注冲任，胞宫藏泻失常，则见经水不调、不孕等；痰饮积聚日久，或与瘀血互结，则成癥瘕，阻滞胞宫，影响胎孕生长，见胎动不安、滑胎等；积久化热，痰火上扰心神，见妊娠心烦。

（三）相关脏腑对妊娠病的影响

1. 肾

肾主生殖，胞胎系于肾，肾主藏精。肾气亏损，则胎元不固，胎失所系，易致胎动不安、堕胎、小产、滑胎等。肾温化水湿，如布散无力，不能化气行水，见妊娠肿胀。

2. 脾胃

脾胃为气血生化之源，胎赖血养。若脾虚血少，胎失所养，可致胎漏、胎动不安、胎萎不长等。脾主运化水湿，脾与胃相表里，脾气升清，胃气降浊，为气机升降之枢纽。气机失常，如胃失和降，见妊娠恶阻；若运化水液失职，水湿停滞，湿渗胞中见胎水肿满，泛溢肌肤见妊娠肿胀。

3. 肝

肝藏血，孕后血聚以养胎。肝血益虚，肝火上逆犯胃，见妊娠恶阻；肝阳偏亢，上扰清窍，见妊娠眩晕；肝风内动，见妊娠痫证。肝主疏泄，如情志所伤，气郁血不行，胞脉阻滞，见妊娠腹痛；气机逆乱，肝气犯脾，湿浊内停而为子悬。

三、妊娠病的常用辨证思维方法

有停经史或月经不规则出血的患者，先予妊娠试验明确是否妊娠，若显示妊娠状态，应予B超明确宫内、宫外妊娠。

对于异位妊娠的辨治，应明确是否破裂，若未破裂选择保守治疗者，根据胚胎是否还有活性（HCG）选择中医治疗方药。如果发生急性破裂，原则上首选手术治疗。如果日久形成异位妊娠包块，后续治疗参照癥瘕血瘀证的治疗。

宫内妊娠的诊断主要依据腹痛和阴道出血量的变化、妊娠产物情况诊断。病程发展具有进展性，如腹痛、出血停止，妊娠可继续；如腹痛加剧或出血增多，往往发展为各种流产，当明确妊娠状态的阶段，辨明胎元是否可留。

对于早期胎元不固，出血量往往较少，辨证主要依据出血颜色、疼痛特点结合全身症状予以辨别虚实寒热、脏腑气血盛衰。如出血色淡，腹痛隐隐，伴乏力，多为虚证；出血色红，或有胸胁胀满，或有烦热溲黄，或素有癥瘕包块者，多为实证。妊娠状态的维持不外乎精血濡养和气机调畅，故与肾、脾、肝三脏关系更为密切，脏腑辨证时应联系病机结合全身症状辨证。瘀血和痰饮既是病理产物，又是致病因素，辨证时也应联系既往孕前病史予以鉴别。

四、妊娠病的辨证思路

（一）妊娠疾病的诊断

先予 B 超明确宫内、宫外妊娠。

1. 异位妊娠的诊断（图 3-7）

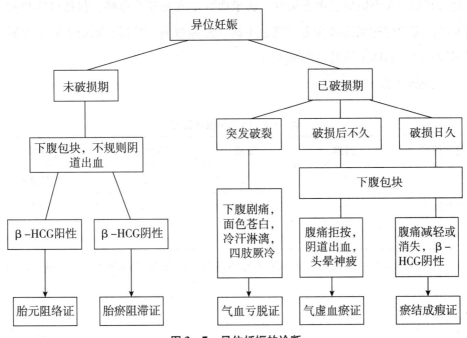

图 3-7　异位妊娠的诊断

2. 宫内妊娠的转归（图 3 −8）

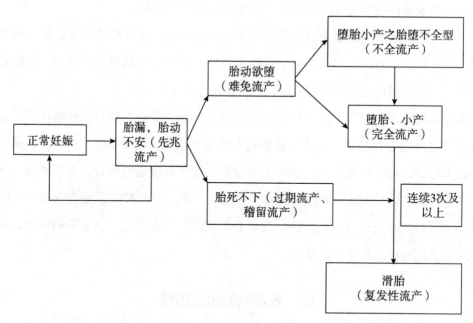

图 3 −8　宫内妊娠的转归

（二）妊娠疾病的辨证

1. 宫内妊娠——胎元不固

宫内妊娠胎元不固早期出血量少，属于西医学先兆流产范畴，包括母体和胎元两方面原因，多为胞脉阻滞或失养，气血不调。妊娠腹痛、胎漏、胎动不安均可属于胎元不固的范畴，临床上可通过症状鉴别。

（1）诊断（表 3 −1）

表 3 −1　胎元不固之诊断

现代医学	腹痛	腰酸	阴道出血	中医诊断
先兆流产	有	无	无	妊娠腹痛
	无	无	有	胎漏
	有	有	可有	胎动不安

注：早期妊娠状态应尽早 B 超确认宫内妊娠抑或异位妊娠，及时处理，避免异位妊娠破裂危及生命的危象出现。

（2）辨证（表 3 - 2）

表 3 - 2　胎元不固之辨证

主症	全身症状	舌脉	辨证
下血少量、色暗淡；腰酸腹痛	头晕耳鸣，膝酸，小便频数	舌淡苔白，脉沉细而滑	肾虚证
下血少量；腰酸腹痛	头晕眼花，心悸失眠，面色萎黄	舌淡苔少，脉细滑	血虚证
小腹冷痛，喜温喜按	形寒肢冷，倦怠无力，面色㿠白	舌淡苔白，脉细滑	虚寒证
下血量少、色深红或鲜红、质稠；腰酸腹痛	心烦少寐，渴喜热饮，便秘溲赤	舌红苔黄，脉滑数	血热证
小腹胀痛	情志抑郁或烦躁易怒，胸胁胀满	舌红苔薄，脉弦滑	气郁证
下血量少，色红或暗红；腰酸腹痛	素有癥瘕，胸腹胀满，皮肤粗糙，口干不欲饮	舌暗红或边尖瘀斑，苔白，脉沉弦或沉涩数	癥瘕伤胎
继发腰腹疼痛	跌仆闪挫或劳力所伤	脉滑无力	外伤证

2. 宫内妊娠——妊娠恶阻

妊娠恶阻病机为冲气上逆、胃失和降，主要依据呕吐物的特点结合全身症状进行辨证（表 3 - 3）。

表 3 - 3　妊娠恶阻之辨证

呕吐物特点	全身症状	舌脉	辨证
口淡或呕吐清涎	神疲思睡，脘腹胀闷	舌淡苔白润，脉缓滑无力	虚证（脾胃虚弱）
呕吐痰涎，口淡腻	胸膈满闷，头晕目眩，心悸气短	舌淡胖苔白腻，脉滑	实证（痰滞证）
呕吐酸水或苦水	胸胁满闷，嗳气叹息，头胀而晕，烦渴口苦	舌红苔微黄或黄燥，脉弦滑	实证（肝胃不和）

五、妊娠病的治疗要点

1. 分清胎病及母还是母病动胎

因母病致胎不安者，重治母病，母病去胎自安；因胎不安致母病者，重安胎，胎安母病自愈。

2. 辨胎是否可安

若胎损难留或胎死不下，安之无益，宜速下胎益母。

3. 治病与安胎并举

安胎以补肾培脾为主。补肾，在于固胎之本，用药补肾益阴为主；健脾，在于益血之源，用药健脾养血为主；疏肝，在于通调气机，用药理气清热为主。病情需要情况下，用药"有故无殒，亦无殒也"，用药严格掌握剂量，"衰其大半而止"，以免动胎、伤胎。

六、案例示范

【刘云鹏·先兆流产案】

李某，女，27岁，已婚，小学教师，1981年7月28日初诊。停经2月余，阴道流血12小时。末次月经5月20日，停经40多天时出现恶心呕吐、嗜卧。于昨晚见阴道流血，量少色暗，腰酸，小腹微有下坠感，口干不欲饮，手足心热。尿HCG试验阳性，超声检查提示宫内早孕。

经孕产史：15岁月经初潮4~6/28~30天，量中等，经行时无明显不适。3年前曾行人工流产1次。唇、舌红，苔少津，脉沉滑略数。

（一）主证分析

1. 经尿HCG试验及超声检查提示宫内早孕。

2. 妊娠2个月余，腰酸，小腹下坠，阴道少量流血，诊断为胎动不安。

（二）证型分析

该患者阴道流血色暗，口干不欲饮，手足心热，唇舌少津，脉沉滑略数，此乃一派阴虚血热之象。热伏冲任，迫血妄行，血海不固，故阴道流血；热伤阴津，故口干不欲饮，手足心热，唇、舌红，苔少津。辨为阴虚血热之胎动不安。

（三）治法方药

治法：滋阴补肾，止血安胎。

处方：清热养阴汤（刘云鹏临床经验方）加减。

炒黄芩 15g，生地黄 15g，地骨皮 15g，麦冬 15g，白芍 15g，杜仲 15g，阿胶（烊化）15g，续断 15g，桑寄生 15g，山药 15g，龟甲 10g，炒地榆 30g。

方中生地黄、地骨皮、阿胶、麦冬滋阴养血、清热安胎；用炒黄芩减轻其苦寒之性，取其清热凉血、止血安胎之效，《滇南本草》云其治"女子暴崩，调经清热，胎中有火热不安，清胎热"，故被称为安胎要药；炒地榆凉血止血；白芍补血养血敛阴；续断、桑寄生、杜仲、山药补肾固冲，尤能安胎；龟甲滋阴潜阳，益肾填精。故使胎元得养，胎气得固。

第四节　产后病

一、产后病概述

（一）产后病的种类

产后病是指胎儿娩出后至产褥期间所发生的与分娩有关的疾病，俗称"月子病"。从胎盘娩出至产妇全身各器官（除乳腺外）恢复至孕前状态的一段时期，称"产后"，亦称"产褥期"，一般约需 6 周。目前根据临床实际，将产后 7 日内称为"新产后"。

1. 常见的产后病

常见的产后病有产后血晕、产后痉病、产后发热、产后小便不通、产后小便淋痛、产后腹痛、产后身痛、产后恶露不绝、产后汗证、缺乳、产后乳汁自出、产后抑郁、产后血劳等。上述诸病，多发于新产后。

2. 产后急危重症

历代医家将产后急危重症概括为"三病""三冲""三急"。

三病——病痉、病郁冒、大便难。

三冲——冲心、冲胃、冲肺。

三急——呕吐、盗汗、泄泻。

（二）产后病病因病机

1. 亡血伤津

由于分娩用力、出汗、产创和出血，而使阴血暴亡，虚阳浮越，变生他病，易患产后血晕、产后痉病、产后发热、产后大便难、产后小便淋痛、产后血劳等。

2. 元气受损

分娩是一个持续时间较长（初产妇需持续 12～14 小时，经产妇一般为 6～8 小时）的体力持续消耗过程。若产程过长，产时用力耗气，产后操劳过早，或失血过多，气随血耗，而致气虚失摄、冲任不固，可致产后小便不通、产后恶露不绝、产后乳汁自出、产后汗证、产后发热、产后血劳等。

3. 血瘀内阻

分娩创伤，脉络受损，血溢脉外，离经成瘀。产后百节空虚，若起居不慎，感受寒热之邪，寒凝热灼成瘀；或胞衣、胎盘残留，瘀血内阻，败血为病，可致产后腹痛、产后发热、产后恶露不绝、产后抑郁等。

4. 外感六淫，或饮食房劳所伤

产后元气、津血俱伤，腠理疏松，所谓"产后百节空虚"，生活稍有不慎或调摄失当，均可致气血不调，营卫失利，脏腑功能失常，冲任损伤而变生产后诸疾。

此外，产后抑郁等产后心理疾病也有其独特的心理及社会、家庭环境因素，如：①产妇出现心理波动时，容易被误解为是因婴儿性别与期待的落差、对孩子体重过轻或过重的焦虑、家庭困难、婆媳不睦等；②孕妇经历分娩之后，全家人都处于一种迎接新生命的激动中，产妇不再成为家庭兴趣焦点，容易被忽略；③产妇因担心抑郁症需要治疗和吃药而使婴儿没人照顾，或家人不愿承认她患抑郁症这一事实等因素，也使产妇的抑郁情绪被淡化、被忽视；④"80后"群体独有的心理特点，也是造成产后抑郁的原因之一。"80后"生育孩子前后，心理落差会很大，另外工作与生育的冲突、抚养孩子导致的压力增大、缠上疼痛等原因，也是导致产后抑郁高发的几大因素。

（三）产后病的诊断与辨证要点

1. 诊断要点

产后病是分娩结束后至产褥期中发生的与分娩和产褥有关的疾病。产后病的诊断主要依据近期有分娩史，全面了解患者产前有无妊娠并发症及其治疗效果，产时有无异常，是否顺产、滞产、用手法或器械助产、剖宫产，出血多少，有无创伤等，并把握好时限及与分娩和产褥有关等要点。历代医家十分重视对产后病的研究，早在东汉时期就提出了"新产三病"，即"痉""郁冒""大便难"；唐代以后又提出产后败血上冲，有"冲心""冲肺""冲胃"三种急危重症；清代把产后发生呕吐、盗汗、泄泻三种伤津耗液的病症称为"产后三急"。

2. 辨证要点

产后病的辨证应注重"产后三审"，即一审小腹痛与不痛，以辨恶露有无停滞；二审大便通与不通，以验津液之盛衰；三审乳汁与饮食多少，以察胃气的强弱。除此之外，亦应抓住产后病不同临床主症的特点，结合全身兼证和舌脉征象，运用脏腑、气血、八纲辨证的方法进行综合分析和证候归纳，即主要以恶露的量、色、质和气味，乳汁多少，饮食、二便、腹痛状况等为辨证的依据。如恶露量多或少，色紫暗，有血块，腹痛拒按，多属血瘀；恶露量多，色红，有臭气，多属血热；恶露量多，色淡质稀，神疲乏力，多属气虚。大便干涩难下，多属津液、精血不足。产后小便不通，多为气虚或肾虚。乳汁甚少、稀薄，乳房柔软，多属气血虚弱；乳汁少、质稠，乳房胀硬，多属肝郁气滞。

（四）治疗原则

1. 治疗产后病，应根据其亡血伤津，瘀血内阻，多虚多瘀的特点用药。

2. 本着"勿拘于产后，亦勿忘于产后"的原则，临证时须细心体察，针对病情，虚则宜补，实则宜攻，寒者宜温，热者宜清，勿犯虚虚实实之戒。

3. 治疗产后病，无论虚实，总宜调和气血。遣方用药宜兼顾气血，行气无过耗散，消导必兼扶脾，寒证不宜过用温燥，热证不宜过用寒凉，使补而不滞，泻而不伤。

（五）用药特点

产后"多虚、多瘀、易寒、易热"，故产后病治疗重在补虚化瘀祛邪，产后调养以药膳为佳。纯补纯攻均非产后病所宜，因为补虚有留瘀之弊，化瘀有伤正之忧。补虚当以气血为重，然气血之虚，有轻重缓急之异，故用药须分主次。攻邪务辨邪之属性，谨守平和。化瘀不但要善于选用既能活血，又能兼顾脏腑生理解剖特点的引经报使药物，而且应注意攻逐不能太过。产后用药，还应注意解表不可过于发汗，攻里亦当削伐有度，清热慎用芩连，温里谨投桂附，消导之品不可重用。

（六）产后病的调护

居室宜寒温适宜，空气流通，阳光充足，不宜关门闭户；衣着宜温凉合适，以防外感风寒中暑；饮食宜清淡，富含营养而易消化；不宜过食生冷辛辣和肥腻煎炒之品，以免内伤脾胃；宜劳逸结合，以免耗伤气血；心情宜轻松舒畅，不宜悲恐抑郁太过，以防情志伤人。产后百日内，不宜交合，勿为房事所伤；尤宜保持外阴清洁卫生，以防病邪乘虚而入。

二、产褥期的生理病理特点

（一）产后的生理功能及病理联系

正常产褥期胞宫一般6周恢复，血性恶露2周内消失，黏液性恶露3周内断绝。产后病因其特殊的生理状态，其病机有其特殊的特点：一是亡血伤津，虚火易动，易致产后血晕、产后发热、产后痉证、产后大便难等；二是瘀血内阻，气机不利，或气机逆乱，可致产后血晕、产后腹痛、产后发热、产后恶露不绝等；三是饮食劳倦、外邪易伤，致产后腹痛、产后发热、产后恶露不绝、产后抑郁等。总属多虚多瘀。

（二）产后病的主要病理产物

产后病的病理产物以瘀血最为多见。产后胞脉空虚，寒邪易侵，血为寒凝，或情志不遂，气滞血瘀，冲任瘀阻，可见产后血晕；新血不得归经，见产后血崩、产后恶露不绝；瘀血阻碍气机，营卫不通，见产后发热；瘀血留滞经脉筋骨之间，气血不畅，见产后身痛。

（三）相关脏腑对产后病的影响

1. 脾

产时、产后失血过多，冲任血虚，胞脉易于失养，又气随血耗，气虚运血无力，血行迟滞。脾为气血生化之源，主运化、统血，产后扶助脾运有利于气血化生。

2. 肝

肝藏血，产时失血伤津，肝血不足，筋脉失养，易见产后痉证，因此产后濡养肝肾精血尤为重要。肝主疏泄，产后调畅气机同样重要。

3. 肾

肾主封藏，分娩损伤肾气，肾阳不振，命门火衰，气化失司，膀胱气化不利，见产后小便不通；肾虚开阖不利，膀胱失约，见产后小便失禁。

4. 心

产后失血过多，血不养心，或产后忧思暗耗，心血不足，若心神失养，易发为产后情志异常。

三、产后病的常用辨证思维方法

在四诊八纲的基础上，注意"三审"：先审小腹痛与不痛，以辨有无恶露停滞；次审大便通与不通，以验津液的盛衰；再审乳汁行与不行和饮食多少，以察胃气的强弱。同时注意妊娠期有无妊娠病，临产、分娩有无异常，产时出血情况。产后病外邪易伤，临诊之际，当辨别有无外感，如见高热、腹痛、恶露秽臭应考虑是否有外感实证。

四、产后病的辨证思路

以恶露色、质、气味和腹痛特点为主的辨证（产后腹痛、产后恶露不绝），结合脏腑辨证、气血辨证（表3-4）。

表3-4　产后病的辨证思路

恶露色	恶露量质	恶露气味	腹痛	全身症状	舌脉	辨证
色淡	量多，过期不止，质清稀	无臭	小腹坠痛	精神倦怠，气短懒言	舌淡苔薄白，脉缓弱	气虚
	量少		小腹隐痛，喜揉喜按	头晕心悸，大便秘结	舌淡苔薄，脉细弱	血虚
色紫暗	量少，或排出不畅，有血块		疼痛拒按，得热痛减，块下痛减	形寒肢冷，面色青白	舌暗，有瘀点，脉弦涩	血瘀
色鲜红或紫暗	初则量多，继则量少，或过期不止，质稠	臭秽	疼痛拒按，或灼热疼痛	口燥咽干，便结溲赤，或伴高热不退	舌红绛，苔少或黄燥或芒刺，脉弦数	血热
紫暗如败酱			下腹痛	伴发热		感染邪毒

五、产后病的治疗要点

1. 治疗原则

"勿拘于产后，亦勿忘于产后"，产后多虚，以大补气血为主，用药须防滞邪、助邪之弊；产后多瘀，以活血行瘀之法，须佐以养血，使祛邪不伤正，化瘀不伤血。

2. 产后用药"三禁"

禁大汗，以防亡阳；禁峻下，以防亡阴；禁通利小便，以防亡津液。

3. 中西医结合

对于产后急危重症（如产后血晕、产后血崩、产后痉证、产后发热等），须及时明确诊断，必要时中西医结合救治，以免贻误病情。

六、案例示范

【刘奉五·产后恶露不绝案】

苏某，女，28 岁，已婚，荆州机械厂工人，1978 年 8 月 18 日就诊。患者于 28 天前顺产一婴，恶露至今未尽，量少，色略暗。1 周前感受风寒，至今仍觉两肩、两臂酸痛畏冷，两股酸软乏力，多汗，纳食、二便无异常。舌质略暗，舌苔灰黄。脉沉弦数，在有力无力之间。

（一）主证分析

患者主症为产后 4 周仍见血性恶露。产后血性恶露持续 2 周以上，仍淋沥不断者，称为产后恶露不绝，符合产后恶露不绝的诊断。

（二）证型分析

1. 恶露量少，色暗，淋沥不尽，舌质略暗，证属血瘀。

2. 患者肩臂酸痛，畏冷，身多汗又属产后多虚多瘀，易感风寒，营卫失调之故。

3. 脉数而有力为实，脉数而无力为虚，脉象虚实迥然不同，临床不难分辨，难在脉数而似虚似实，介于有力无力之间，此时若差之毫厘，则失之千里，最易犯虚虚实实之戒。此时应舍脉从症，依据恶露颜色及全身症状辨证。

4. 诊断为产后恶露不尽，证属产后瘀血未去，复感寒邪，营卫不和。

（三）治法方药

治法：活血化瘀，调和营卫。

处方：生化汤合桂枝四物汤加减。

炮姜 6g，当归 15g，甘草 3g，川芎 9g，熟地黄 9g，桂枝 6g，白芍 12g，大枣 9g，益母草 15g。

方用生化汤去瘀生新，桂枝四物汤养血和营卫。全方祛瘀而兼养血，祛邪扶正兼具。

参考文献

[1] 柳文，王玉光.中医临床思维[M].北京：人民卫生出版社，2015.

第四章　中医儿科

一、中医儿科临床思维的重要性

中医儿科临床思维主要想讨论什么问题，为什么需要培养中医儿科临床思维，这是本章学习过程中需要明确的第一个关键点。

中医儿科临床思维，八个字包含三个点，中医、儿科、临床思维。中心词是儿科，第一步扩展是中医儿科，第二步扩展是临床思维。因此，首先可以明确的是本章内容的讨论范围是儿科，确切来说是讨论如何应诊儿科患者，如何应用中医的核心理论和辨证论治技能来诊治儿科疾病。也就是说通过本章内容的学习，培养医学生们的中医临床诊治思维，进而提高学生们的中医儿科临床实践技能水平。

作为一个儿科医生，面对患儿的时候，首先考虑的应当是如何进行诊断，需要哪些鉴别诊断，如何制定最优的治疗方案，而不能是我应该用西医手段还是中医手段；也就是说面对病人时，医生必须抛弃门户之见，以病人的生命健康为首要考量内容。所以在真实的儿科临床实践过程中是无法清楚地划分出一条严格的中医还是西医的界限的。中西医并重、古法今方同用是儿科临床的实际现状。不过中医儿科临床的确有自己独特的优势，想要发挥中医儿科的治疗优势，临证时就需要遵循中医辨证论治的理论指导，切忌将中西医理论任意堆砌，更不可拼凑治疗方案，那样做无异于草菅人命，杀人于无形。其次，培养中医儿科临床思维绝不是要求学生忽视或者废弃西医儿科的知识和诊治技能，而是衷中参西，各取所长，灵活运用中西医各自的优势，最终目的是服务患儿，服务儿科临床，为我国儿童的卫生健康事业培养实用型人才。

二、培养中医儿科临床思维和实践能力的必要性

对中医儿科临床思维的培养首先是对中医辨证思维的培养，重点在辨证思路的训练。望、闻、问、切是临证的基本技能。儿科素有"哑科"之称，原因就在于新生儿、

乳婴儿不会说话。四岁之前的幼儿虽然可以说话和与他人对话，但是所言不足以被采信；儿童的意外伤害较成人概率高；儿童是传染病的高危人群；这些都是儿科不同于成人内科的地方。儿科绝不是微缩版的成人内科，儿科医生需要特殊的技能训练。

《灵枢·顺逆肥瘦》曰："婴儿者，其肉脆，血少气弱。"《小儿药证直诀》中有"小儿五脏六腑成而未全……全而未壮"的论述，这些都是古代医家对小儿生理特点的认识。因为小儿处在生长发育过程当中，全身的骨骼、肌肉、筋脉和脏腑功能都仍在不断地、迅速地生长、充盈、完善和成熟，体内的阴阳也处在动态平衡当中，所以对营养精微物质的需求远较成人高。中国古代医家将这种不同于成人的生理特点概括为"稚阴稚阳"，将小儿生机蓬勃和旺盛的发育力概括为"纯阳"或是"体禀纯阳"。

小儿脏腑娇嫩，容易被邪气侵犯而患病，患病后由于正气较弱，抗病无力，病情容易发生变化，中医将这种特点归纳为发病容易、传变迅速。肺脏娇嫩，卫外不固，加之小儿寒温不能自调，故易罹患肺系疾病，可见鼻塞流涕、喷嚏咳嗽、咽干咽痛、发热等呼吸系统症状。脾脏娇嫩，运化乏力，加之小儿饮食不能自节，故易发生脾系疾病，见到厌食、呕吐、泄泻等消化系统症状。《素问·经脉别论》有曰："饮入于胃，游溢精气，上输于脾，脾气散精，上归于肺，通调水道，下输膀胱。水精四布，五经并行，和于四时五脏阴阳，揆度以为常也。"李东垣对元气的生成和功能也有精辟的论述，认为清气、卫气、谷气，皆源于元气。脾为后天之本，运化无权则精微不输，元气乏源则卫气不固，此时易被外邪侵袭而见到肺脾同病。临床上见到消化功能弱、经常出现消化不良的小儿容易反复呼吸道感染就是这个缘故。

古医籍中关于小儿生理病理特点的论述，一方面显示了中医儿科悠久的历史，另一方面也宣告了中医儿科具有自己独特而完善的诊治思维和方法。如果不具备熟练的中医辨证思维，就会将患儿呼吸道感染症状和消化道感染症状割裂开来，分头处理，势必就会增加临床误诊、漏诊和失治的概率。没有中医辨证思维的医生，临证时很容易就给出西医式的对症处理方案；没有中医辨证思维就很有可能将治疗变成简单的"中医＋西医"，就很有可能出现过度治疗；同时也就必将会增加患儿的医疗成本，消耗公共医疗保障资源。

培养中医临床实践技能有助于中医辨证思维的树立与强化。中医儿科实践能力培养重在学习望、闻、问、切的技能，但是与成人内科有着很大的不同，表现在四诊难全、重视望诊和问诊、关注年龄几个方面，同时强调合理借助现代科学技术。儿科医圣钱乙提出"小儿尤重望诊"的学术观点，原因就在于小儿科又被称为"哑科"，因为四诊无法全备，所以重在望诊。注意，这里的望诊包括医生通过自己的眼睛所观察到的信息、借助仪器如胃镜和 B 超等的检查得到的结果，以及通过问诊借助家长的眼睛得到的望诊信息。儿科的问诊包括问患儿和问患儿家长两部分。年龄也是儿科临证时要关注的一点，比如新生儿黄疸和青少年黄疸的不同，比如不同的年龄有不同的疾病谱，比如 3 岁以下的幼儿可以借助指纹诊断等。很多时候，年龄还是进行鉴别诊断的重要依据和确定用药的依据。

"尤重望诊"，望什么？望神色。对首诊病人，第一步应望神望色。患儿神志清楚，反应灵敏，神采奕奕，眼神灵活，动作协调，说明病情轻、缓，可以慢慢看细细查；反之若见到患儿神志不清或精神萎靡，双目无神，动作不协调，被迫体位等则表示病情重，甚至是危重症，必须迅速进行诊断和鉴别诊断，给予及时妥当的处置，相关检查与治疗要同步实施。在儿科，特别强调重视望神志！其他的望诊内容与成人类似，包括望四肢、望形态、望苗窍、辨斑疹、察二便。另外，察指纹是面对 3 岁以下小儿时选用的诊断方法。

闻诊包括听声音和嗅气味两个方面。在儿科，听孩子的哭声也是重要的诊断技能之一。

问诊除与成人相同的部分，还包括儿科独有的内容，如出生史、喂养史、生长发育史和预防接种史。

脉诊小儿基本脉象有六种：浮、沉、迟、数、有力、无力。脉诊的意义需根据患儿的年龄区别对待。原因是处在生长发育期的孩子们，心律、心率也是处在变化当中的，脉诊也因此而变化。3 岁以下不切脉，3~6 岁间的儿童可以弃脉从症。

三、中医儿科特色病种的辨证思路训练

（一）常用辨证思维方法

中医儿科临床常用的辨证思维方法包括脏腑辨证、八纲辨证、卫气营血辨证和指纹辨证。

1. 脏腑辨证

儿科临证首重脏腑辨证。这和小儿的生理特点有着密切的关联性。小儿脏腑娇嫩，形气未充，肺、脾、肾三脏发育尚不完全，功能尚不成熟，加上小儿不能自己节制饮食、增减衣被这些因素，因而很容易被邪气侵犯。

肺居华盖之地，小儿肺脏娇嫩更甚，卫气尚不能固护肌表，抗邪无力，因此是邪气侵犯的首要脏器。呼吸道疾病是临床中发病率最高的一类疾病，这一事实也充分证实了小儿"肺常不足"这一理论认识的科学性，其治疗重在恢复肺的宣发肃降和通调水道的功能。

脾居中焦，为后天之本，承载着化生全身脏腑气血所需精微的重任。小儿处在生长发育过程当中，对精微的需求更高，所以脾的负担也更重；同时小儿尚不能自己节制饮食，因此脾就更加不堪重负，容易被邪气侵犯。儿科临床中消化道疾病的发病率仅次于呼吸道，这是对"脾常不足"的最有力的佐证。要告诉患儿家长，未病时固护脾胃，已病后不忘补土健脾。脾土乃肺金之母，脾土不健则肺金失其充养而易出现反复呼吸道感染；肺金病，子盗母气而致脾失健运，此时容易见到肺病夹滞、夹痰之证，如临床中经常见到呼吸道感染的患儿容易伴见消化不良或者泄泻。所以说治肺病勿忘健脾，补土可以实金。

其他如遗尿、水肿、五迟五软、脑发育不良或脑瘫等病症多责之肾；心悸怔忡，气短盗汗多责之心；抽动抽搐、惊厥神昏乃为肝风，多责之肝。

2. 八纲辨证

八纲辨证也是中医儿科临证时非常常用的辨证思维方法之一，常常与脏腑辨证同用。八纲者，表里、寒热、虚实、阴阳也。病初起，邪在表，见发热恶寒、鼻塞、喷嚏、流涕、微咳，指纹浮红，脉浮紧，流清涕，为表寒；指纹浮紫，脉浮数，流浊涕或黄鼻涕，为表热。脉有力者为实，脉无力者为虚。病久者多虚，病短者多实。表证、热证、实证为阳，里证、寒证、虚证为阴。需要注意的是，小儿发病容易，传变迅速，因此病后易虚易实，易寒易热，为医者当察微知著，防微杜渐。

3. 卫气营血辨证

卫气营血辨证在儿科的应用也非常多。一则小儿体禀纯阳，患病后邪气易从阳化火；二则婴幼儿、儿童都是传染病的高危易感人群，而传染病的发病多适用卫气营血辨证方法。临床实践中见到因"发热"前来就诊的患儿比例远较成人高。病起一日，发热恶寒，无其他症状；病三日即高热不退，甚至高热惊厥者也不少见，或伴见口渴引饮，汗出热不解，或伴见斑疹；病一周即乏力声低，体重下降。发病急，变化快是临床儿科疾病的突出特点。正如《温病条辨·解儿难》中的记载："小儿肤薄神怯，经络脏腑嫩小，不奈三气发泄。邪之来也，势如奔马，其传变也，急如掣电。"因此常常表现为卫气同病、气营同病、营血同病；病后多见气阴两虚，需要调理一段时日。

4. 指纹辨证

指纹辨证是适用于 3 岁以下小儿的特殊辨证方法，其理论依据遵从《幼幼集成》中的记载："浮沉分表里，红紫辨寒热，淡滞定虚实，三关测轻重。"

（二）儿科特色病种的诊断与辨证思路

1. 反复呼吸道感染

反复呼吸道感染是指一年内发生呼吸道感染的次数超过一定频次，此类患儿被称作"复感儿"或"易感儿"。因其发病率颇高，给患儿的家庭带来极大的困扰。反复呼吸道感染的诊断关键在于呼吸道感染发生的次数。其诊断辨证思路如图 4 - 1：

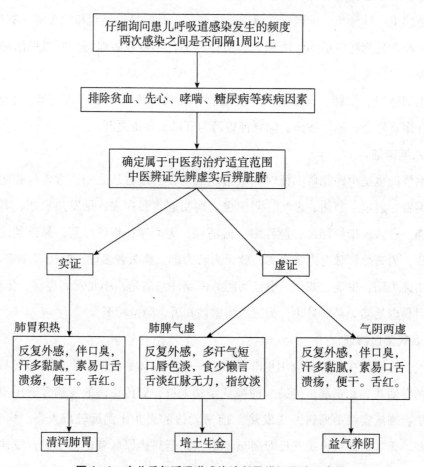

图 4 - 1　小儿反复呼吸道感染诊断及辨证思路示意图

2. 泄泻

泄泻是以大便次数增多，粪质稀薄或如水样为特征的小儿常见疾病，是我国婴幼儿最常见的消化道疾病之一。其诊断辨证思路如图 4 - 2 所示：

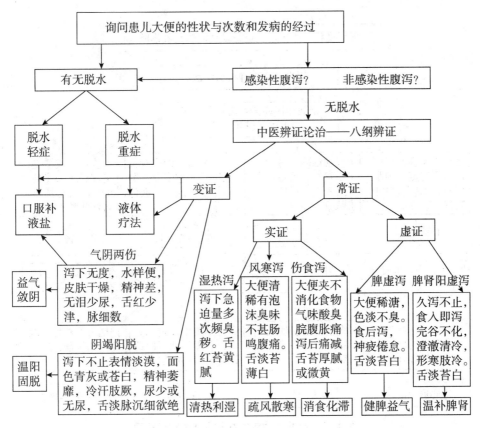

图4-2 小儿泄泻诊断及辨证思路示意图

3. 多动症

多动症是注意力缺陷多动障碍的简称，是一种儿童时期行为障碍性疾病。临床特点是患儿出现与年龄不相符的注意力缺陷和多动、冲动症状，但智力接近正常或者完全正常。因为自控力差，活动过多，注意力不集中，导致患儿学习成绩不佳或者影响其他人的学习。给老师和家长带来困扰成为就诊的重要原因。其诊断辨证思路如图4-3所示。

4. 性早熟

性早熟是指女孩子在8岁之前、男孩子在9岁之前出现第二性征的疾病，临床中分为真性性早熟、假性性早熟和不完全性性早熟三种类型。女病儿多见到乳房增大、乳头周围轻微隆起、阴唇发育、阴道分泌物增多等。男病儿出现阴毛腋毛、喉结明显、变声，或遗精等表现。女孩性早熟发病率远高于男孩，目前已成为儿科临床最常见的内分泌疾病之一。男孩真性性早熟建议究察原发疾病。其诊断辨证思路如图4-4所示。

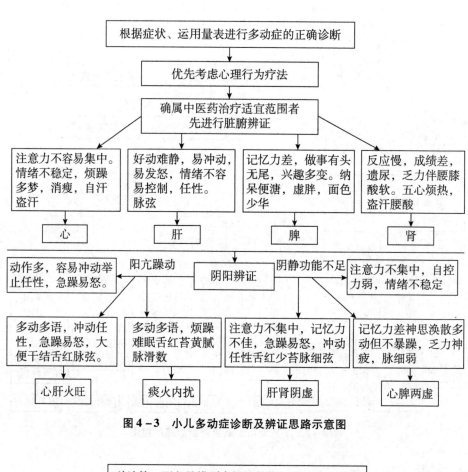

图4-3　小儿多动症诊断及辨证思路示意图

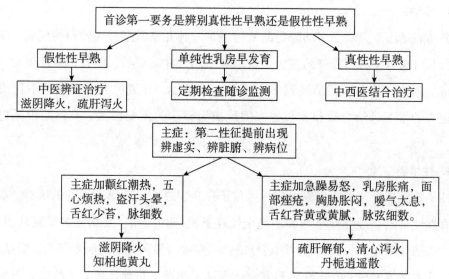

图4-4　性早熟诊断及辨证思路示意图

5. 紫癜

紫癜在儿科主要包括儿童过敏性紫癜和特发性血小板减少性紫癜，临床特征是血液溢于皮肤、黏膜之下，见到瘀点、瘀斑，压之不退色。属于中医学的血证范畴。其诊断辨证思路如图4-5所示：

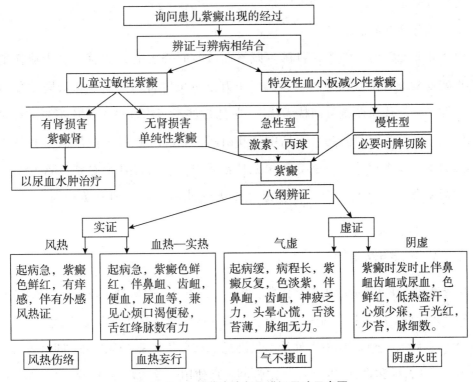

图4-5　小儿紫癜诊断及辨证思路示意图

四、儿科用药特点及注意事项

（一）内服药用药原则

1. 处方强调轻巧灵活

小儿乃稚阴稚阳之体，脏腑柔嫩，既不耐邪气也不耐药毒；同时又因体禀纯阳、脏器清灵而具有病后易趋康复的特点，因此处方轻巧是中医儿科临证处方的要点。强调处方轻巧还有一个理由就是孩子的胃容量有限，服药的依从性很差。不要说1岁以内的乳婴儿，即便是1~3岁的幼儿，能够饮入的汤剂远比成人少很多，大处方可能带来患者经济上的负担和精神上的消耗，易于助长医患纠纷的发生。处方灵活还表现在服药方法上，倡导不拘时，少量频饮。中草药和大多数中成药没有明确的小儿剂量说明，建议综合考虑年龄和体重给出建议。

2. 重视固护脾胃

小儿脾常不足，消化系统负担较重。未病时须健脾补胃，已病后更要时时眷顾。处方用药切勿过用寒凉。时时牢记中病即止，不可久用过量。

3. 慎用峻猛有毒之品

中药并非无毒药！中医儿科医生既不能被时时夸大的"中草药、中成药的肝肾毒性峻如猛虎"等观点束缚住手脚，也万万不可置若罔闻、一味认同"复方中药中有君、臣、佐、使就可高枕无忧"。临床应注意药物禁忌，避免不当配伍。避免同时使用功效类同的药物，包括中药和西药，如同时服用"白加黑"和具有解表作用的中药或中成药，可能导致患儿体温不升，或者是汗出过多，这些都可能导致病情变化或是病程迁延。尽量避免给婴幼儿用毒药，如麻黄、细辛、附子、朱砂等。

（二）灵活使用外治法

中医外治法在儿科的应用前景非常广阔。使用方便、疗效肯定、患儿的依从性好，这些都是中医外治法在儿科临床中大放异彩的原因。尤其是在当今全社会都在谋求医药分家的现状下，合理使用中医外治不仅满足了患儿及其家长的需求，同时为广大的医护人员乐于接受和欢迎。但是，一定强调合理使用。敷贴要注意问病史，避免损伤皮肤。针刺要注意无菌防护，避免医源性感染。捏脊要示范到位、解说透彻，这样才能有效果。万万不可使中医外治法变成过度治疗的温床。

（三）重视对家长进行宣教

俗语云："三分治七分养。"这一治病原则小儿尤其适用，因此除了医生的诊治外，家长的辅助配合也非常重要。首先，患儿初次就诊时应注重对家长进行病中调护的宣教，如告知家长发热患儿要避免过食油腻肥甘、保证大便通畅等。其次，诊疗中注重和家长进行交流，包括解释病情来缓解家长的急躁情绪、宣教服药方法来确保治疗药物服用到位等。最后，注重关于疾病恢复期的起居饮食调摄的宣教。如给孩子一个恢复期，静待机体的自我修复，不要急于进补，避免再次感染等。宣教不到位是患儿病情反复和医患纠纷发生的一个重要原因。

五、案例示范

小花，女，1岁，因腹泻3个月，加重2天入院。入院时患儿腹泻20余次/日，为稀水便，黄绿色，混杂黏液，时有大便失禁，频频呕吐。查见腹胀如鼓，体温38.5℃。患儿入院后迅速出现血压下降和水、电解质紊乱。采用相应抗生素静脉输注治疗，同期补液、纠正酸中毒，输血一次。治疗3日症状无缓解，每日输液量和呕吐量基本相当，于是请上级会诊。刻下见患儿形体消瘦，精神萎靡，面色㿠白，睡卧露睛，唇青肢冷，舌质红绛，苔薄黄干燥，指纹沉伏色淡，脉沉细。

（一）诊治思路

1. 患儿诊断为腹泻病，伴有脱水。补液、纠正酸中毒和电解质紊乱是必须治疗方案。

2. 患儿有发热（体温38.5℃），疑为感染性腹泻，当完善血常规、大便常规、大便培养、药敏实验和血气分析等检查，根据检查结果选用对症抗生素。如有真菌感染，立即停用抗生素。

3. 中医辨证论治适宜八纲辨证，辨寒热虚实。

（二）主证分析

患儿主诉为腹泻三月，入院后仍然每日泄泻不止，根据临床表现明确诊断为泄泻。因为有呕吐和腹胀如鼓症状，所以应当和呕吐、腹痛、积滞进行鉴别。

（三）证型分析

1. 患儿病已3月有余，证见形体消瘦，精神萎靡，面色㿠白，睡卧露睛，唇青肢冷，舌质红绛，苔薄黄干燥，指纹沉伏色淡，脉沉细；辨证属虚证，寒证。

2. 虽有呕吐但不是主症，呕吐为伴随症状，并且主诉无腹痛，据此排除呕吐与腹痛诊断。

3. 泻稀水便，每日20余次，睡卧露睛，精神萎靡，据此诊断泄泻伴脱水成立。

4. 形体消瘦，精神萎靡，面色㿠白，唇青肢冷，此乃阳虚不能温煦之证，故此辨证属于脾肾阳衰、气血逆乱虚极之候，谨防阴竭阳脱之危重症发生。

5. 稀水便，色黄绿，混杂黏液，伴有发热，此乃邪气仍存之征。

（四）治法方药

立法：温补脾肾，升清降浊。

处方：①参附汤：西洋参6克，制附片6克（先煎2小时）。水煎温服，少量频服。②西洋参6克（另煎），黄连4.5克，黄芩6克，干姜3克，法半夏6克，大枣6克，炙甘草3克，升麻6克，泽泻6克，生扁豆9克。用灶心土60克煎汤代水煎药，药汁浓缩，少量频服。上述两方交替喂服，如有呕吐，待吐后喂服。每次10毫升，间隔2小时。继续补液。喂4~5次后，呕吐止。又3小时后血压渐升，6小时后，泄泻次数减少。

次日再诊，腹泻减至3小时1次，病情好转。继进2剂。水、电解质紊乱得到纠正。停液体疗法，停服参附汤。予处方②两剂继服后，病愈出院。

（五）用药分析

本案正虚与邪实并存，辨证重在八纲辨证，先辨虚实再辨寒热。患儿已经出现阴竭阳脱、气血逆乱虚极之候，故急则治其标，急用参附汤回阳救逆。但同时邪气仍存，故扶正与祛邪同行。方用西洋参补气救阴，黄连、黄芩清利湿热，半夏燥湿，泽泻渗湿热、止呕吐泻痢，升麻升清阳，扁豆健脾除湿，干姜温中，大枣健脾，甘草调和诸药，共奏扶正祛邪之效。全方扶正与祛邪并用，温中与清热除湿并重，阴中求阳，阳中求阴，最终成就力挽狂澜之功效。

参考文献

[1] 柳文，王玉光.中医临床思维[M].北京：人民卫生出版社，2015.

[2] 史方奇，谢辅弼.小儿脾虚久泻的临床经验[J].中医杂志，1984（7）：16－17.

[3] 吴大真，乔模.现代名中医儿科绝技[M].北京：科学技术文献出版社.1993.

第五章　针灸、推拿与康复

第一节　针灸

1. 熟悉针灸学中经络腧穴的概念。
2. 掌握针灸治疗中常用的辨证方法。
3. 掌握针灸疗法临床常见病的辨证思路。
4. 熟悉针灸疗法的治疗要点。

针灸临床思维是以中医基础理论为指导，以辨证论治和整体观念为基础，以针灸为施治疗手段的一种临床思辨模式。

针灸临床思维包括：针灸临床诊断、针灸临床辨证和针灸临床论治，临床诊断、临床辨证为针灸临床思维的理，临床论治包括法、方、穴、术四点。

一、经络腧穴

针灸起源于我国，针刺工具先后出现石针、骨针、金属针等。用火隔空烘烤就发明了"灸"，古人用松、柏、竹、橘、榆、枳、桑、枣的八木之火施灸。现多使用艾叶。

（一）经络

"经"是经络系统中的主要路径，贯穿上下，沟通内外；"络"是"网络"，存在于机体的表面，遍布全身。《灵枢·脉度》说："经脉为里，支而横者为络，络之别者为孙。"故称为"经脉""络脉"和"孙络"。经络的主要内容有：十二经脉、十二经别、奇经八脉、十五络脉、十二经筋、十二皮部等。经络是人体内运行气血的通道。

它们纵横交贯，遍布周身，将人体内外、脏腑、肢节联络成一个整体。经络系统中运行经气，如环无端。人体通过经气的运行，以调节全身各部的功能活动，从而使整个机体保持协调和相对平衡。经络学说是论述人体经络系统的循行分布、生理功能、病理变化及其与脏腑相互关系的理论体系。

1. 经络的生理功能

（1）行气血、营阴阳：经络是人体气血运行的通道，使筋骨得以濡润，关节得以通利，脏腑得以营养。

（2）联脏腑、通内外：经络中的经脉、经别与奇经八脉、十五络脉，纵横交错、入里出表、通上达下，联系人体各脏腑组织；经筋、皮部联系肢体筋肉皮肤；使人体构成了一个统一的有机整体。脏腑的生理功能失常，通过经络体现于体表。体表感受病邪和各种刺激，可内传于脏腑。

（3）抗病邪、保机体：经络"行气血"而使气血遍布周身，在内和调五脏、洒陈六腑，在外抗御病邪。外邪侵犯人体由表及里，先从皮毛开始。卫外之经气充实则邪不可犯。

2. 经络的病理变化

由于经络有联络脏腑、沟通内外的生理功能，在外邪侵犯人体时，通过经络由表及里。当内在脏腑病变时则会通过经络体现于外。经络既是正气运行的生理通道，也是邪气传变的病理途径，同时也是疾病向愈而由里出表或加重而由表入里的机转。

（二）腧穴

腧穴是人体脏腑经络之气输注于体表的特殊部位。腧穴既是疾病的反应点，又是针灸的施术部位。通过针灸对腧穴的刺激可通其经脉、调其气血，使阴阳平衡，脏腑和调，达到扶正祛邪的目的。

二、针灸学的常用辨证思维方法

针灸治疗学是根据"四诊合参"对证状进行综合分析，明确诊断，辨证分型，运用针灸为施治手段的治疗方法。临证时应根据疾病的病位、病因、病性等选择合适的辨证方法指导治疗。中医辨证方法有多种，主要有八纲辨证、气血辨证、脏腑辨证、六经辨证、三焦辨证、卫气营血辨证、经络辨证等，其中八纲辨证是各种辨证的总纲。在针灸治疗中以经络辨证为主，辅以其他辨证方法。

（一）八纲辨证

八纲辨证为阴阳、表里、寒热、虚实四组八类证候，是中医辨证的基本方法，各种辨证的总纲。

疾病有阴证，阳证两大类；病位有在表在里；阳盛或阴虚则为热证，阳虚或阴盛则为寒证；邪气盛的叫实证，正气衰的叫虚证。利用八纲辨证对疾病的阴阳属性、表里部位、寒热性质、虚实变化做出正确的诊断，依证立法、组方、取穴、针刺施治手法。

辨阴阳，一般阳证多用针，阴证多用灸。辨表里，表证用浅刺法，里证用深刺法。辨寒热，热证用速刺法，不留不灸；寒证用留针法，脉气下陷者用灸法；并且临床上热证多取督脉及三阳经穴，而寒证常取任脉及三阴经穴。辨虚实，虚证多取本经的腧穴和原穴，实证则多取募穴和合穴；并且虚证宜予轻刺补法或重灸少针法，而实证多用重刺泻法。

（二）脏腑辨证

脏腑辨证是根据脏腑的生理功能和病理特点，辨别脏腑病位及脏腑阴阳、气血、虚实、寒热等变化。针灸临床中所用到的脏腑辨证是辨别病变所在脏腑的病位置。如头痛、失眠、绝经前后诸证都有肝阳上亢的病机，而太冲、阳陵泉平肝潜阳作用明显，故只要病位在肝，病机为肝阳上亢均可选取，即所谓见是证用是穴。针灸临床中，脏腑辨证适用于以全身症状为主要体现、无明显局限病变部位的疑难病等。

（三）经络辨证

经络辨证是最具有针灸特色的辨证方法，对病证诊断和指导选取经穴治疗有着重要的意义。经络辨证，通过四诊审证查因，以判断病属何经、何脏、何腑，从而进一步确定发病原因，病变性质、病理转机的一种辨证方法，是中医诊断学的重要组成部分。

经络是人体经气运行的通道，又是疾病发生和传变的途径。其分布周身、运行全身气血，联络脏腑肢节，沟通上下内外，使人体各部相互协调，共同完成各种生理活动。故当外邪侵入人体，经气失常，病邪会通过经络逐渐传入脏腑；反之，若内脏发生病变，同样也循着经络反映于体表，在体表经脉循行的部位，特别是经气聚集的腧穴之处，出现各种异常反应，如麻木、酸胀、疼痛，对冷热等刺激的敏感度异常，或皮肤色泽改变，或见脱屑、结节等。

1. 经络辨证在诊断方面的意义

经络辨证在诊断方面的意义体现在查辨病位。

（1）辨病归经：通过四诊应用经络理论进行分析归纳，判断疾病所在部位及病性的寒热虚实即是辨病候的归经。《灵枢·经脉》描述肺经病候"是动则病肺胀满，膨膨而喘咳"及肾经病候"咳唾则有血，喝喝而喘，坐而欲起"。以慢性支气管炎为例，其症状体现为咳嗽有痰、伴或不伴喘息，故诊为肺经和肾经病变，选取肺经和肾经腧穴进行治疗。

（2）辨位归经：根据经脉循行对病变所在部位进行归经。

（3）辨穴归经：诊察经络腧穴的病理变化以辨病位，如前文经络腧穴诊法提及，通过观察经络循行部位皮肤、络脉色泽等变化，以及切按有关腧穴体现出的疼痛、灼热等异常反应而确定病变经络。

2. 经络辨证在治疗方面的意义

经络辨证可用以指导选择穴位、刺灸方法。

（1）选择经穴：如临床上循经取穴是最常用的选穴方法，通过辨位归经、辨穴归经明确了病变的病位，在针对病位选取某经腧穴之后，还要进一步根据疾病虚实寒热病性的不同，选取该经上具有相对特异的温、清、补、泻等作用的腧穴。

（2）选择刺灸方法：运用经络辨证辨病位之深浅及病性之寒热虚实是针灸治疗时选用正确疗法和操作方法的临床依据。如带状疱疹，一般体现为皮肤感觉过敏，其疼痛多为刺痛、灼痛，轻抚时痛甚，重按时反而不明显，经络辨证诊断为皮部之实证；治疗时当采用局部皮肤针叩刺或毫针点刺，深度控制在皮肤层或皮下组织层，不可深达肌肉层，以免引邪入里，或加用拔罐的方法，以祛除在表的邪气，疏通气血以止痛。

经络辨证在指导针灸临证时的适用范围最为广泛，几乎涵盖所有病证，其"辨病位"的特征鲜明，尤其对肢节、官窍、皮外科病等病位明显、局限的疾患尤为适合。

除以上三种辨证方法之外，还有病因辨证、气血津液辨证、六经辨证、三焦辨证等，均对针灸临床有一定的指导意义。

三、针灸临床的辨证思路

1. 司外揣内

《灵枢·本脏》说："视其外应，以知其内脏，则知所病矣。"脏腑与体表是内外相应的，观察外部的症状，推测内脏的病变，能够定性、定位诊断，认清内在的病理本质，便可解释显现于外的证候。《丹溪心法》总结说"欲知其内者，当以观乎外；诊于外者，斯以知其内"，即"有诸内者形诸外"。运用经络理论，根据患者体现于外的证候来辨别其脏腑经络之病变，从而选择相应的经络、腧穴进行治疗。脏腑的病变往往会在其相关经脉循行部位或腧穴上出现异常反应，而针灸治疗就是直接作用于这些部位或腧穴，通过经络的传导反应，达到治疗内在病变的作用。

2. 病证相应

病与证是从不同的角度、采用不同的思维模式对疾病进行认识。《金匮要略》建立了以病为纲、按病论述、据病立法、病分各类、逐类设证、因证制方、按方用药的体例系统模式，提出了"病脉症并治"的理念。临床应用时，例如中医辨病为胃痛、呕吐等胃腑疾病，常选用中脘、内关、足三里治疗，组成处方时就可以在针对病而选择腧穴的基础上再对证配穴，如肝火犯胃证加太冲，脾胃虚弱证加脾俞、胃俞。

四、针灸的治疗要点

针灸的治疗要点包括治疗原则和刺灸法的选择两大部分，是组成针灸处方的必要条件。

（一）治疗原则

针灸治疗原则是运用针灸治疗疾病必须遵循的基本法则，是确立治疗方法的基础。在应用针灸治疗疾病时，具体的治疗方法多种多样，针灸的治疗原则可概括为补虚泻实、清热温寒、治标治本和三因制宜。

1. 补虚泻实

补虚泻实就是扶助正气，祛除邪气。针灸临床上补虚泻实是通过腧穴的选择和配伍、针灸补泻手法的不同等实现的，不同的针灸用具也有一定的偏补偏泻的作用。在针灸临床上补虚泻实原则有其特殊的含义。

（1）虚则补之、陷下则灸之："虚则补之"就是虚证采用补法治疗。如在有关脏腑经脉的背俞穴、原穴，施行补法，可达到改善脏腑功能，补益阴阳、调和气血等作用。"陷下则灸之"就是说气虚下陷的治疗原则是以灸治为主。当气虚出现陷下证候时，应用温灸方法可较好地达到温补阳气、升提举陷的作用。

（2）实则泻之、菀陈则除之："实则泻之"就是实证采用泻法治疗。如在穴位上施行捻转、提插、开阖等泻法，可以达到祛除人体病邪的作用。"菀陈则除之"就是对络脉瘀阻不通引起的病证，宜采用三棱针点刺出血，达到活血化瘀的目的。如病情较重者，可点刺出血后加拔火罐，这样可以排出更多的恶血，增进病愈。

（3）不盛不虚以经取之："不盛不虚"并非病证本身无虚实可言，而是脏腑、经络的虚实体现不甚明显。主要是病变脏腑、经脉本身的病变，而不涉及其他脏腑、经脉，属本经自病。治疗应按本经循经取穴。在针刺时，多采用平补平泻的针刺手法。

2. 清热温寒

"清热"就是热性病证治疗用"清"法；"温寒"就是寒性病证治疗用"温"法。这是针对热性病证和寒性病证制定的清热、温寒的治疗原则。

（1）热则疾之：即热性病证的治疗原则是浅刺疾出或点刺出血，手法宜轻宜快，可以不留针或针用泻法，以清泻热毒。

（2）寒则留之：即寒性病证的治疗原则是深刺而久留针，以达温经散寒的目的。因寒性凝滞而主收引，针刺时不易得气，故应留针候气；加艾灸更能助阳散寒，使阳气得复，寒邪乃散。

3. 治标治本

"标""本"是相对的概念，在中医学中具有丰富的内涵，可用以说明病变过程中各种矛盾的主次关系，对指导针灸临床具有重要意义。标本缓急的运用原则有以下几个方面：

（1）治病求本：就是在治疗疾病时要抓住疾病的根本原因，采取针对性的治疗方法。

（2）急则治标，缓则治本：急则治标就是当标病处于紧急的情况下，首先要治疗标病，这是在特殊情况下采取的一种权宜之法，目的在于抢救生命或缓解患者的急迫症状，为治疗本病创造有利的条件。

（3）标本同治：在临床上也可见到标病和本病并重的情况，这时我们应当采取标本同治的方法。

4. 三因制宜

"三因制宜"是指因时、因地、因人制宜，即根据患者所处的季节（包括时辰）、地理环境和个人的具体情况，而制定适宜的治疗方法。

（二）制定处方

1. 选取穴位

穴位是针灸处方的第一组成要素，穴位选择是否精当直接关系着针灸的治疗效果。在确定处方穴位时，我们应该遵循基本的选穴原则和配穴方法。

（1）选穴原则：即临证选取穴位应该遵循的基本法则，包括近部选穴、远部选穴和辨证对症选穴。

近部选穴和远部选穴是主要针对病变部位而确定穴位的选穴原则；辨证对症选穴是针对疾病体现出的证候或症状而选取穴位的原则。

①近部选穴：就是在病变局部或距离比较接近的范围选取穴位的方法，是腧穴局部治疗作用的体现。

②远部选穴：就是在病变部位所属和相关的经络上，距病位较远的部位选取穴位的方法，是"经络所过，主治所及"治疗规律的体现。

③辨证对症选穴：辨证选穴就是根据疾病的证候特点，分析病因病机而辨证选取穴位的方法，是治病求本原则的体现。对症选穴是根据疾病的特殊症状而选取穴位的原则，是腧穴特殊治疗作用及医师临床经验在针灸处方中的具体运用。

（2）配穴方法：就是在选穴原则的指导下，针对疾病的病位、病因病机等，选取主治作用相同或相近，或对于治疗疾病具有协同作用的腧穴进行配伍应用的方法。临床上穴位配伍的方法多种多样，但总体可归纳为两大类，即经脉配穴法和部位配穴法。

1）经脉配穴法：经脉配穴法是根据经脉或经脉相互联系而进行穴位配伍的方法，主要包括本经配穴法、表里经配穴法、同名经配穴法。

①本经配穴法：当某一脏腑、经脉发生病变时，即选该脏腑、经脉的腧穴配成处方。

②表里经配穴法：本法是以脏腑、经脉的阴阳表里配合关系为根据的配穴方法。当某一脏腑经脉发生疾病时，取该经和其相表里的经脉腧穴配合成方。

③同名经配穴法：是将手足同名经的腧穴相互配合的方法，是基于同名经"同气相通"的理论。

2）部位配穴法：是结合身体上腧穴分布的部位进行穴位配伍的方法，主要包括上下配穴法、前后配穴法、左右配穴法。

①上下配穴法：是指将腰部以上或上肢腧穴和腰部以下或下肢腧穴配合应用

的方法。

②前后配穴法：是指将人体前部和后部的腧穴配合应用的方法，主要指将胸腹部和背腰部的腧穴配合应用。本配穴方法常用于治疗脏腑疾患。

③左右配穴法：是指将人体左侧和右侧的腧穴配合应用的方法。本方法是基于人体十二经脉左右对称分布和部分经脉左右交叉的特点。在临床上常选择左右同一腧穴配合运用，是为了加强腧穴的协同作用。

2. 刺灸法的选择

刺灸法是针灸处方的第二组成要素，包括疗法的选择、操作方法和治疗时机的选择。

（1）疗法的选择：是针对患者的病情和具体情况而确立的治疗手段。如用毫针疗法、灸疗法、火针法，还是拔罐疗法、皮肤针疗法等，均应说明。

（2）操作方法的选择：当确立了疗法后，要对疗法的操作进行说明。如毫针疗法用补法还是泻法；艾灸用温和灸还是瘢痕灸等；尤其是对于处方中的部分穴位，当针刺操作的深度、方向等不同于常规的方法时，要特别标明。针刺治疗疾病可每日 1 次或每日 2 次等，应根据疾病的具体情况而定。

（3）治疗时机的选择：治疗时机是提高针灸疗效的重要方面。一般来说，针灸治疗疾病没有特殊严格的时间要求。但是，在临床上选择治疗时间对针灸治疗部分疾病有极其重要的意义。如痛经在月经来潮前几天开始针灸，直到月经结束为止；女性不孕症，在排卵期前后几天连续针灸等。

五、针灸临床诊疗思维培养

经络辨证是以经络及其所联系脏腑的生理病理为基础，辨析经络及其相关脏腑在病理情况下的临床体现，从而辨清病证的所在部位、病因病机及其性质特征等，为治疗提供根据。经络辨证是以经络学说为理论根据对病人的若干症状体征进行分析综合以判断病属何经、何脏、何腑，从而进一步确定发病原因、病变性质、病理机转的一种方法是中医诊断学的重要组成部分，也是针灸临床诊断思维的重要方法。

经络是人体气血运行的通道，又是疾病发生传变的途径，其分布周身，运行全身气血，联络脏腑肢节，沟通上下内外。使人体各部相互协调，共同完成各种生理活动。当外邪侵入人体，经气失常，病邪会通过经络传入脏腑，反之脏腑病变也会通过经络反映于体表。在体表经脉循行的部位，特别是经气聚集的腧穴之处出现各种异常反应，如麻木、酸胀、疼痛、温度感觉异常，以及皮肤色泽改变或见脱屑、结节等。我们根据外在的体现，来判断人体内在的疾病。在针灸临床诊断上需要着手切循之，也就是针灸治疗学中所说的压手，通过触诊探知体表的异常来诊断疾病，即知外揣内，通过体现在外的体表病变反应点来推测体内的病变。

针灸在临床上区别于其他治疗方法，是通过针刺手法施以具体的穴位，因此更注重经络辨证的作用。经络辨证需要在体表寻找病变反应点，而通过触诊可辨别病位的浅深，包括皮、脉、肉、筋、骨的五个不同的层次。在皮治皮，在脉治脉，在肉治肉，在筋治筋，在骨治骨。根据观察体表病变的颜色综合诊断方法可以辨别疾病的性质。根据病变部位及层次的不同，选择不同的进针角度及进针深度。综合多种辨证方法，首先得出疾病的诊断，之后再将诊断与辨证、辨经、辨病相结合。

而中医针灸的治疗讲求理、法、方、穴、术。在针灸临床诊断及中医临床辨证的基础上进一步确定具体的治疗方法。同中医内科治疗相同，针灸治疗同样需要组方，但方子组成不是通过中药实现的，而是通过穴位配伍并加之以不同的操作而实现。在诊断明确和正确的基础上，辨证分型没有错误的情况下，考虑针灸临床治疗方法。前文所述诊断、辨证属于中医内科临床思维的范畴，而选穴、组方及施术属于针灸临床实践范畴。因针灸不同于中医内科用药，需手持针或灸进行操作，故对于临床操作者来说临床实践能力尤为重要。但在实操的过程中应注意持针、施针、控针的方法，因为同一穴位在不同的操作者运用不同的手法操作后产生的效果是有差异的。例如在《灵枢·九针十二原》中明确提出"气至而有效"，而《标幽赋》对于"气至"的描述为"轻滑慢而未来，沉涩紧而已至……气之至也，如鱼吞钩饵之浮沉；气未至也，如闲处幽堂之深邃。"此描述具体到学生临床实习的过程中，体现为患者感觉到针刺局部的酸麻胀痛，但对于操作者而言这种感觉并非肌肉收缩所致的滞针，而是通过提插捻转后所感觉到的穴位对针的"吸附感"，需要学生们在临床实操的过程中亲身体会。另外，调神和调气是针灸作用的关键，从辨证到论治的全过程都要做到调神与调气并用。

以上所述为针灸临床思维及实践能力。学者，仿也。习者，练之。学是通过课本、老师及患者来培养临床思维的过程，而习的过程是需要实践的，是需要练习的，并在日复一日的练习中仔细揣摩、细心体会，进而获得自身感官能力的提升，即所谓的功夫，最终达到不需要意识仅通过直觉即可完成的程度。正如《医宗金鉴·正骨心法要旨》所述"手摸心会"，达到"庖丁解牛，目无全牛"的程度。每位针灸医师学习的过程都是由不熟练到熟练，进而灵活变通掌握，在临床操作的过程中不论是针刀、火针、艾灸还是推拿手法，均有一个循序渐进、感知熟练的过程，这也是实践能力掌握、熟练的过程。在临床实习的过程中应注意结合经典，如《标幽赋》中提及一些特效穴位"泻阴郄止盗汗，治小儿骨蒸；刺偏历利小便，医大人水蛊。中风环跳而宜刺，虚损天枢而可取"，这些穴位在临床上均有很好的疗效。在带教的过程中，让学生多接触病人，若情况允许，尽量让学生结合经典亲自动手，去学习诊断、处理、治疗一些常见病的技能。这同样也是培养一个学生独立思维综合判断能力的过程。让学生从始至终观察病人，包括后期随访，让学生从多角度、多层次、多方位分析病情，养成良好的临床思维习惯和临床实践技能。

针灸本着以"工为标，针为用，病为本"以患者的体质状态为根本，施术者运用临床思维的辨证能力，借助针或灸作为手段，施以治疗。治疗的过程需顺势而为，借助人体正气祛邪的能力，以达到治愈疾病的目的。

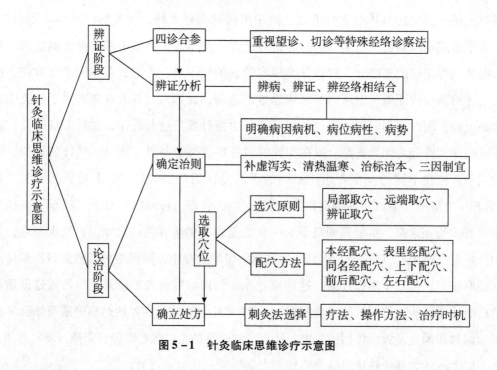

图 5-1　针灸临床思维诊疗示意图

六、案例示范

患者邓某，女，28岁，2014年3月11日初诊。头晕目眩3天，两手握床时仍感觉旋转欲仆，曾于急诊治疗2日，并服中药疗效欠佳。现神疲乏力，心中懊恼，胸脘痞闷，恶心欲吐。纳差，大便不畅，脉弦滑，苔白厚腻。

辨证要点：患者青年女性，眩晕三天，神疲乏力，心中懊侬，胸脘痞闷，恶心欲吐，纳差，大便不畅，脉弦滑，苔白厚腻。

治疗要点：此证属痰湿中阻，清阳不升，神窍失灵。用豁痰清眩法，先刺内关、丰隆，用捻转泻法，再刺风池、印堂、中脘，用平补平泻法（中脘穴加灸）。针后眩晕见轻，精神好佳，胸中亦觉舒适。次日二诊在上穴基础上加足三里（补），大陵（泻），症状好转明显；三诊治法同前，诸症悉除。三月后随访未见复发。

本病例乃脾虚失运，胃失和降，聚湿生痰，痰气交阻，则气机升降失司，而生眩晕。故取中脘、丰隆和胃化痰，内关宽胸理气，足三里健脾化湿，大陵清心安神，风池、印堂相配疏风清窍。

第二节　推拿

培训目标

1. 熟悉推拿的概念。
2. 掌握常用成人推拿。
3. 熟悉常用小儿推拿方法。

中医推拿是以中医的脏腑、经络、经筋学说为基础，结合临床医学解剖和病理诊断，用手法作用于人体体表特定部位，以调节机体病理状况，达到治疗疾病目的的方法。

一、推拿治疗原理

推拿手法通过作用于体表的特定部位而对机体生理、病理产生影响。概括起来，推拿具有疏通经络、行气活血，理筋整复、滑利关节，调整脏腑功能、增强抗病能力的作用。

（一）疏通经络，行气活血

推拿手法作用于经络腧穴，可以疏通经络，行气活血，散寒止痛。

（二）理筋整复，滑利关节

筋骨关节受损，累及气血，致脉络损伤，气滞血瘀，为肿为痛，影响肢体关节的活动。推拿具有理筋整复、滑利关节的作用，这体现在三个方面：

1. 手法作用于损伤局部，可以增进气血运行，消肿祛瘀，理气止痛。

2. 整复手法通过力学作用纠正筋出槽、骨错缝，达到理筋整复的目的。

3. 被动运动手法可以松解粘连、滑利关节。

（三）调整脏腑功能，增强抗病能力

推拿手法作用于人体在体表上的相应经络腧穴，可以改善脏腑功能，增强抗病能力。手法对脏腑疾病的治疗有三个途径：

1. 在体表的相应穴位上，施以手法，是通过经络发生作用。

2. 脏腑的器质性病变，是通过功能调节来发生作用的。

3. 手法对脏腑功能具有双向调节作用，手法操作要辨证得当。

推拿手法通过对脏腑功能的调整，使机体处于良好的功能状态，有利于激发机体内的抗病因素，扶正祛邪。

二、推拿手法

（一）成人推拿手法

成人推拿手法是推拿手法的主体内容，是指运用一定的推拿手法，作用到成人的某个部位或穴位上，以达到治疗、预防、保健目的的一种外治疗法。根据手法的主要作用可分为两类：

1. 松解类手法

松解类手法是指以一定的压力作用于软组织的一类手法，主要用于慢性疾病造成的结节、条索，以减轻症状，恢复功能为主。

2. 整复手法

整复手法是指以一定的技巧作用于骨关节，并达到矫正关节错缝、错位、脱位等作用的一类手法，主要是用于正骨，以纠正解剖关系异常为主。

（二）小儿推拿手法

小儿推拿属于中医外治法的一种。医生根据小儿生理、病理特点，通过手法作用于小儿体表的特定部位和穴位，从而治疗小儿疾病和进行小儿保健。新生儿也可做推拿。

一般情况下，小儿推拿应按"先头面、次上肢、次胸腹、次腰背、次下肢"的操作顺序进行。有些穴位刺激性较强，容易引起小儿哭闹，应先推拿刺激较轻、不易引起小儿哭闹的穴位，并且尽量先推拿主穴，后推拿配穴。

（三）手法要点

1. 推拿手法必须准确、标准、规范

术者要正确掌握手法，如"揉法"是将术者的手掌、掌根或指腹贴于皮肤，做轻柔的回旋揉动，亦可做与肌纤维方向垂直的揉动。揉动时不移开接触的皮肤，使揉动的力度达肌肉层，不能在表皮上进行。若操作不当，患者有表皮烧灼感及疼痛，甚至造成皮肤损伤。再如，治疗颈椎病时为矫正偏歪棘突，而强力搬拉颈椎造成高位截瘫，这种情况是手法操作不正确的后果。

2. 推拿手法的刺激与治疗效果

推拿是以手法作为治病的工具，以手法技巧、力量强弱及治疗时间、频率快慢等刺激条件，作用人体的经络、穴位，给机体刺激，激发整体与局部的调节功能，从而达到平衡阴阳、补益气血、祛风除湿、温经通络、活血化瘀、消肿止痛的效果，手法刺激强度对治疗效果有直接影响。刺激强度过大，患者不易接受，术者亦易受伤。过轻则无法深入治疗所需的肌肉、肌腱层。推拿时刺激强度要逐渐由弱到强、循序渐进，开始时先用温和的轻柔手法，待患者适应后再逐步增加刺激量，达到应有的强度，治疗结束时再逐渐减轻强度。手法的基本要求为刺激能持续一段时间，有一定的力量，动作有节奏、速度均匀，压力得当。

3. 根据治疗原则选用手法

手法要根据不同疾病及疾病的不同类型、病程的长短和个体差异来拟定治疗指导原则。用合适的手法组成的推拿处方包括操作步骤，操作时间，频率的快慢及力量的大小等。刺激量应围绕治疗原则确立，手法也因根据疾病的不同类型、阶段及时相应地变换。在疾病不同阶段，如肩周炎的早期，关节功能障碍、疼痛不明显且限于局部，治疗原则是祛风活络，荣筋壮骨，手法以痛点抚摩、揉、揉捏、捏法为主。急性期疼痛显著，范围扩大至肩关节周围及上臂，因剧烈疼痛肌肉痉挛而致关节功能受限，治疗原则是通经活络，解痉镇痛，手法以摩、揉、揉捏、搓法为主，并配合点穴及小幅度抖动、摇肩法。粘连期关节疼痛减轻，功能严重障碍，治疗原则是舒筋活络，通利关节。手法除采用揉、捏、提弹、搓法外，还可采用各种摇肩法，如牵拉、抖动、摇晃法。

三、推拿临床思维方法培养

在推拿领域，疼痛类疾病及骨、关节类疾病中需要运用到更为细致的西医解剖学知识，多数疼痛类的疾病具有神经嵌压及肌肉损伤的病理变化，故在中医四诊合参的基础上，还需融入西医骨科中视、触、动、量的查体方法，确定造成损伤的部位后，再加以施治。譬如中医治疗经筋疾病的时候可以参考西医运动解剖学等思想，可将之融会贯通，此思维模式是开放的，而教材限于篇幅，所述内容仅为其中一部分，目的是为了让学生在此基础上旁征博引、集百家所长，充分发挥自学能力，得出自己的体悟，实现从学校走向临床，从课本走向临症。以上为推拿临床思维模式的培养过程。

因推拿不同于中医内科用药，需用手进行操作，故对于临床操作者来说临床实践能力尤为重要。推拿的临床实践是一个循序渐进的过程。在临床操作的过程中，同学们可先在自身练习，进而同学之间相互练习，再于患者四肢进行实操，若技巧纯熟可在患者躯干部位进行实操，最终实现独立辨证、处方、施术。但在实操的过程中应注意具体手法的应用，因为同一手法在不同的操作者运用后产生的效果是有差异的。需要学生们在临床实操的过程中亲身体会。以上所述为推拿临床思维及实践能力。

四、推拿学辨治思路

按摩常用的辨证方法，主要有"八纲辨证""脏腑经络辨证""皮脉肌筋骨辨证"等。

（一）八纲辨证

八纲辨证是根据病症阴阳、表里、寒热、虚实的辨证，选用相应的手法。

1. 阴阳辨证

阴阳辨证是指根据病证的阴阳偏盛偏衰，而选用相应的按摩手法，配合适当的治疗部位或穴位，来调节其阴阳盛衰，达到阴阳平衡的目的。如阴盛阳虚者，多选用阳刚性手法，以助其阳而抑其阴，对阳盛阴虚者，多用阴柔性手法，以制其阳而济其阴，调节阴阳，达到平衡状态。这是临床辨证治疗的总纲。

2. 表里辨证

表里辨证是根据其病在表或在里，而选用升提或抑按，宣浮或沉降的手法，配合不同的治疗部位或穴位，来治疗在表或在里的疾病。

3. 寒热辨证

寒热辨证是根据"寒者热之，热者寒之"的原则，对于"寒证"选用发热温暖的手法，对于"热证"选用镇静泻火清热的手法，配合适当的治疗部位或穴位，进行治疗。

4. 虚实辨证

虚实辨证是根据"补虚泻实，补不足，损有余"的原则，选用适当的手法，配合不同的治疗部位或穴位，来治疗虚实性质不同的病症。如对"虚证"选用补益的手法，对"实证"则用镇静祛邪的手法，配合适当的治疗部位或穴位，进行治疗。

（二）脏腑经络辨证

根据病在何脏何腑、经络，而选用相关的穴位作为施术部位，并根据病之八纲，而选用与其相适应的手法，进行有针对性的辨证治疗。并使得手法与病机辨证相应；手法与施术部位相应；施术力度与脏腑经络相应。如：肾阳虚者搓命门，以温其肾阳；肾阴虚者揉肾俞，以养其肾精。

（三）皮脉肌筋骨辨证

皮脉肌筋骨辨证是根据病深浅不同，在皮毛、在血脉、在肌肉、在筋膜、在骨骼，而选用不同力度的手法；或根据五脏配合五体（即肺主皮毛、心主血脉、脾主肌肉、肝主筋、肾主骨）的关系，而选用适当手法，用以治疗五体五脏的疾病或损伤。

1. 皮毛

皮毛在人体之表，轻度用力即可触及。皮毛之病，亦可用轻度手法来治疗。再者肺主皮毛，故作用于皮毛的手法有宣通肺气，引邪外出，治疗肺之为病的功效。

2. 血脉

血脉居于皮里肉外，因此用轻中度手法可治疗血脉病。心主血脉，故作用于血脉的手法，也有调理心脏功能的作用，可治疗心脏病症。

3. 肌肉

肌肉居中，中度用力即可触及，故肌肉之为病，可用中度的按摩手法进行治疗。脾主肌肉，作用于肌肉的按摩手法，具有调理脾脏的作用，治疗脾胃之病症。

4. 筋

筋指筋膜、筋腱，附于骨肉之间，筋劲而韧，其居较深，需要重度用力之手法，才能作用于筋。肝主筋，故作用于筋的理筋手法，具有调理肝脏功能的作用，可治疗肝脏疾患。

5. 骨

骨居最里层，故需特重用力的按摩手法，才可作用于骨，如骨之错缝，关节脱位，骨体移位，均需特重用力的手法才可整复。肾主骨，故特重用力的按摩手法，也有调节肾脏功能的作用。

（四）小儿推拿辨证

小儿推拿疗法是运用推、拿、揉、摩等手法治疗疾病，这些手法强调补泻，并根据辨证论治选择不同的治疗穴位，通过手法与穴位的结合，达到温、热、寒、凉的治疗作用。《幼科铁镜·推拿代药赋》中写道："寒热温平，药之四性，推拿揉掐，性与药同。用推即是用药，不明何可乱推。推上三关，代却麻黄肉桂；退下六腑，替来滑石羚羊。"

1. 补虚泻实

穴位补之则气升，泻之则气降，补泻兼施则气血调和，阴阳平衡。在临床中须先进行脏腑经络辨证和八纲辨证，辨明五经归属及虚实寒热后，采用或补或泻，或温或清的手法进行治疗，达到扶正祛邪与补虚泻实的作用。小儿推拿手法及穴位的不同组合可以达到不同的治疗作用。正如《幼科铁镜·推拿代药赋》所载："大指脾面旋推，味似人参白术，泻之则为灶土石膏。"表明脾经操作方法不同，可以达到补虚或泻实的不同效果。《厘正按摩要术·推法》中记载："推有直其指者，则主泻，取消食之义；推有曲其指者，则主补，取其进食之义。"小儿推拿中，许多穴位具有双向调节作用，这种作用与机体当时的功能及病理状态有关，如七节骨，腹泻推之能止泻，便秘推之能通便。穴位所具有的双向调节作用还与手法操作的方向、力度及次数有关。有些穴位本身就有其补泻的特殊性，如揉足三里及捏脊只补不泻，拿耳后高骨及揉四横纹只泻不补。

2. 调整阴阳

推拿调整阴阳的作用是通过手法操作、穴位的特异性及机体机能与病理状态来实现。不论是阴虚、阳虚，还是阴盛、阳亢，只要在相应的穴位或部位上施以正确的推拿手法，都可以得到不同程度的调整，如肾阳不足者，可擦命门穴与点按肾俞穴来温补肾阳；肝阳上亢者，可用点按太冲穴和按揉太溪穴来平肝潜阳。在小儿推拿中，掐揉二扇门、掐揉一窝风、揉外劳宫、摩腹、推三关等穴位与手法具有温阳散寒的作用，揉二人上马则能滋阴补肾，运丹田穴、擦命门穴可温补肾阳，擦涌泉穴则可补益精气、引火归原。

3. 五脏辨治

小儿推拿以选用"特定穴"为主，而"特定穴"中又以手掌的脏腑主穴为主。譬如，属脾胃的穴位，除脾土穴、胃经穴外，还有手上的内八卦、外八卦、板门、水土、端正，腹部的中脘、腹、脐、天枢，背部的脾俞、胃俞、七节骨、龟尾，下肢的足三里、三阴交、涌泉、丰隆等。施行推拿前，须首先辨明疾病的病位所属脏腑，病性的虚实，然后辨证施术。如脾虚者，治以健脾法，补脾土、运水入土、揉脐。又如脾土实热证，治以清热泻脾法，清胃经、运土入水、运八卦、分手阴阳。

根据脏腑五行生克关系来制定推拿处方，也是小儿推拿的一大特色。这类处方分二种："补三抑一法"与"泻子制母法"。脏腑虚证，用"补三抑一"法。某脏虚，当补本脏，补本脏之母、子，泻本脏所不胜。如脾虚证，当用补脾土、补心火、补肺金、泻肺木。脏腑实证，用"泻子制母"法。即某脏邪气实，应用泻本脏、泻本脏之子、制本脏之母。如脾胃实热，泻脾土、清胃经、清肺金、清大肠、清心火。

同时，小儿推拿还根据小儿五脏特点而制定法则。如小儿五脏，肝风心火常旺，脾肾常不足，肺为娇脏易受戕伐。应用于推拿临床中，则要求：脾土、肾水两穴多用补法，少用清法。当用清法时，清后加补，或以清肝木代替清肾水，以清胃经代替清脾土，肝木、心火二穴多用清法少用补法，当用补法时补后加清，或以补肾水代替补肝木，用补心俞、补小肠代替补心火。

五、推拿治疗要点

（一）成人推拿

1. 推拿原则

推拿原则是推拿治疗疾病的总的法则。推拿必须因人、因病、因时、因地，采用和组合不同的治疗方法。但具体治疗方法，是在推拿的治疗原则下制定的，这些原则是：整体观念，辨证施术；标本同治，缓急兼顾；以动为主，动静结合。

(1) 整体观念，辨证施术：整体观念、辨证论治是中医治病的根本原则。人体是一个有机的整体，构成人体的各个组成部分之间，在结构上是不可分割的，在功能上是相互协调、相互为用的，在病理上是相互影响着的。同时，人体与自然环境也有密切关系，人类在能动地适应自然和改造自然的斗争中，维持着机体的正常生命活动。这种机体自身整体性、机体与自然界统一性的思想，贯穿在中医生理、病理、诊法、辨证、治疗等各个方面。整体观念既体现在分析局部症状时，要注意机体整体对局部的影响；又体现在处理局部症状时，重视对机体整体的调整。整辨证论治是认识疾病和解决疾病的过程，是理论和实践相结合的体现。辨证论治体现为辨证施术，即根据辨证的结果确立治疗法则，选择手法的操作方法、穴位和部位，进行具体的操作治疗。对按照现代医学分类的疾病的推拿治疗，辨证施术的原则体现了同病异治和异病同治的特点。同病异治与异病同治是以病机的异同为根据的治疗原则，同疾异治，即同一疾病采用不同的推拿手法治疗。某些疾病，病变部位和症状虽然相同，但因其具体的病机不同，所以在治疗方法上选用的推拿手法及穴位、部位就因之而异。异病同治，即不同的疾病采用相同的推拿手法治疗。某些疾病，病变部位和症状虽然不同，但因其主要病机相同，所以在治疗方法上可以选用相同的推拿手法及穴位、部位。

(2) 标本同治，缓急兼顾：任何疾病的发生、发展，总是通过症状体现出来，但这些症状只是疾病的现象，并不都反应疾病的本质，有的甚至是假象。只有在充分了解疾病的各个方面，包括症状体现在内的全部情况的前提下，通过综合分析，才能透过现象看到本质，从而确定何者为标，何者为本。提由于推拿学具有自身的特点，在"治病必求于本"的原则指导下，应该标本同治、缓急兼顾。既要针对疾病的主要矛盾治疗，又要注重疾病次要矛盾的处理；既要积极治疗疾病的急性发作，又要兼顾疾病慢性症状的处理。同时，在推拿临床中，正确地应用标本同治、缓急兼顾的治疗原则，不仅要制定推拿本身具体的治疗方法，还应该根据这一原则与其他治疗方法合理结合。

(3) 以动为主，动静结合：推拿治疗，是一种运动疗法。不论手法对机体的作用方式，还是指导病员所进行的功法训练，都是在运动。推拿"以动为主"的治疗原则，是指在手法操作时，或指导病员进行功法锻炼时，应该根据不同的疾病、不同的病情、不同的病理状况，确定其作用力的强弱、节奏的快慢、动作的徐疾和活动幅度的大小。适宜的运动方式，是取得理想疗效的关键。同时，推拿治疗在"以动为主"时，也必须注意"动静结合"，一是在手法操作时，要求医务人员和病员都应该情志安静，思想集中，动中有静；二是推拿治疗及功法锻炼后，病员应该注意安静休息，使机体有一个自身调整恢复的过程。医务人员在制定治疗方案时，动和静一定要合理结合。

2. 手法选用

手法主要根据对患者疾病或损伤的辨证而选用。手法医学常用的辨证方法，主要有阴阳五行辨证、脏腑经络辨证等。每个具体的手法处方又有其独特的指导思想和辨证根据。

（1）阴阳五行辨证：阴阳学说中对立统一的辩证思想在手法医学中同样有广泛而深刻地意义。手法分为阴阳两大类，阳性手法用力较重，叫刚术；阴性手法用力较轻，称柔术。抚、摩、运等手法刺激性小、比较柔和、有补益作用，属阴性手法；掐、拿、点等手法较重，刺激性大，比较刚劲，有泻下作用为阳性手法。而补偏救弊，调和阴阳，使之协调平衡，就是治病的根本大法。如阴盛阳虚之证，多选用阳刚性手法，配合成手法处方进行治疗，以助其阳而抑其阴。而对阳盛阴虚之证，则应多选用一些阴柔性手法，配合成处方进行治疗，以制其阳而济其阴。即《黄帝内经》所说之"谨调阴阳，以平为期"。阴阳两纲，是指导辨证论治进而实施手法的总纲，起着总的大方向的指导作用。五行学说根据五行的生克、乘侮规律来论述事物之间互相依存，互相制约的关系，并阐明疾病发生和诊治的道理。手法处方可因之而确定治疗原则，如"泻南补北""滋水涵木""佐金平木""益火补土""壮水制火""培土制水""抑木扶土"等。心肾不交的失眠症，治疗时，在心经上掐神门、灵道、通里、少海，拿腋窝以泻其心火；摩腰眼、推脚心、揉三阴交以滋补肾水，即属"泻南补北"之法。

（2）经络辨证：经络是人体的重要组成部分，经络学说是中医学理论体系的核心，是指导中医医疗保健的重要理论基础，故有"不明脏腑经络，动手开口便错"之说。经络是运行全身气血，联络脏腑肢节，沟通上下内外，调节机体各部分平衡协调的通路。通过经络的循行和相互联络与交会，遍布全身，把人体五脏六腑、四肢百骸，五官九窍、皮肉筋脉等组织器官联络成一个有机的统一整体，并借以行气血、营阴阳，使人体各部的功能得以保持协调和相对平衡，并与外界环境相适应。经络是推拿学的理论根据，也是手法治疗时辨证归经、循经推拿、手法补泻的重要根据。通过科学合理的推拿手法运用，作用于腧穴经络，从而运行气血，调节相应脏腑组织器官的生理功能，以及其与全身整体的协调和平衡，祛病保健，这是推拿手法的基础作用原理。根据脏腑的经络所属，脏腑之病变可以从所属经络的循行部位体现出来。因此，通过经络证候诊断也可推断病属脏腑，如手少阴心经"起于心中，出属心系……复从心系却上肺，下出腋下，下循臑内后廉……下肘内，循臂内后廉……"因而"胸中痛……

膺背肩胛间痛，两臂内痛"可诊断为心病，并可于手少阴心经及相关部位取穴推拿施术。由于经络相互络属，网络全身，维持了机体的阴阳的动态平衡状态，若络脉不通，不能正常的发挥沟通联络作用，各脏腑组织器官不能协调一致，就会造成正常生理功能紊乱，出现阴阳失调的病理现象。通过推拿可疏通经络，使脏腑协调，阴阳相济，恢复机体的正常生理功能活动。如足少阴肾经"其支者，从肺出络心"，通过经络的作用，心火下降以温肾水，肾水上济以养心火，使心肾相交，水火既济，共同维持正常协调的心肾功能。若经络失常，心肾不交，则可出现心火上扰而虚烦不寐，肾水不化而夜多小便，以及舌红脉细数等症状。推拿治疗既要拿腋窝、掐神门以泻心火，又应推揉涌泉、三阴交以滋肾水，以其心肾相交，阴阳调和。经络还具有传导作用，不仅能使内脏的情况体现于外，还可将外来刺激传注于里。推拿则是根据这个原理，在阴阳五行、脏腑经络等中医学理论的指导下，在体表相应部位施以各种手法刺激，从而产生酸、麻、热、胀等"得气"感，传之于里，从而调节脏腑活动，改善机体生理活动，达到防病保健的目的。

（二）小儿推拿

小儿推拿的治疗要点如下：

1. 三因制宜

"天人相应"是中医学的一贯思想，医者在诊治疾病时，应注意到四时、气候、地理环境等因素，对疾病变化的影响，因时、因地、因人制宜。

（1）因时制宜：根据不同季节气候特点，来考虑相应治疗手法，称为"因时制宜"。例如同一应该发汗的疾病，在夏季操作开天门、分推坎宫、推太阳等手法，用力要轻、时间要短、利激量要小，在冬季应用时手法操作宜重、时间宜长。以适应时令季节对机体的影响。

（2）因地制宜：根据不同地区地势、气候、气温有明显区别的特点，来考虑临床手法的应用，称为"因地制宜"。例如新疆地处西北，气候寒冷，如患寒性腹泻、腹痛而采用腹部团摩等温法时，作用时间宜长、温中祛寒之力应强些；而广东地处南方，气候较热，即使患同类疾病，采用相同的手法，作用时间宜短，温中祛寒之力可小些。

（3）因人制宜：根据患儿年龄、体质及生活习惯等不同，治疗手法也有所区别，称为"因人制宜"。一般年龄小、体质弱的选用手法宜少，用力宜小、时间宜短；年龄大、体质强的选用手法可多些、用力可大些、时间可长些。

2. 治未病

（1）未病先治：本法主要指用推拿法做好儿童保健。根据小儿脏腑娇嫩，易外感六淫、内伤饮食等生理、病理特点，运用适当手法，选择特定部位（或穴位），以调节脏腑功能，增强抗病能力，可达到强体防病的目的。

（2）既病防变：未病先防是最理想的积极措施，若已经得了病，就要争取及早治疗。因为任何疾病都可能会发展和转变，尤其小儿具有易病易变的病理特点，既病防变的思想和措施，更需引起重视。比如肺卫被风寒外邪侵袭，应及时应用开天门、推攒竹、揉太阳、分阴阳、拿风池、揉肺俞、泻肺经等手法，以辛温解表，散邪于皮毛，以防化热内传脏腑。又如肝经湿热郁滞，黄疸内生，最易引起腹部胀满、大便溏泄等脾脏受损诸症，治疗时必须在用搓摩胸胁、打马过天河、揉肝俞、退六腑等疏肝、清热、除湿手法的同时，并用补脾土、推板门、顺运内八卦、按足三里等健脾和胃、止泻之手法，即所谓"见肝之病，知肝传脾，当先实脾"。

3. 治则

一般小儿疾病的治疗法则可归纳为"治本治标""扶正祛邪""调整阴阳"三个方面。

（1）治本与治标：治本是从根本上着手的治法，治标是从症状表现着手的治法，临床应用上有以下几个层次的意义。

①治病必求其本：这是在通常情况下治法中的重要原则，也是小儿推拿治疗疾病十分重要的一个环节。比如小儿肌性斜颈，是因颈部单侧的一块筋肌（胸锁乳突肌）挛缩，出现梭形肿物，造成小儿头部向患侧倾斜，颜面部旋向健侧为主要体现。这种情况，筋肌挛缩为本，其颈部功能失常为标。治疗时，就不应单纯采取伸展、扳拉患侧筋肌，而应当用推、揉、拿、捏患部，以舒筋活血、软坚散结、缓解筋肌挛缩为主法，治其根本。这样，才有可能取得满意的效果。

②缓则治其本：标症不急或标症减轻后，宜从缓治本。例如小儿疳积所致腹痛，当腹痛不剧，或剧烈腹痛用温中、行气、安蛔等法使疼痛减轻后，还须祛虫才能达到根治目的。

③急则治其标：当标症甚急，不及时解决会使患儿继受痛苦，或者延误病情甚至危及生命时，应当贯彻"急则治其标"的原则，先治其标，后治其本。例如患儿膀胱蓄有大量尿液，小便闭塞不通，小腹胀大难忍的癃闭病症，急当应用揉按丹田和三阴交、推箕门等手法，以通调水道，开通闭塞。当小便通利后，再从补肾阳，助气化缓

治其本。

④标本兼治：若标本俱轻或标本并重，则应标本兼顾，如小儿素有脾气虚损致腹泻不止，复感寒邪出现腹痛，应补脾止泻治其本，散寒止痛治其标。

（2）扶正与祛邪：扶正祛邪是小儿推拿治疗的一条基本原则。补虚泻实是扶正祛邪的具体应用。临证时，正邪盛衰的情况不同，故必须根据正邪在矛盾斗争中所占的地位，决定扶正与祛邪的主次、先后，或祛邪，或扶正，或扶正兼祛邪，或祛邪兼扶正，或先扶正后祛邪，或先祛邪后扶正。在扶正祛邪两者同时并用时，应以扶正而不留邪，祛邪而不伤正为原则。无论采用哪种治法，都应以有利于患儿正气恢复为根本目的。

（3）调整阴阳：疾病的发生从根本上说是阴阳的相对平衡失调造成的。就小儿推拿学来看，阴阳失衡主要是指阴阳诸经、阴阳两类物质的异常变化，和六淫之邪中"阴邪""阳邪"侵犯人体所出现的偏盛体现。所以，调整阴阳就是调节阴经和阳经的平衡，补充阴、阳两种物质的亏损；祛除阴邪（如寒邪、湿邪等）和阳邪（如热邪、暑邪等）引起的偏盛。在临证具体应用时，还应注意到"阴中求阳""阳中求阴"等法的配合使用。

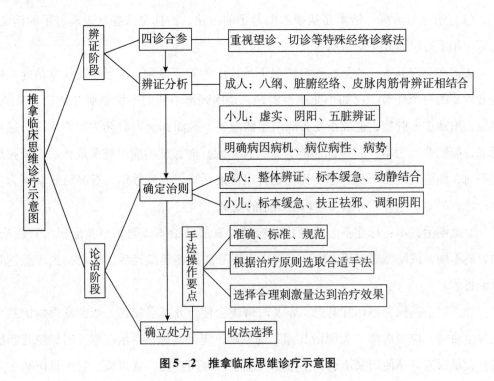

图 5－2　推拿临床思维诊疗示意图

六、案例示范

【病案一·成人推拿案例】

张某，男，27岁，于2015年6月5日就诊。主诉：腰痛伴右下肢痛7天。现病史：患者7天前因搬重物突然出现腰痛，后出现右下肢后侧的牵扯痛，行走不便，无间歇性跛行，无二便失禁症状，休息后症状未缓解。

刻下：腰部活动受限，痛处拒按，右下肢牵扯痛，夜间疼痛难以入眠，翻身困难，食欲可，二便调。舌暗苔薄，脉弦。

查体：腰椎生理曲度消失，腰背部肌张力高，$L_5 \sim S_1$右棘旁压痛，放射痛至足底，腰椎叩击痛（+），双下肢肌力V级，直腿抬高试验左75°，右30°。

辅助检查：腰椎X线示腰椎向右侧弯，腰椎退行性改变。腰椎MRI示$L_5 \sim S_1$椎间盘向右后方突出。

西医诊断：腰椎间盘突出症。

中医诊断：腰痛（气滞血瘀证）。

辨证要点：患者7天前因搬重物诱发腰痛及右下肢后侧的牵扯痛，行走不便，无间歇性跛行，无二便失禁。现腰部活动受限，痛处拒按，右下肢牵扯痛，翻身困难。直腿抬高试验左75°，右30°。舌暗苔薄，脉弦。

治疗要点：理气活血、通络止痛、松解粘连。

治疗过程：第一步，止痛解痉。取委中和阳陵泉用按揉手法，刺激强度以耐受为度。第二步，松解调整。做腰椎牵引，患者俯卧位，牵引重量为患者体重的1/4，每次20~30分钟；后用腰部斜扳法调整腰椎关节，即患者呈侧卧位（患侧在上），上位下肢屈髋屈膝，下位下肢自然伸直；医者面对患者而立，一手置于患者肩部，另一手肘置于患者臀部（手指根据需要可置于病变节段）；先轻缓小幅度摇动腰部，再逐渐过渡到两手相反方向转动腰部；当腰旋转到病变节段处于扳动的支点位时，只需用较轻的力就能相对扳动该支点（需要调整的病变节段），手法应轻巧熟练而常听到"咯哒"关节弹响声提示调整成功，医者手指感到后关节有移动，则提示调整成功，并做适当被动运动。第三步疏通经络。弹拨腰部膀胱经、环跳穴。嘱患者治疗期间宜卧硬板床休息，并嘱平素注意腰部保暖，不提重物。经1周治疗后，患者症状有较明显改善，继续治疗3周，症状已基本缓解。

【病案二·小儿推拿案例】

赵某，男性，2岁，2016年3月1日初诊。患儿咳嗽2日，干咳少痰，无发热，有受凉史，自服感冒冲剂等无效。现精神、食欲可，二便正常，苔薄，脉浮。体温36.7℃，呼吸平稳。

辨证要点：四诊合参，患儿咳嗽2日，干咳少痰，无发热，有受凉史，二便正常，苔薄，脉浮。

治疗要点：证属外感风寒，肺气失宣，治宜疏风散寒，宣肺止咳。

推拿手法：①开天门，推坎宫，揉太阳，分推大横纹，掐摇总筋。②清肺经，运内八卦，推小横纹，推三关，揉二扇门。③分推膻中，揉肺俞，分推肩胛骨，搓胁肋。以上各穴各200~300次，经3次治疗后诸症皆愈。

第三节　康复

✈ 培训目标

1. 熟悉中医传统康复的概念及常用方法。
2. 熟悉偏瘫的中医康复方法。

中医康复学是指在中医学理论指导下，研究康复医学基本理论、方法及其应用的一门学科。具体地说，它是一门以中医基础理论为指导，综合地运用针灸推拿、药物、调摄情志、传统功法、药浴、饮食等各种方法，对病残、伤残、老年病、慢性病等功能障碍患者进行辨证康复的综合应用学科，其目标在于使患者机体生理、心理功能上的缺陷得以改善和恢复，帮助他们最大限度地恢复生活和劳动能力，使病残患者能够充分参与社会生活。

一、中医康复特点

什么是康复？《尔雅》谓"康，安也""复，返也"，故康复的含义可理解为恢复健康或平安。从康复医学角度讲，康复是指对于伤病、残疾者综合、协调地应用各种措施，尽最大可以减轻病残的影响，最大限度地恢复其身心功能及生活与工作能力，使其重返社会。

中医康复可用于临床各个方面。举例来说，对于脑卒中患者，根据中医证候特点，采用针灸与推拿疗法，结合自我的运动训练，可改善肢体的运动功能，改善血液循环，加强神经传导功能，提高患者的生存质量，从而恢复自理能力。中医康复护理应用于脑中风后遗症的患者，具有显著效果。在对颈、肩、腰腿痛患者的治疗中，采用推拿手法，配合穴位按压，可以舒筋柔筋，通经活络止痛，改善局部血供，缓解肌肉痉挛。针刺可舒筋活络，艾灸可温通经脉，采用温针灸则可通过经络的传导，发挥温经散寒、通络止痛、行气和血化瘀的作用。通过手法治疗、熏蒸治疗等中医康复疗法治疗各关节炎，可避免药物的副作用和手术的创伤，方法具有安全性和可重复操作性，易被接受，临床中取得了满意的疗效。对于各种术后的患者，早期采取中医康复治疗与护理干预，服用中药汤剂或进行饮食调理、心理护理及针灸、推拿、拔罐等综合治疗，可缓解患者术后的心理障碍，增进伤口愈合并防止并发症的产生，可增进术后恢复，缩短病程。如子宫肌瘤术后，采用针灸中药调护与辨证施护相结合的方法，通过情志护理使患者解除忧思和恐惧，减轻局部疼痛，增进伤口愈合。

中医康复学的学科特点有：预防与康复结合、长于功能康复、注重利用自然疗法、外治与内治结合、药疗与食疗并举、提倡形神共养、强调动静结合。

1. 防治结合

"治未病"是中医养生、预防疾病的重要原则，其中，治未病包括"未病先防"和"既病防变"。中医康复医学注重"防治并重"，预防与治疗相结合。"未病先防"指的是疾病发生前的预防，比如说，有家族遗传的疾病，或者某些疾病具有发病先兆的，应在疾病没有出现的时候，就应该提早对生活习惯进行调整，做到起居有时，饮食有节，并采用中医的针灸推拿、拔罐刮痧等以进行养生防护，同时助以调节情志，从而达到对疾病的预防、减少病痛等，达到防病治病的目的。"既病防变"则是指在疾病发生后，或者疾病确诊后，在治疗的同时，对证采用中医的康复疗法，从而在各种症状出现的时候，能够缓解症状，并防止疾病向不好的方向发展。

2. 综合治疗

"杂合以治"是中医康复疗法的基本原则，即综合治疗的根据，是来源于《素问·异法方宜论》提倡的"圣人杂合以治，各得其所宜"。当代医家也通过大量实践研究表明，在康复治疗过程中，按照中医的指导理论，对于不同的疾病，采取相应的综合性康复手段，遵循标本结合、动静结合、医疗与自疗相结合的原则，康复疗效显著。

3. 简便廉验

中医康复中，可采用的方法很多，而且多数都是便于学习和掌握的，如中医导引推拿、拔罐敷贴、针灸刮痧、中药食疗等都具有"简、便、廉、验"的特点，疗效好、价格低廉、简便易行，不需要大型医疗设备和复杂技术，在康复机构和基层社区医院，甚至家庭或个人都较好推广和应用，可降低医疗成本，提高患者就诊率，利于言语、认知、情感和心理功能的康复，加快康复速度，减轻患者的痛苦。

4. 独具特色

中医康复学具有独特之处，在于它是基于中医理论的指导，具有传统、自然、有效等特点，根据其功能，可分为以下几类：传统的自然疗养康复法、气功导引功能训练、饮食药物康复法、传统物理康复法、中医情志心理康复法、针灸按摩康复法和传统康复护理法等，独具中医特色且实践证明疗效显著。其中，针灸疗法在中医学中占有重要地位，其安全有效，无副作用，是中医学的重要组成部分，是中医康复技术的重要组成，在康复医学中占主导作用，现代康复医学也将针灸推拿等中医治疗方法纳入到康复治疗中。针灸具有通经活络、扶正祛邪、调和阴阳作用，可以激发人体正气、提高人体免疫力，达到康复效果。并且一些穴位具有双向良性调节功能，可调整阴阳平衡从而治愈疾病，在保健康复方面也显示出了中医的绝对优势。

二、中医康复疗法临床思维培养

从治疗手段来区分，中医康复分为以下几大类：针灸、推拿、中药、外用、功法等（图5-3）。

中医康复临床思维的培养，需要在熟读教材及经典的基础上，尽早尽多地接触医疗实践，以培养临床思维模式。尤其是临床诊断上，我们以综合辨证为主，即通过传统辨证方法结合西医的诊断，尤其是神经定位诊断为基础。康复在临床上区别于其他治疗方法，是通过各种训练手法施于具体的部位，同时加以必要的治疗手段，更注重功能的恢复。因此康复需要熟悉具体解剖层次及相关神经支配，神经解剖学对其非常重要。通过诊断可辨别病位及层次的不同，选择不同的康复疗法。综合多种辨证方法，首先得出疾病的诊断，之后再将诊断与辨证、辨经、辨病相结合。

教材中所论述的内容是有限的，但临证上同学们可以进行发挥，综合各方优点。中医康复学科是一个兼容并包又不断扩展进步的学科，师古不泥古，西为中用，吸收各学科优点。在康复领域，对于瘫痪类疾病可以通过针刀、铍针、火针、手法等进行

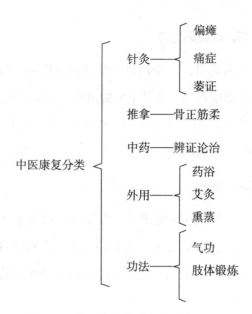

图5-3　中医康复疗法分类及应用方向

治疗。同学在临床可将之融会贯通，此思维模式是开放的，而教材限于篇幅，所述内容仅为其中一部分，目的是为了让学生在此基础上旁征博引、集百家所长，充分发挥自学能力，得出自己的体悟，实现从学校走向临床，从课本走向实践。

三、中医康复治疗的原则

中医康复的治则，是在对康复疾病的基础上，分析、综合康复对象的各方面情况，提出康复治疗方案的原则。它是在整体康复和辨证康复的思想基础上制定的康复治疗方案的标准，具有其自身的特点。治则对整个康复对象具有普遍的指导意义，是整体康复计划中不可缺少的环节。

中医康复的治则有别于康复治法，康复治法是在一定康复治则的指导下确定的康复治疗手法和康复措施，它针对的是某一具体病证，也就是说，会受到个别患者的不同体质、环境条件、病情变化等因素的影响，要随证立法，法随证变。

在辨证康复的理论指导下，中医临床辨证论治中的"异病同治"和"同病异治"理论，同样也适用于中医康复学。在同一类病证的康复过程中，只要病机相同，即可按照同一个康复原则，选取一组相同的康复疗法。

中医康复的目标是功能恢复、重返生活、重返社会，在此思想的指导下，康复治则的基本内容包括调和阴阳平衡、调理气血、三因制宜、因病制宜和杂合以治等。

（一）调和阴阳平衡，以调阳为主

阴阳失衡是疾病的基本病机，而疾病也必将导致阴阳进一步失衡。因而在疾病的康复治疗过程中，平衡阴阳应作为一个最基本的原则。但康复治疗的目标是功能恢复，而阳气主导人体的功能活动，如《景岳全书》所说："阳强则寿，阳衰则夭"。因此，在调畅阴阳以恢复功能时，以调阳气为主。

（二）调理精、气血、津液

《灵枢·本脏》云："人之血气精神者，所以奉生而周于性命者也。"精、气血、津液是人体脏腑经络、形体官窍进行生理活动的基础，它们各自的失调和相互关系的失调，也是疾病的重要病机。只有精、气血、津液恢复平衡和稳态，才能达到形体功能恢复的目的。

（三）三因制宜和因病制宜

"三因制宜"，即因时、因地、因人制宜，是制定康复方案时所要遵守的原则。根据"天人合一"的思想，在制定康复方案时，要全面充分地考虑到天时气候、地理环境、社会生活环境对疾病康复过程的影响，并善于利用这些相关的因素来辅助康复治疗。又因个体的差异性和疾病的差异性，在制定康复方案时还应将疾病的轻重缓急，康复的难易程度考虑在内，综合辨治。

1. 因时制宜

因时制宜，是指在制定康复治疗方案时，要参考自然时序因素，即季节、月令、昼夜等的节律特点。

就四时而言，《黄帝内经素问集注》云："春生于上，夏长于外，秋收于内，冬藏于下。"即所谓春生、夏长、秋收、冬藏，以此规律年复一年。"人以天地之气生"，人体的阴阳气机的升降、气血经络的盛衰、脏腑的虚实，会随四时而周期变化。因此，因时制宜对于康复养生有着积极的指导意义。

就月令而言，《素问·八正神明论》云："月始生，则血气始精，卫气始行；月郭满，则血气实，肌肉坚；月郭空，则肌肉减，经络虚，卫气去，形独居。是以因天时而调血气也。"以此为康复机理，在康复过程中，使用针灸治疗时，遵守"凡刺之法，必候日月星辰……因天有序，盛虚之时……月生无泻，月满无补，月郭空无治，是谓得时而调之"的康复治疗原则。

就昼夜而言，"平旦人气生，日中而阳气隆"，阴则相反，在昼夜之间，阴阳消长转化，人体经络、腧穴、脏腑也会发生相应的变化，因此而提出"按时开穴"之说，而针灸康复中的子午流注及灵龟八法谨遵此原则，在康复治疗中也应按时而施，方可达到预期的康复目标。

2. 因地制宜

不同地域环境特点不同，地势有高低，天候有寒、热、湿、燥等水土性质之异，若环境不同，其康复原则不同，故所运用的康复方法也不同，尤其在于采用自然康复方法的时候。例如，北方高寒之地，病多脏寒，"治宜灸焫"，以温通阳气；而南方低湿之地，病多挛痹，"治宜温针"。又如，南方人们腠理多疏松，北方人们腠理多致密，采用中药康复治疗时，要根据康复对象的地理情况而有选药偏向。另外，中医自然康复中的高山疗法和岩洞疗法，也是基于因地制宜之观点。

3. 因人、因病制宜

因人、因病制宜即根据康复对象的年龄、性别、民族生活习惯，以及体质强弱、肥瘦，尤其是情志苦乐、心理状态等不同情况制定相应的康复方案。如"瘦人火多，肥人多痰"。在中医康复治疗中，视病人的胖瘦情况而治法有所偏差，即肥胖者应多考虑祛湿化痰，形瘦者要注意清热去火。《素问·血气形志》提到："形乐志苦，病生于脉，治之以灸刺；形乐志乐，病生于肉，治之以针石；形苦志乐，病生于筋，治之以熨引；形苦志苦，病生于咽嗌，治之以百药。"故患者精神状态和病变部位不同，所选择的康复措施和手段也不同。

（四）杂合以治

杂合以治是中医康复治疗方法的原则，即综合治疗，康复对象多为残疾者。老年病证、慢性病证、精神病证及急性热病瘥后诸证等，其病多疑难复杂，若要恢复患者最佳的功能状态，需要众多康复疗法杂合并用。在辨残和辨证的前提下，应本着标本结合，动静结合和医疗与自疗相结合的原则，进行综合康复治疗。

1. 标本结合

急则治其标，是针对急、重、新、突然发作者而拟定的康复治则；缓则治其本，是针对缓、轻、旧、发作后者而制定的康复治则。如痫证，发作时当豁痰开窍，息风定痫，药疗与针刺合用。平时宜调补气血，养心益肾，可用摄生、娱疗、食疗、体疗等综合疗法。

2. 动静结合

动与静，分属阳与阴，阴阳平衡，则功能恢复，故动静结合有利于疾病的康复、功能的恢复。《医学入门·保养说》云："精神极欲静，气血极欲动"，因此"动以养形，静以养神"。中医康复中应做到动中求静，静中求动，即阴中有阳，阳中有阴，机体处于平和状态，以利功能恢复。

3. 医疗和自疗相结合

医疗，是指医生使用的康复治疗手段，如针灸康复、中药康复等。自疗，即医疗自助，以患者为主、家属辅助，取得自身康复的医疗，如太极拳、自我按摩等。由于康复的对象属于较特殊人群，康复过程需要持之以恒，才能得到较好效果，故在自疗中，更强调患者的毅力。

四、中医康复治疗要点

（一）辨证康复观

辨证和康复是中医康复临床过程中相互联系、不可分割的两个方面。辨证是决定康复的前提和根据，康复则是根据辨证结果，确定相应的康复原则和方法。中医康复主要着眼于证的异同，而不是病的异同，实质是注重内在病理机制的异同。因而只有辨证准确，并选用适宜的康复方法，才不会出现偏差。所以就有"病同证异，康复亦异""病异证同，康复亦同"之说。同时，由于病者受自然、社会因素影响及体质不同。就会出现证候上的个体差异。辨证康复则要求临证时应充分考虑这种差异，因时、因地、因人制宜，采用不同的康复手段，使康复治疗更具针对性。

（二）综合施治

临床中用辨证观念指导康复治疗，采取综合疗法。早在《素问·异法方宜论》中就提倡"圣人杂合以治，各得其所宜。"需要康复治疗的老弱病残或疑难病患者，欲康复非单一疗法所能取效，因此临床上宜采用多种康复疗法进行综合治疗。针对不同病证，选定最佳的一组综合性康复措施，分期或分阶段进行康复治疗。康复治疗原则为"调神和养形相结合""内治外治结合""药食并举"等。

1. 形神结合

形与神是相互制约、相互为用的统一体。人体伤病是形神失调的结果，其不得康复是伤形及神或伤神及形，或形神皆伤。康复医疗不离形神的调理，只有形体和精神协调平和，才能使人祛除疾病，恢复健康。如中风患者大多存在心理障碍，表现为担心丧失生活和工作能力、恐惧死亡等焦虑抑郁状态，这对形体康复极为不利。而形体的损伤（如偏瘫、全身疲乏症状）又可加重不良的精神状态。故康复治疗，须养形调神相配合，既对形体损伤采用药物、饮食、针灸、推拿、气功、太极拳等多种养形之法，又对心理功能障碍而施予说理开导法、音乐疗法及怡情调志等诸调神之法，以求形体健康、减轻精神负担，又以精神和谐放松增进形体恢复，从而使形体和精神相互协调而渐趋康复。

2. 内外治相结合

内治康复有内服药物、食疗等，外治有针灸、推拿、气功、导引、外用药物等方法。慢性病、老年病、伤残等患者病情复杂、康复要求高，故多采取内外并用，综合调治的方法。早在《诸病源候论》中就专门记载了众多导引、按摩方法，可用于多种慢性病的康复。

3. 药食并举

内治康复常中药、食疗结合运用。药物康复作用强、见效快，但康复对象病程较长，服药过久则难以坚持。饮食与日常生活相融合，考虑到了色、香、味、形等方面，更易被患者接受、坚持。故药食合用，药疗能补食疗之不足，食疗能助药疗之效，二者协同作用，能减少长期服药的麻烦，缩短康复所需时间。

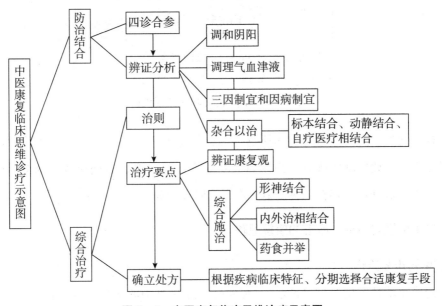

图 5-4　中医康复临床思维诊疗示意图

五、偏瘫的中医康复要点

中医康复是对功能障碍患者进行辨证康复的综合应用学科，目的是帮助患者最大限度地恢复生活和劳动能力。故在临床治疗中，以活动功能受限的患者为主要诊疗对象，其中又以瘫痪类疾病最为多见，以下将瘫痪类疾病的分类及中医康复的诊治方法作为主要讨论内容。

（一）偏瘫的分类及临床表现

常见的瘫痪类疾病分为单瘫（以单一上肢或下肢瘫痪为主要体现的瘫痪类型）、脑性瘫痪（体现为单侧下部面肌、颏舌肌与上下肢的瘫痪）、脊性偏瘫（单侧上下肢瘫痪）、截瘫（包括上截瘫和下截瘫，分别指双侧上肢的瘫痪及双侧下肢瘫痪）及四肢瘫（双侧上肢及下肢同时发生的瘫痪）等类型（图5-5）。

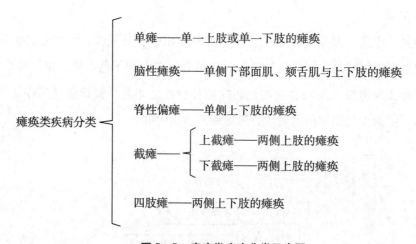

图5-5　瘫痪类疾病分类示意图

中枢性瘫痪，主要指脑血管病所造成的肢体瘫痪，其病灶位于中枢皮质脊髓束或皮质延髓束。主要的临床表现为患处肌力及肌张力的改变，后期肌容积降低，广泛性废用性萎缩，病理反射存在，腱反射亢进，无肌束颤动（图5-6）。

（二）中医对中枢性瘫痪的康复思路

1. 中药康复治疗

中药康复治疗突出"辨证论治"，在偏瘫治疗康复中的运用。其病机有虚（阴虚、气虚）、火（肝火、心火）、风（肝风）、痰（风痰、湿痰）、气（气逆）、血（血瘀）

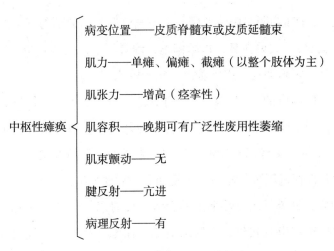

图 5 - 6　脑血管后遗症的偏瘫

六端，此六端多在一定条件下相互影响，相互作用。病性多为本虚标实，上盛下虚。其基本病机为气血逆乱，上犯于脑，脑之神明失用。图 5 - 7 举例分析小续命汤治疗偏瘫的思路：

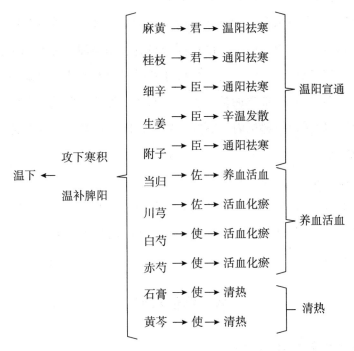

图 5 - 7　小续命汤的组方原理

2. 针灸疗法

《素问·至真要大论》曰："谨察阴阳所在而调之，以平为期。"《灵枢·根结》指出："用针之要，在于知调阴与阳，调阴与阳，精气乃光，合形与气，使神内藏。"《灵枢·刺节真邪》又云："大风在身，血脉偏虚，虚者不足，实者有余，轻重不得……泻其有余，补其不足，阴阳平复，用针若此，疾于解惑。"

针灸治疗中风后偏瘫的选穴方法、针刺手法很多，如头针、体针、电针等，应注意疾病分期特点选用不同的治疗方案。本病分为急性期、恢复期和后遗症期。急性期通常为发病后 1~2 周，治疗以对症治疗为主；恢复期为病情稳定、肢体功能逐渐恢复的时期，通常为急性期过后半年左右；恢复期后为后遗症期。

（1）按期取穴：针灸可从急性期开始介入。此时患侧肢体多为弛缓性瘫痪，未出现肌肉痉挛，治疗选用患侧穴位，上肢取肩髃、曲池、手三里、外关、合谷；下肢取环跳、足三里、侠溪、阳陵泉、足临泣等。恢复期患者肌张力逐渐增高，选穴以阳经穴为主，选用疏筋利节法，以足三里、阳陵泉、太冲为主穴，患侧肢体的拘急、僵硬者，配合外侧阳经的曲池、合谷；患侧肢体的弛缓无力、废痿不用的，配阴经的三阴交、太溪。头皮针选用在头顶沿经脉浅刺，或单针刺。后遗症期的治疗可在恢复期治疗的基础上加用肾俞、关元等补虚扶正的穴位。

（2）随症选穴：伴痴呆的患者选用百会、四神聪、神门；伴吞咽困难、饮水呛咳的患者选用廉泉、翳风、内关；伴言语謇涩的患者选用金津、玉液刺络放血；伴口角㖞斜的患者针刺患侧地仓、颊车。关节不利可采用围刺的方法，以疏导经筋、通利关节。如肩部用肩三针穴；肘部选曲池、少海、曲泽；腕部选阳池、阳溪、阳谷；掌指部选合谷、三间、后溪；膝部选内外膝眼、委中；踝部选解溪、申脉透照海；跖趾关节选太冲、足临泣。

3. 其他康复方法

在被动运动期内配合推拿、气功导引等康复方法，有一定效果。同时应重视心理治疗、调畅情志，使患者建立良好心理状态、主动参加肢体活动训练，对肢体功能障碍的恢复非常重要。

六、案例示范

【病案一·小续命汤治疗案例】

谢某，女，72 岁，2014 年 12 月 8 日初诊。有高血压病史，突然中风，发作时神识昏迷。醒后左侧半身不遂，口眼㖞斜，语强，流涎，舌苔黄厚腻，脉弦滑。查体：心率 80 次/分，心律齐，肺呼吸音正常，血压 165/100mmHg。

中医诊断：中风（中脏腑，本虚标实）。

辨证要点：四诊合参，疾病临床特征为有高血压病史，突然中风后神识昏迷，左侧半身不遂。伴口眼㖞斜，语强，流涎等全身症状，舌苔黄厚腻，脉弦滑。现处于急性期。

治疗要点：患者老年女性，气阴亏虚，痰浊阻滞，虚风卒中。治宜扶正益气、散风通络、泄浊化痰之法。方药：小续命汤加减。麻黄3g，桂枝9g，当归9g，炙甘草9g，党参15g，干姜9g，石膏9g，川芎6g，杏仁4g，赤芍9g，钩藤9g，7剂。

二诊：药后左侧活动稍有恢复、口眼仍㖞斜，流涎减少，头晕见轻，舌淡苔黄，脉弦滑。前方加姜半夏9g，再服7剂。

【病案二·针灸治疗案例】

周某，男，81岁。患者于2016年5月3日晚饮酒后入睡，晚9时许起床如厕，自觉左侧上肢无力，活动困难。次日神志昏迷，大小便失禁，口角向右㖞斜，即就医诊治，血压190/100mmHg，心率77次/分。住院治疗30天，神志恢复，病情稳定，于6月4日出院。于6月15日前来进行中医治疗。刻下：左侧上肢无力，伴活动困难，口角向右㖞斜，言语不利，舌暗红苔薄白，脉沉弦。

辨病辨证：中风（中经络，痰郁互结证）

辨证要点：四诊合参，疾病特征为左侧上肢无力，伴活动困难，口角向右㖞斜，言语不利等全身症状，苔白滑腻，脉沉滑。疾病现处于恢复期。

治疗要点：患者老年男性，正气亏虚，平素体胖多痰，喜饮酒，痰浊内阻，阻遏阳气，风痰入络，气血阻滞，神明受扰，筋脉失养，中风诸证得起。此为本虚标实，治宜先豁痰息风，清心通窍，后益气通络，调治根本。

治疗方法：取廉泉、双侧通里、关冲、丰隆、太冲，均用泻法。3次治疗后痰证见轻，语言见好转，口㖞斜较正。再取左侧肩髃、曲池、外关、中渚、环跳、风市、阳陵泉、足三里、解溪，电针治疗20分钟。后经针刺治8次，患者已能起床活动。

参考文献

[1] 柳文，王玉光.中医临床思维[M].北京：人民卫生出版社，2015.

[2] 赵吉平.针灸临床技能实训[M].北京：人民卫生出版社，2013.

[3] 严隽陶.推拿学[M].北京：中国中医药出版社，2003.

[4] 苏友新，冯晓东.中国传统康复技能[M].北京：人民卫生出版社，2012.

第六章 中医骨伤科

第一节 骨折病

一、骨折病的生理与病理特点

皮肉为人之外壁，内充卫气，人之卫外者全赖卫气。筋是筋络、筋膜、肌腱、韧带、肌肉、关节囊、关节软骨等组织的总称。筋的主要功能是连属关节，络缀形体，主司关节运动。人体的筋都附着于骨上，大筋联络关节，小筋附于骨外，筋病多影响肢体的活动。骨属于奇恒之腑，它不但为立身之主干，还内藏精髓，与肾气有密切关系。

肢体的运动，有赖于筋骨，而筋骨离不开气血的温煦濡养，气血化生，濡养充足，筋骨功能才可强劲。筋骨又是肝肾的外合，肝血充盈，肾精充足，则筋劲骨强。

肝藏血，主筋，凡跌打损伤多伤及于肝，而肝的疏泄功能有助于气机的调畅，血液的运行，瘀血的吸收，故治疗多活血化瘀，疏肝理气；肾藏精、精生髓、髓养骨，故肾气的充盈与否影响骨的成长、壮健与再生。凡骨折病证，多累及于肾，骨折的愈合，需要肾精的滋养与温煦，故治疗上早期宜活血化瘀，补肾壮骨，后期宜补肾壮骨，接骨续筋。

气伤痛，形伤肿。故先痛而后肿者，气伤形也；先肿而后痛者，形伤气也，形气俱伤则肿痛并见。骨折后有外伤的一般特征，主要表现为疼痛、肿胀、瘀斑及功能障碍。其程度与损伤的严重程度有关，一般损伤越严重，肿胀越严重，瘀斑越明显，功能障碍越严重。骨折还有自身特有的体征，这就是畸形、骨擦音、骨擦感及异常活动，一旦出现骨折的特有体征，表明骨折不稳定。畸形的存在表明骨折已经发生移位，畸形越严重，移位越明显；如果检查到骨擦音和骨擦感，则完全骨折且不稳定，如果只有压痛与叩击痛，无骨擦音与骨擦感则可能是无骨折或者是稳定性骨折；异常活动的存在也是骨折不稳定的表现，表明骨折完全分离。

二、骨折病的常用辨证思维

1. 皮肉筋骨辨证

凡跌打损伤，筋受伤机会最多。骨折时，由于筋附着于骨的表面，筋亦往往首先受伤，因此骨折一般会伤筋与皮肉，而伤筋不一定动骨；伤筋一般会累及皮肉，而皮肉受损不一定累及筋与骨。在骨折的辨证中，骨折往往比较容易辨别，而筋伤与皮肉的损伤容易被忽视，因此对于骨折的患者，筋伤与皮肉损伤程度的诊断反而是临床应该重视的。如踝关节骨折，要认真分析骨折的内踝、外踝、前后踝有无骨折，同时要仔细分析有无下胫腓前联合、下胫腓后联合韧带的损伤，还要分析内侧三角韧带、外侧的韧带有无损伤。如果内踝无骨折，距骨向外侧移位，必然是三角韧带断裂；如果下胫腓分离，而无前后踝骨折，必然是下胫腓韧带断裂；同时还要观察有无开放性伤口，有无皮肤的挫伤，皮肤的状况等。因此皮肉筋骨的辨证是骨折辨证的核心与关键。

2. 外力性质辨证

引起骨折的原因主要是外力伤害，根据外力性质的不同，可分为直接暴力、间接暴力、肌肉强烈收缩和持续劳损等四种，间接暴力又分为传达暴力和扭转暴力。不同的外力可以引起不同的骨折，要学会通过外力分析骨折损伤的程度，也要学会通过骨折分析外力的性质。如尺桡骨骨折、横断骨折多为直接暴力所致，一般局部软组织损伤比较重；如果尺桡骨的骨折线为同一方向，则多为传达暴力所致；如果一个骨折为螺旋形，一个骨折为横行，则多为扭转暴力所致。再如髌骨骨折，如果为横断骨折，多为肌肉牵拉所致，属于撕脱性骨折；如果为粉碎性骨折，则多为直接暴力所致。总之，要通过分析受伤的原因，结合骨折移位的情况，在头脑中形成骨折受伤与移位的立体图形。

3. 骨折的分型与分类

在骨折的辨证中，骨折的部位与骨折的分类是分析伤情、指导治疗、判断预后的重要因素。因此要熟练掌握各种骨折的分类方法、分类的意义、分类的要点，这样就可以更好地指导临床、选择正确的治疗方法、有效地判断预后。例如股骨颈骨折，有按部位分类的，分为头下型、头颈型、经颈型、基底型；根据骨折是否在关节囊内分为囊外骨折与囊内骨折；有按照骨折线与股骨干纵轴的夹角分类的，分为外展型和内收型；有按照损伤程度的 Garden 分型，分为不完全骨折型、完全骨折无移位型、部分移位型和完全移位型。每一种分类方法都有其侧重点，如果综合分析则更能全面掌握骨折的全部信息，从而更好地指导治疗。

三、骨折病的诊查技巧

（一）骨折的局部望诊技巧

望局部在骨科的诊断中十分重要，是诊查的第一步，也是确定进一步检查的关键。望局部主要包括望畸形、望肿胀瘀斑、望肢体功能与望创口。

骨折后肢体一般会出现畸形，可通过观察肢体标志线或标志点的异常改变，判断有无畸形，畸形往往标志有骨折存在。如完全性骨折的伤肢，因重叠移位而出现不同程度的增粗和缩短，在骨折处出现高突或凹陷等。股骨颈和股骨粗隆间骨折，多有典型的患肢缩短与外旋畸形。桡骨远端骨折有"餐叉"样畸形，所以望畸形对于外伤的辨证，有十分重要意义。

损伤后，因气滞血凝，都伴有肿胀，故需要观察其肿胀的程度，以及色泽的变化。肿胀较重，肤色青紫者，为新伤；肿胀较轻，青紫带黄者多为陈伤。

肢体功能的望诊对了解骨关节损伤也有重要意义。除观察上肢能否上举、下肢能否行走外，还应进一步检查关节能否进行屈伸旋转等活动。例如，凡上肢外展不足90°，而外展时肩胛骨一并移动者，提示外展动作受限制。当肘关节屈曲、肩关节内收时肘尖可接近中线；若做上述动作时，肘尖不能接近中线，说明内收动作受限制。若患者梳发的动作受限制，提示外旋功能障碍。若患者手背不能置于背部，提示内旋功能障碍。为了精确掌握其障碍的情况，除嘱其主动活动外，往往与摸法、运动、量法检查结合进行，通过与健肢对比观察以测定其主动与被动活动的活动度。

对开放性损伤，须注意创口的大小、深浅，创缘是否整齐，有否污染及异物，色泽鲜红还是紫暗，以及出血情况等。如已感染，应注意流脓是否畅通，脓液的颜色及稀稠等情况。

（二）骨折的局部触诊技巧

触诊是骨伤科诊断的重要方法之一。关于触诊的重要性及其技巧、方法，历代医学文献中有诸多记载，如《医宗金鉴·正骨心法要旨》说："以手扪之，自悉其情。"即通过医者的手对损伤局部的认真触摸，可帮助了解损伤的性质，有无骨折、脱位，及骨折、脱位的移位方向。

1. 触摸法

以拇指或拇、示、中三指置于伤处，稍加按压之力，细细触摸。范围先由远端开始，逐渐移向伤处，用力大小视部位而定。触摸时仔细体验指下感觉，古人有"手摸心会"的要领。通过触摸可了解损伤和病变的确切部位，病损处有无畸形、摩擦征，皮肤温度、软硬度有无改变，有无波动感等。触摸法往往在检查时最先使用，然后在此基础上再根据情况选用其他触诊手法。

2. 挤压法

用手掌或手指挤压患处上下、左右、前后，根据力的传导作用来诊断骨骼是否折断。检查肋骨骨折时常用手掌挤压胸骨及相应的脊骨，进行前后挤压；检查骨盆骨折时，常用两手挤压髂骨；检查四肢骨折，常用手指挤捏骨干。可有效地鉴别是骨折还是挫伤。但在检查骨肿瘤或者感染患者时，不宜在局部过多或者过用力挤压。

3. 叩击法

以掌根或拳头对肢体远端的纵向叩击产生的冲击力，来检查有无骨折。检查股骨、胫腓骨骨折，有时采用叩击足跟的方法。检查脊柱损伤时可采用叩击头顶的方法。检查四肢骨折是否愈合，常用纵向叩击法。

4. 旋转法

用手握住伤肢下端，做轻轻的旋转动作，观察伤处有无疼痛、活动障碍及特殊的响声。旋转法常与屈伸关节的手法配合使用。

5. 屈伸法

一手握关节部位，另一手握伤肢远端，做缓慢的屈伸活动。若关节部出现疼痛，说明有骨与关节损伤。关节内骨折可出现骨摩擦音。此外，患者的主动屈伸与旋转活动常与被动活动进行对比，作为测量关节活动功能的依据。

6. 摇晃法

一手握住伤处，另一手握伤肢远端，轻轻地摇晃，结合问诊与望诊，根据患部疼痛的性质、异常活动、摩擦音的有无，判断是否有损伤。

临床运用触诊时非常重视对比，并注意"望、比、摸"的综合运用。临床检查中在四诊检查的基础上，根据病情采用某一种或几种具体手法，在患者一定部位进行检查，以此了解疾病的性质、发生发展的变化及预后。在骨伤科检查中，除一般的望、闻、问、切四诊外，更重要的是受伤局部的手法检查。目前虽然许多辅助仪器能对人体进行直接检查且准确性很高，但也存在局限性，仍不能代替医者的手法触诊。

四、骨折病证治疗要点

（一）手法治疗要点

"夫手法者，谓以两手安置所伤之筋骨，使其复于旧也。但伤有重轻，而手法各有所宜。其痊可之迟速，及遗留生理残障与否，皆关乎手法之所施得宜，或失其宜，或未尽其法也。"

骨折手法在伤科治疗中占有重要地位，具有方法简便、疗效显著的特点。骨折手法通过随证运用各种技巧可以作用于患者体表的不同部位，通过经络、穴位，由表入里，透达筋骨，而达到整复疗伤、祛病强身的效果。施行手法治疗以前，必须经过详细的检查，以明确诊断，全面而准确地掌握病情。医者特别是对骨折应在头脑中形成一个伤患局部的立体形象，确切了解骨端在肢体内的方位，也就是"知其体相，识其部位"，从而达到"一旦临证，机触于外，巧生于内，手随心转，法从手出""法之所施，使患者不知其苦"的效果。概括来说，运用骨伤科手法，应遵循运用明确诊断、早期正骨复位、病情重者应暂缓手法整复、选择适当麻醉、掌握复位标准、做好复位前的准备、操作谨慎、切忌使用暴力、力争一次复位成功、避免 X 线损害的原则。运用骨折手法治疗前，参加人员需经过共同讨论，统一认识，拟定出一致方案，以便在进行手法时共同遵守，动作协调；中途需要改变整复方案，应及时说明，互相配合，才能顺利达到动作的预期效果，对骨折的手法治疗要早期、稳妥、准确、轻巧而不增加新的损伤。

骨折手法治疗除了要求医者手法准确、技术精良，用力恰当外，更要求医者心中有一个明确的时间观念。时间掌握得恰到好处，不能太过，也不能不及，才能取得事半功倍的效果。骨折手法有它的特殊性，对时间长短的区分较为严格。

1. 骨折手法整复时间

对有移位的骨折施行手法整复治疗要求愈早愈好。骨折在伤后半小时局部疼痛较轻，出血较少，瘀血肿胀亦较轻，肌肉未发生痉挛，此时最宜复位。因骨折存在着一种自然回复力，所谓自然回复力是指骨折移位后骨折周围软组织处于异常位置，或被牵拉紧张，或处于松弛位，均有将移位的骨折端拉向复位的倾向力。此时进行手法复位，只要将回复路径的障碍消除，用较小的力量即可使骨折弹拉回复正常位置。骨折后 4～6 小时，肿胀和疼痛较轻，瘀血未凝，移位的骨折端仍存在着自然回复力，此时复位亦可取得事半功倍的效果。骨折 1 周左右，出血血肿已到极限，但瘀血尚未凝固机化，骨折端仍较松弛，若肿胀不太重，做手法治疗亦便于复位。过此时限，骨折周围软组织充血、肿胀、炎症，血肿逐渐机化，周围神经组织亦受肿胀、炎症影响，疼痛加重，骨折端逐渐被机化物粘连而移动较难，骨折的"自然回复力"也渐减退，骨折复位较为困难，故骨折复位最佳时期为骨折后 1 天之内，1 周之内次之，1 周之后就较差。1～3 周也可行手法整复，3 周以上被称陈旧性骨折，复位难度增大。

2. 骨折手法操作时间

骨折复位的手法操作时间愈短愈好，能于一刹那之间，将移位的骨折端整复到解剖位，患者痛苦少，骨折处周围损伤少，有利于骨折的固定和愈合。若反复多次的手法复位，会加重骨折周围软组织的损伤、出血、炎症，并能将骨折周围软组织牵拉松弛，致使筋肉松懈，筋不束骨，骨折端齿状突起面被磨平，易于活动，骨折端的稳定程度减弱，易于再移位，由于损伤增加，还会影响骨折的愈合。

3. 骨折手法间隔时间

骨折的整复手法要求做好准备工作，一次快速复位，尽力避免多次手法整复，但由于各种复杂的因素，如骨折发生后时间较久或损伤较重，有严重的并发症，不能及时给予复位，或骨折部位及移位较为复杂，操作手法不适当致使第一次复位不成功或未能一次完全复位者，可根据病情进行第二次复位，首次复位和再次复位的间隔时间不能一概而论，应根据病情、病人、病史和术者技术程度而定。

4. 骨折手法操作要求

术者与助手思想要集中，全神贯注，操作熟练，动作灵活，刚柔并济，随证施治；施手法时尽量减轻患者的痛苦，以病人有舒适、松快、缓痛为宜；注意解剖关系，经络循行途径、血液循环及淋巴回流方向等。主要正骨方法为：手摸心会、拔伸牵引、提按端挤、摇摆触碰、夹挤分骨、折顶回旋、按摩推拿。

除了事先做好准备工作，使患者精神、肌肉放松外，还要注意对诊断不明的损伤和伴有脊髓压迫症状的不稳定性脊柱骨折病人、肌腱、韧带完全断裂或有部分断裂病人、手法后出现异常反应者及不适合做手法复位的病人要谨慎对待，严重者不予手法治疗。

（二）药物治疗要点

"今之正骨科，即古跌打损伤之证也。专从血论，须先辨或有瘀血停积，或为亡血过多，然后施以内治之法，庶不有误也。""其言内而不言外者，明乎伤在外而病必及内。其治之法，亦必于经络脏腑间求之。而为之行气，为之行血，不得徒从外涂抹之已也。"正如《正体类要》中述："肢体损于外，则气血伤于内，营卫有所不贯，脏腑由之不和。"说明机体的外伤，可导致内在气血、营卫、脏腑功能失调。因此，治疗骨折必须从机体的整体观念出发，根据患者的具体情况采用先攻后补、攻补兼施或先补后攻等不同方法，才能取得良好的效果。

1. 损伤初期（伤后 1 ~ 2 周内）

"血不活者瘀不去，瘀不去则骨不能接也。"因筋骨损伤，气滞血瘀，宜采用攻利法。治疗以活血化瘀、理气止痛兼顾。常用治法有攻下逐瘀法、行气活血法、清热凉血法、开窍活血法等。

（1）攻下逐瘀法：跌打损伤，必使血脉受伤，瘀血留滞，壅塞于经道，瘀血不去则新血不生。创伤后有瘀血停积者宜采用攻下逐瘀法，常用桃核承气汤、鸡鸣散、大成汤、黎洞丸等。攻下逐瘀法用苦寒泻下，药效峻猛，临床不可滥用。对年老体弱、气血虚衰、失血过多、慢性劳损、妇女妊娠、产后及月经期间应当慎用或禁用。

（2）行气活血法：气为血帅，气行则血行，气滞则血滞，气结则血瘀。血不活则瘀不能去，瘀血不去则新血不生。故损伤后有气滞血瘀者，宜采用行气活血法。此法适用于气滞血瘀，局部肿痛，无里实热证，或宿伤而有瘀血内结及有某种禁忌而不能猛攻急下者。常用活血化瘀为主的复原活血汤、活血止痛汤；行气为主的柴胡疏肝散、复原通气散；行气、活血并重的膈下逐瘀汤、顺气活血汤等。

（3）清热凉血法：寓活血于其中以祛瘀止血，又防寒凉过度，血遇寒则凝。适用于损伤后引起的瘀积化热，瘀热互结，或骨折后感染，火毒内攻，迫血妄行，热毒蕴结之证。身体素虚，脏腑本寒，肠胃虚滑等不可过用此法，以防寒凉太过。常用五味消毒饮、黄连解毒汤、犀角地黄汤、清营汤等。

（4）开窍通关法：伤后气血逆乱、气滞血瘀、瘀血攻心、神昏窍闭等急危重症出现，通过辛香走窜、开窍通关、镇心安神的药物进行急救。采用清心开窍法、豁痰开窍法、辟秽开窍法等法治疗，常用苏合香丸、安宫牛黄丸、紫雪丹、玉枢丹、行军散等。

2. 中期治法

损伤诸症经过初期治疗，肿痛减轻，但瘀肿尚未消尽，筋骨虽连而未坚，故损伤中期宜和营生新、接骨续损。治疗以和、续法为基础，即活血化瘀的同时加补益气血的药物，如当归、熟地黄、黄芪、何首乌、鹿角胶等，或加接骨续筋药物，如续断、补骨脂、骨碎补等。结合内伤气血，外伤筋骨的特点，常用合营止痛法、接骨续筋法。

（1）合营止痛法：损伤后虽经消、下等法治疗，而气血瘀滞、肿痛未尽之证，需要此法进行治疗。常用和营止痛汤、定痛和血汤、正骨紫金丹、七厘散、合营通气散等。

（2）接骨续筋法：损伤中期骨位已正，筋已理顺，筋骨已有连接但未坚实，尚有瘀血未去者。瘀血不去则新血不生，新血不生则骨不能和、筋不能续，治以接骨续筋药，佐以活血祛瘀。常用接骨活血汤、新伤续断汤、接骨丹、接骨紫金丹等。

3. 后期治法

损伤后期，正气必虚。根据"损者益之、虚则补之"的原则，采用补气养血、补养脾胃、补益肝肾的补法。由于损伤日久，病久入络，筋脉粘连，关节挛缩，复感风寒湿邪，以致关节酸痛、屈伸不利者颇为多见，对症当采用舒筋活络、温经除痹等法。损伤后期常用治法有补气养血法、补养脾胃法、补益肝肾法、温通经络法等。

（1）补气养血法：凡外伤筋骨，内伤气血，长期卧床，出现各种气血亏虚、筋骨痿弱等证候均使用补气养血药物，使气血旺而濡养筋骨。常用补气为主的有四君子汤，补血为主的有四物汤，气血双补的有八珍汤、十全大补汤。对骨折大出血而引起血脱者，补气养血法要及早使用，以防气随血脱，方选当归补血汤，重用黄芪。运用此法要注意，补血药多滋腻，素体脾胃虚弱者易引起纳呆、便溏，补血方内宜兼用健脾和胃之药。阴虚内热、肝阳上亢者，忌用偏于辛温的补血药。

（2）补养脾胃法：骨折损伤日久，耗伤正气，或由于长期卧床而导致脾胃气虚，运化失职者。治疗宜采用补养脾胃，以促进气血生化，使筋骨肌肉加速恢复。常用补中益气汤、参苓白术散、健脾养胃汤、归脾丸等。

（3）补益肝肾法："肝气衰，筋不能动"，肝主筋，肾主骨，损伤后期，年老体衰或筋骨痿弱，肢体关节屈伸不利，骨折愈合迟缓，临床补益时注意肝肾关系，肝为肾之子、肝肾同源，常用壮筋养血汤、生血补髓汤、健步虎潜丸、壮筋续骨丹等补益。

（4）温经通络法："劳者温之""损者益之"，骨折损伤后气血运行不畅，或阳气不足，腠理空虚，风寒湿邪滞留或筋骨损伤日久，气血凝滞，经络不通。使用温性或热性的祛风、散寒、除湿药物，佐以调和营卫或补益肝肾之药，达到祛除流注于骨与关节经络之风寒湿邪，使血活筋舒、关节滑利、筋络通畅。常用麻桂温经汤、乌头汤、大红丸、大活络丹、小活络丹等治疗。

以上治法是临证应用的一般原则，具体治疗时要灵活变通，如骨折肿胀不严重者，可直接用接骨续筋法，佐以活血化瘀药；开放性骨折，在止血后也应根据证候，运用上述疗法。骨折证候复杂，必须灵活变通，审慎辨证，正确施治。

（三）固定要点

为了维持骨折整复后的良好位置，防止骨折发生再移位，保持损伤组织正常愈合，在复位后必须予以固定。固定是治疗骨折的一项重要措施。中医骨伤科在手法复位后常用体外固定方法固定，选择柳木板、竹板、纸板等材料根据肢体的形态加以塑形制成适合各部位的夹板进行固定。夹板固定法是从肢体功能出发，充分利用扎带对夹板的约束力，固定垫对骨折端的防止或矫正成角畸形和侧方移位的效应力，肢体肌肉收缩活动时所产生的内在动力，克服移位因素，使骨折断端复位后保持稳定。

夹板固定一般不超过上下关节，因此影响关节的屈伸活动，并可早期进行功能锻炼，肌肉纵向收缩活动一方面可使两骨折端产生纵向挤压力，以加强骨折端的紧密接触，另一方面由于肌肉收缩时体积膨大，肢体的周径随之增大，可对夹板、压垫产生一定的挤压作用力，不仅加强骨折端的稳定性，并可起到矫正骨折端残余移位的作用。因此，按照骨折不同类型和移位情况，在相应部位放置适当的压力垫，并保持扎带适当的松紧度，可把肌肉收缩的不利因素转化为骨折愈合的有利因素。但肌肉收缩活动必须在医护人员的指导下进行，否则会引起骨折再移位。

肢体骨折后的移位，可由暴力作用的方向、肌肉牵拉和远端肢体的重力因素引起。即使骨折复位后，这种移位倾向依然存在，因此，应将肢体置于逆损伤机制方向的位置，防止骨折再移位。

夹板固定适用于四肢闭合性骨折、四肢开放性骨折及陈旧性四肢骨折运用手法整复成功者。但是较严重的开放性骨折、难以整复的关节内骨折、肢体肿胀严重伴有水疱者、难以固定的骨折、伤肢远端脉搏微弱，末梢血循环较差，或伴有的动脉、静脉损伤者要忌用夹板固定。

在夹板固定后要注意抬高患肢，以利于肿胀消退；密切观察伤肢的血运情况，特别是固定后 3～4 天内更应注意观察肢端皮肤颜色、温度、感觉及肿胀程度。如发现肢端肿胀、疼痛、温度下降、颜色紫暗、麻木、屈伸活动障碍并伴剧痛者，应及时处理。切勿认为是骨折引起的疼痛，否则有发生缺血坏死的危险；注意询问患者骨骼突出处有无灼痛感，如有持续性疼痛，则应解除夹板进行检查，以防压迫性溃疡发生；注意经常调节扎带的松紧度，一般在 4 日内，因复位继发损伤，局部损伤性炎症反应，夹板固定后静脉回流受阻，组织间隙内压有上升的趋势，可适当放松扎带，改善血液循环，扎带松弛时应及时调整扎带的松紧度，保持 1cm 的正常移动度；定期进行 X 线检查，了解骨折是否发生再移位；指导患者进行合理的功能锻炼等事项，才能取得良好的治疗效果。夹板固定时间的长短应根据骨折临床愈合具体情况而定，达到骨折临床愈合标准，方可解除夹板固定。

（四）功能锻炼要点

功能锻炼古代称为"导引"，主要是通过肢体运动的方法来治疗骨折，使皮肉、筋骨、脏腑、气血及经络结合起来达到治疗目的。

损伤后，由于瘀血凝滞、脉道不通，从而导致肢体疼痛肿胀。有效地功能锻炼可促进肢体气血流通，促进静脉血液、淋巴液的回流，达到活血化瘀、消肿定痛的目的。肌筋劳损，损伤后期或年老体衰，肢体气血不畅，致使筋失所养、筋肉萎缩而见肢体酸痛麻木、活动不利，功能锻炼可以使肢体气血通畅。筋肉得养、关节滑利、肌肉容积增加而减轻损伤肢体的萎废。

骨折复位后在有效固定的同时，进行三期功能锻炼，可促进肢体的愈合与肢体功能的恢复。早期进行骨折周围肌肉不带动关节活动的等长收缩，在消除组织肿胀的同时可增加骨折两断端的压应力，有效地促进骨折的愈合。骨折中、后期通过伤损肢体肌肉带动关节活动的等长收缩，在促进肢体气血流通、利于骨折愈合的同时，还能及时改善伤损肢体的运动功能从而缩短病程。肢体活动减少是骨质疏松的重要原因之一，而伤损肢体长期固定又是产生关节粘连、僵硬强直的常见原因。坚持功能锻炼是促进钙盐在骨骼中沉积最简单、最有效的方法。因此，伤损患者进行功能锻炼，可以促进伤肢的气血流通、舒筋活络，减轻或消除关节粘连、避免关节僵硬强直。

1. 局部锻炼

骨折患者局部锻炼，具有独立性，互不相连，活动量小，每个动作的临床意义明确，具有促进局部组织的血液循环，消除肿胀，减少疼痛，防止组织粘连、关节僵硬、肌肉萎缩、关节失稳等作用。在骨折早、中期，嘱患者在复位固定后，骨折周围肌肉进行不带动关节运动的等长收缩锻炼，有促进血液循环、改善静脉回流、消肿止痛的作用，通过肌肉的收缩，可增加骨折端的应力，从而促进骨折的愈合。

2. 全身锻炼

骨折后为了增强体质、促进愈合，进行肢体的全面锻炼，锻炼时做到外动内静、动中有静，身心结合，对调和气血，促进协调脏腑功能有积极作用，常能弥补药物治疗的不足。如有明显的伤病，采用局部锻炼为宜。

3. 器械辅助

采用器械辅助进行锻炼主要是方便伤肢关节的主动活动，增加关节活动的范围、力量，恢复损伤肢体各关节的协调活动。多用于损伤后期的康复锻炼，促进脏腑气血和肢体功能的协调运动。

第二节　脱位病

一、脱位病的生理与病理特点

在人体运动中，骨是杠杆，骨骼肌作用于杠杆而产生动作，关节就成为动作的枢纽或支点。"筋为刚""束骨而利关节"，言筋的功能坚劲刚强，能约束骨骼。筋的主要功用是连属关节，络缀形体，主司关节运动。关节的稳定和平衡主要依靠骨骼、韧带和肌肉的维持，骨骼和韧带维持静力平衡，肌肉起定力平衡作用。当外来暴力超过维持关节稳定因素的生理保护限度，构成关节的骨端即可突破其结构的薄弱点而发生脱位。

筋急则拘挛，筋弛则痿弱不用，凡扭伤、挫伤后，可致筋肉损伤，局部肿痛、青紫，关节屈伸不利，筋附着于骨的表面，脱位时关节周围筋膜大多有损伤。关节脱位后，关节囊、韧带、关节软骨及肌肉等软组织也有损伤，另外关节周围肿胀，可有血肿，若不及时复位，血肿机化，关节粘连，使关节不同程度丧失功能。

《世医得效方》对肩、肘、髋等关节的解剖结构特点已有相当的认识，提出"凡脚手各有六出臼、四折骨"，指出髋关节是杵臼关节，"此处身上骨是臼，腿骨是杵，或出前，或出后"，须用手法整顿归原。脱位多发生于活动范围较大、活动较频繁的关节，如肩关节、肘关节、髋关节及颞颌关节等，主要是构成关节的骨关节面脱离了正常位置，发生关节功能障碍而导致的。少儿时期关节周围韧带和关节囊柔软，不易撕裂；关节软骨富有弹性，缓冲作用大，虽遭受暴力的机会多，但不易脱位，而常常造成骨骺滑脱。关节的局部解剖特点及生理功能与发病密切相关，如肩关节的关节盂小而浅，肱骨头较大，同时关节囊的前下方较松弛且肌肉少，加上关节活动范围大，活动较频繁,受伤机会较多,故肩关节较易发生脱位。根据损伤程度脱位一般分为全脱位、半脱位、中心性脱位和骨错缝。在临床检查中运用四诊常能诊断明确。

二、脱位病的常用辨证思维

1. 关节结构辨证

每个关节都包括关节囊、关节腔和关节面三种基本结构,构成关节的骨端接触面即关节面,上面覆盖光滑的透明软骨和纤维软骨。关节囊的内层是滑膜,能分泌滑液,以润滑关节,减少关节运动时的摩擦,并营养关节面;外层由坚韧而富于弹性的纤维层构成,既起连接作用又可稳定骨端,有利于关节的正常运动。一个关节是否容易发生脱位,除因外力作用于关节的方向及受伤时关节所处的位置外,主要取决于受伤关节的解剖特点。不同关节类型的稳定程度,因其关节臼窝深浅及关节周围韧带强弱而有所不同。例如髋关节的臼窝较深,可容纳股骨头的大部分,接触面积大,而且周围又有强韧的韧带,所以比较稳定,不容易脱位。而肩关节的关节盂小而浅,肱骨头主要是由关节唇和关节囊所包绕,周围韧带较薄弱,故不甚稳定,易于脱位。因此,在临床辨证时要根据关节的解剖结构来判断是否发生脱位。

2. 病因性质辨证

损伤性脱位多由直接或间接暴力作用所致,其中间接暴力(传达、杠杆、扭转暴力等)引起者多见。如患者在肩关节外展、外旋和后伸位跌倒时,不论是手掌或肘部着地,地面的反作用力都可向上传导,引起肩关节脱位。当髋关节屈曲90°时,如果膝前方遭受暴力作用,则可造成髋关节后脱位。不论跌仆、挤压、扭转、冲撞、坠落等损伤,只要外力达到一定程度,超过关节所能承受的应力,就能破坏关节的正常结构,使组成关节的骨端运动超过正常范围而引起脱位。

但某一些关节在遭受达到脱位程度的暴力打击时仍不易脱位,其主要是与年龄、性别、体质、局部解剖结构特点等有关。如儿童因体重较轻,关节软骨富有弹性,缓冲作用大,关节周围韧带和关节囊柔软而不易撕裂,虽遭受暴力,却不易脱位(小儿桡骨头半脱位除外)。

另外,有先天性发育不良,体质虚弱,关节囊和关节周围韧带松弛,较易发生脱位,如先天性髋关节脱位。过度膝外翻及股骨外上髁发育不良等,是髌骨习惯性脱位的病理基础。关节内病变或近关节的病变,可引起骨端或关节面损坏,引起病理性关节脱位。如化脓性关节炎、骨髓炎等疾病的中、后期可并发关节脱位。因此,在辨证关节脱位时除了遭受外力作用外还要考虑自身的生理解剖和病理因素。

3. 脱位的分类

在诊断脱位时要充分考虑分析产生脱位的原因、外力性质、时间长短、程度大小等，只有充分考虑，合理辨证分类，才可以制定合理、科学的对症治疗方案。针对产生原因可分为外伤性脱位、病理性脱位、习惯性脱位、先天性脱位；按照脱位的方向分为前脱位、后脱位、上脱位、下脱位及中心性脱位；依照脱位时间可分为新鲜性脱位和陈旧性脱位；按照脱位程度分为完全脱位、不完全脱位、单纯性脱位、复杂性脱位；按脱位是否有创口与外界相通分为开放性脱位和闭合性脱位。总之，要在各种综合因素下分析并且快速形成脱位的分类。

三、脱位病的诊查技巧

（一）一般症状诊查

1. 疼痛和压痛

关节局部出现不同程度的疼痛，活动时疼痛加剧。单纯关节脱位的压痛一般较广泛，不像骨折的压痛点明显。

2. 肿胀

单纯性关节脱位，肿胀多不严重且较局限。合并骨折时多有严重肿胀，伴有皮下瘀斑，甚至出现张力性水疱。

3. 功能障碍

任何已脱位的关节，都将完全丧失或大部分丧失其功能，包括主动运动和被动运动，有时可影响到协同关节的运动，如踝关节脱位后会影响距下关节的运动。

（二）特有体征诊查

1. 关节畸形

关节脱位后，骨端脱离了正常位置，关节骨性标志的正常关系发生改变，破坏了肢体原有轴线，与检测对比不对称，因而发生畸形。如肩关节前脱位呈方肩畸形。肘关节后脱位呈靴样畸形；髋关节后脱位时下肢呈屈曲、内收、内旋和短缩畸形。

2. 关节盂空虚

构成关节的一侧骨端部分，完全脱离了关节盂，造成关节盂空虚，表浅关节比较容易触摸辨别。如肩关节脱位后，肱骨头完全离开关节盂，肩峰下出现凹陷，触摸时有空虚感。

3. 弹性固定

脱位后骨端位置改变，关节周围未撕裂的肌肉痉挛收缩。可将脱位后的骨端保持在特殊位置上，若对脱位关节做被动运动时，虽有一定活动度，但存在弹性固定力，当去除外力后，脱位的骨端又回复到原来的特殊位置。

4. 脱出骨端

关节脱位后往往可以触摸到脱位的骨端，如肩关节前脱位，在喙突或锁骨下可扪及肱骨头；髋关节后脱位在臀部可触及股骨头。

四、脱位病治疗要点

1. 手法治疗要点

脱位治疗的目的是恢复受损关节的正常解剖关系及功能。一般根据脱位的方向和骨端所处的位置，选用适当的手法进行整复。手法操作时先用对抗牵引或持续骨牵引使之离而复合，所有手法实施前都要以牵引手法为基础。再根据造成关节脱位的损伤机制，通过拔伸、屈伸、提按、端挤等手法，利用杠杆原理将脱位的骨端轻巧的回纳，使脱出的骨端沿发病原路通过关节囊破裂口送回正常位置，恢复关节面的正常关系。

但关节脱位未能在2~3周内复位，关节囊内、外血肿机化，瘢痕组织填充在关节腔内，关节周围软组织粘连、挛缩，此时整复会增大困难，如活动范围尚有仍可采用手法复位，如果长期处在畸形位置，手法无法整复时就需要采用手术复位来恢复功能。

2. 药物治疗要点

在损伤初期（伤后1~2周内）应以活血化瘀为主，佐以行气止痛，可内服用活血止痛汤、肢伤一方、云南白药等，外用选活血散、消肿止痛膏等。损伤中期（2~3周内）应以和营生新、接骨续筋为主，内服选用壮筋养血汤、肢伤二方等，外用可选用接骨续筋药膏、舒筋活络药膏等。受伤3周以后，应补养气血、补益肝肾、强筋壮骨，内服补肾壮筋汤、肢伤三方等，外用选五加皮汤、海桐皮汤熏洗。

3. 固定要点

固定是脱位整复后巩固疗效的重要措施，将肢体固定在功能位，或关节稳定的位置上，可减少出血，使损伤组织迅速修复，并可预防脱位复发和骨化性肌炎。一般脱位应固定2~3周，不宜太长，否则容易发生组织粘连、关节僵硬，影响疗效。

4. 功能锻炼要点

脱位后功能锻炼可以促进血液循环，加快损伤组织的修复，预防肌肉萎缩、骨质疏松及关节僵硬等并发症的发生。需要注意锻炼活动范围由小到大，循序渐进，持之以恒，但又要防止活动过猛，尤其要避免粗暴的被动活动。

第三节　筋伤病

一、筋伤病的生理与病理特点

筋是筋经、筋膜、肌腱、韧带、肌肉、关节囊、关节软骨等组织的总称。人体的筋都附着于骨上，大筋联络关节，小筋附于骨外。"筋为刚"，是说出了能连属关节功能外还有保护骨组织的坚韧刚强特点，筋是骨的外层保护层，筋与骨骼的关系十分密切，两者互相影响。

"肝之合筋也，其荣在爪也"，说明肝主筋，主关节运动。全身筋肉的运动与肝有密切关系。运动属筋，而筋又属肝，肝血充盈才能养筋，筋得其濡养，才能运动有力而灵活。"肝气衰，筋不能动"，肝血不足，血不养筋，则出现手足痉挛、肢体麻木、屈伸不利等症，而筋伤也会危及肝之气血。

凡跌打损伤，筋必首当其冲，受伤机会最多。凡扭伤、挫伤后可致筋肉损伤，局部肿痛、青紫，关节屈伸不利；骨折时由于筋附着于骨的表面，筋往往首先受伤；关节脱位时关节周围筋膜也多有损伤，所以在治疗骨折、脱位时首先应考虑筋伤的因素。慢性的劳损也可导致筋的损伤，如"久行伤筋"，说明久行过度疲劳，可导致筋的损伤，临床中筋伤机会非常大，骨折、脱位必定有筋伤。

受到暴力打击、重物挫压、不慎跌仆、强力扭转等均可引起筋伤。受伤后筋肉或损或断，络脉随之受伤，气血互阻，血肿形成，引起疼痛和功能障碍。急性筋伤如果不及时进行有效的治疗，迁延日久则瘀血凝结，局部组织可有肥厚、粘连，以致伤处气血滞涩、血不荣筋，导致筋肉挛缩、疼痛、活动受限，变为慢性筋伤。除急性筋伤转为慢性筋伤外，在日常生活中一些部位劳动频繁、活动过度，可致筋肉疲劳与磨损，气血不畅，动作乏力、疼痛，导致的慢性筋伤。

"若素收风寒湿气，再遇跌打损伤，瘀血凝结，肿硬筋翻"，机体在筋伤之后，局部气血搏击，血运滞涩，风、寒、湿邪必然乘虚侵袭，伤瘀挟痹，经络失于温煦。瘀血难化，筋肉则僵硬痿弱，筋伤恢复缓慢，病程较长。

二、筋伤病的常用辨证思维

1. 外力性质辨证

间接暴力使肢体和关节突然发生超出正常生理范围的活动，外力远离损伤部位，发病却在关节及关节周围的筋膜。肌肉、肌腱、韧带、软骨盘过度扭曲、牵拉，引起的损伤、撕裂、断裂或错位属于扭伤。直接暴力打击或跌仆撞击、重物挤压等作用于人体，引起该处皮下、筋膜、肌肉、肌腱等组织损伤属于挫伤。挫伤以直接受损部位皮下或深部组织损伤为主，轻则局部血肿、瘀血，重则肌肉、肌腱断裂，关节错位或神经、血管的严重损伤。钝性物体的推移或旋转挤压肢体，造成以皮下及深部组织为主的严重损伤，往往形成皮下组织、筋膜、肌腱、肌肉组织或神经、血管俱伤，并且易造成局部的发炎、感染和坏死，属于碾压伤。

2. 病理性质辨证

外力作用于肢体，造成筋膜、肌肉、韧带的络脉受伤，血离脉道，瘀血凝结、停滞，但无筋膜、肌肉、韧带的撕裂，或虽有微小的撕裂，但不至于引起严重的功能障碍，此类病理表现属于瘀血凝滞。外力作用于肢体后造成筋弯、筋翻、错缝等，局部有瘀肿，仔细触摸可发现肌腱、韧带等位置有改变，此类改变属于筋位异常。外力作用下造成肢体肌肉、肌腱、韧带的断裂，伤后导致肢体严重的功能障碍和明显的局部疼痛、肿胀、瘀斑、畸形等表现，为断裂伤。

3. 损伤病程辨证

突然暴力所引起的，不超过 2 周的新鲜的筋损伤，有明显的外伤史，局部疼痛、肿胀、血肿及瘀斑、功能障碍等症状明显，属于急性筋伤。若患者体质较差，治疗延误，或急性筋伤治疗不当、不彻底，超过 2 周的损伤为慢性筋伤，此阶段主要表现为筋伤断裂，老弱患者劳损性筋伤，日久可出现肌肉僵凝，肌力柔弱，局部苍白、浮肿等症状。

三、筋伤病的诊查技巧

1. 一般症状的四诊结合

筋伤后损伤局部脉络破裂，营血离经，壅滞于肌肤腠理之间，故而出现血肿、瘀斑。局部气血流通受阻，运化失常，水湿停留而出现水肿。因此在筋伤后可以望局部看到血肿、瘀斑、水肿等症状。各种损伤后均有疼痛，疼痛程度大小与损伤程度有关，在损伤后可以触诊局部，结合望诊观察患者的疼痛，肌腱和肌肉损伤、断裂，失去静力平衡和动力来源，或神经损伤肌肉失去主观支配，或因疼痛引起肌肉全身性痉挛，肢体功能出现障碍，但部分筋伤后功能障碍不明显，就需要动静结合进行诊查。也可用辅助检查进行诊断，肌腱、肌肉撕裂、断裂者，用 X 线明确诊断，局部肌腱、肌肉无断裂者，浅表彩超也可诊断。

2. 筋伤特殊体征

无论是急性筋伤还是慢性筋伤，都要仔细确定主要的压痛点，压痛部位往往就是病灶所在，这对诊断筋伤尤为重要。同时要注意检查关节活动功能及关节有无异常活动，如膝内侧副韧带完全断裂时膝外翻的角度必定增大。慢性筋伤的症状缺乏典型的演变过程。因患病部位不同，劳损的组织结构不同，各有不相同的症状，因此，压痛点对慢性筋伤的诊断很关键。

急性筋伤有时候常与风湿肿痛、湿热流注混淆，临床诊断时要仔细鉴别。虽然都有急性损伤的表现，但是风湿肿痛多无明显的外伤史，局部红肿但无青紫、全身的发热等；湿热流注则有较重的全身症状，如发热，汗出而热不解等，可以相鉴别。

筋伤后由于肌腱附着点的牵拉、损伤神经等原因可引起骨质撕脱、神经损伤、损伤性骨化、关节内游离体、骨性关节炎等并发症。

四、筋伤病治疗要点

（一）手法治疗要点

筋伤后由于肌肉、肌腱、筋膜、韧带、关节囊等处发生痉挛和疼痛，日久损伤组织可出现不同程度的粘连，加重局部疼痛和挛缩，所谓"不通则痛"。手法治疗能起到舒筋活络、消肿止痛、活血化瘀、温经散寒、整复错位、调正骨缝、松解粘连、消除狭窄、滑利关节的作用，有利于组织的修复。通过手法加强了损伤组织的血液循环，使局部组织温度升高，促进损伤组织的修复；在适当的刺激下，提高了局部组织疼痛的阈值，促进损伤引起的血肿、水肿的吸收，消除局部的无菌性炎症；使紧张和痉挛的肌肉得以松弛、粘连松解，从而解除其紧张痉挛状态，消除疼痛，达到"松则通，通则不痛"。

操作时要注意新伤手法宜轻，陈伤手法操作宜重。手法轻时不宜虚浮，手法重时切记粗暴，要求稳重有力；对骨节间微有错落不合缝或筋走、筋翻、肿痛、强直者，可将受伤关节做一次或两次伸屈、旋转活动，其活动范围在生理活动限度内，既利于筋络骨节的舒顺又不致引起新的损伤；新伤局部血脉损伤、皮下出血、肿胀较重者，可用拇指或掌根部做按法，既有消散肿胀又有压迫止血的作用；四肢关节重症筋伤，肿痛剧烈者。当肿痛渐消、骨折渐愈时，可用理筋手法帮助关节做伸屈、旋转，操作时切记猛烈屈伸。

（二）药物治疗要点

筋伤的药物治疗是在辨证施治的基础上，贯彻局部与整体兼顾的原则，临床可根据病情有针对性的选用。

1. 筋伤初期（1~2周）

对气血瘀滞较甚，肿痛明显的患者，治宜活血化瘀、行气止痛。可内服桃红四物汤、复元活血汤、血府逐瘀汤、柴胡疏肝散等。外用消肿止痛膏、三色敷药、定痛散等。

2. 筋伤中期（3~6周）

临床表现为患部肿痛初步消退，但筋脉拘急并未全部消除。治宜舒筋活血、和营止痛。内服舒筋活血汤、和营止痛汤、定痛和血汤等，外用海桐皮汤、丁桂散、伤湿止痛膏等。

3. 筋伤后期（6周以后）及慢性劳损

因损伤日久，耗损气血，肝肾亏虚，又常兼风寒湿邪侵袭，局部疼痛乏力，活动功能障碍，阴雨天则症状加重，或有肌肉萎缩、麻木不仁。治宜养血和络，强筋壮骨、祛风宣痹为主。方用大活络丹、独活寄生汤、补肾壮筋汤等，外用上下肢洗方、八仙逍遥汤、健步虎潜丸等。

（三）固定要点

及时、适当的外固定有利于减轻疼痛，解除痉挛，预防重复损伤、加重损伤，维持治疗效果，减少并发症和后遗症的发生。在临床上，一般筋伤通过手法及药物治疗和适当休息可不用固定，但对于较严重的筋伤，如肌腱、韧带的断裂伤等，需要进行固定。常用的固定方法有绷带固定法、弹力绷带固定法、胶布固定法、纸板固定法和石膏固定法，以及现代的支具固定法。

（四）功能锻炼要点

功能锻炼是筋伤治疗的不可或缺的部分，也是治疗损伤后，康复过程中进行自我功能锻炼的一种方法。是加速损伤愈合，防止肌肉萎缩、关节粘连和骨质疏松，帮助肢体恢复正常功能活动的一项重要步骤。因此，在功能锻炼中要讲究动静结合、循序渐进的原则。

第四节　内伤病

一、内伤病的生理与病理特点

气血运行于全身，周流不息，外而充养皮肉筋骨，内而灌溉五脏六腑，气血与人体的一切生理活动密切相关。气有先天和后天之分，两者互相结合而形成"真气"，成为人体生命活动的源泉，也可以说是维持人体生命活动最基本的力量。真气形成后沿着经脉分布到全身各处，与各个脏腑、组织的特点结合起来。它的主要功能是推动一切生理活动，温煦形体，防御外邪入侵，输布、化生、固摄血和津液。

血形成之后，循行于脉中，依靠气的推动而周流于全身，营养着各个脏腑、器官、组织。"肝受血而能视，足受血而能步，掌受血而能握，指受血而能摄"，说明全身脏腑、皮肉、筋骨都需要得到血液的充足营养，才能进行各种生理活动。

精是构成人体和维持生命活动的基本物质，即肾的先天之精和水谷的后天之精。"以温肌肉，充皮肤，为其津"，津多散布于肌表，渗透润泽皮肉、筋骨，起温养充润作用。津液和调，变化而赤为血，津液流注、浸润关节、脑髓之间，以滑利关节，濡养脑髓和骨髓，同时润泽肌肤、筋膜、软骨，即所谓填精补髓。

"肝主筋，肾主骨，脾主肌肉"，肝主筋、藏血，肝血充盈，筋得所养。肾主骨、藏精气，精生骨髓，骨髓充实，则骨骼坚强。脾主肌肉，人体的肌肉依赖脾化生气血濡养。以上都说明人体脏腑与筋骨气血有密切的关系，调整脏腑的活动功能，可使体表组织、肌肉等症状消失。反之体表组织、筋肉、肌腱损伤也会影响脏腑的功能。

当人体受到外力损伤后，常可导致气血运行紊乱，而产生一系列病理变化。损伤后气血的运行不得流畅，体表的皮肉筋骨将失去濡养，以致脏腑组织的功能活动发生异常，而产生一系列的病理变化，所以气血与损伤的关系是损伤的核心病机。损伤后导致的伤气有气滞、气虚、气闭、气脱，伤血后导致血瘀、血虚、血热等症状。损伤后脏腑气血出现失调，必然会影响三焦气化，妨碍津液的正常运行导致病变。津液不能滋润出现口渴、咽干、大便干结、小便短少，重伤旧病常能严重耗伤津液。损伤而致津液亏损时，气血也随之受损，常见气随液脱，耗津伤血。筋骨相连，骨折必然引起伤筋，筋伤内动于肝，而肝血不充，无以润筋，筋失濡养影响修复。全身肌肉的营养依赖脾胃的健运，脾胃功能好，四肢活动有力，损伤后容易恢复；反之脾胃受伤，则肌肉瘦削，四肢疲倦，举动无力，伤后不易修复，损伤后要注重调理脾胃，使气血得以濡养身体。

二、内伤病的常用辨证思维

（一）内伤性质辨证

1. 伤气

由于负重用力过度，或举重，屏气闪失，以及跌仆闪挫，击撞胸部等，致使气机运行失常的病症。伤气又分为气机运行不畅的气滞；气机卒然壅滞，闭阻不宣的气闭；气机循行失常而向上冲逆的气逆；气伤虚弱而导致全身或其一脏腑、器官、组织的功能不足或衰退的气虚，以及因骤然损伤，正气耗竭而脱的气脱。

2. 伤血

当机体受到跌打冲撞，碾轧挤压等外力作用，伤及筋脉血络，以致损伤出血，血溢脉外，或离经之血不去导致瘀血内停产生伤血病症。包括血液在损伤局部循行不畅，或停积于皮下、肌肤之间，或蓄积于脏腑、体腔之内的瘀血；损伤后离经之血从窍道向外溢出的出血（如咯血、吐血、尿血、便血），以及向胸腔、腹腔等大量溢出者；损伤失血过多，或素体虚弱营养不足，久伤不愈而发生的血虚；严重创伤或大量出血而导致的血脱；损伤后瘀血郁而化热，或损伤又兼感热邪而发生的血热。

3. 气血两伤

由于气与血关系极为密切，两者互为依存不可分离，伤血必伤气，伤气必及血，故虽有偏重，但临床上气血两伤之证常同时并见。

4. 伤经络

经络为气血的通道，沟通上下内外，调节体内各部分通路。经络内贯脏腑，外达肌表，网络全身，外力作用于人体，可伤及十二经脉、奇经八脉、十五络脉及经别、经筋等，损伤后经络会出现相应部位的证候。

5. 伤脏腑

伤脏腑包括外力直接作用和间接作用两个方面。直接作用是外力由外入内直接引起脏腑器官的实质性伤害，如挫伤、破裂伤等；间接作用是外力作用于人体发生损伤后引起人体某些脏腑功能发生病变，如伤后咳喘、伤后呕吐、伤后失眠、伤后癃闭等。

（二）内伤部位辨证

1. 头部内伤

头部内伤的病变较多，主要有脑震荡、颅内血肿、脑挫裂伤和脑干损伤等。

2. 胸胁部内伤

胸胁部的内伤主要包括胸胁部脏器的挫伤、屏气伤、胸壁破损等。

3. 腰腹部内伤

由于胸腹部为人体多种脏器内居之处。所以，不论腹壁挫伤或其他损伤，多可导致脏器的直接损伤或功能障碍而发生严重的内伤病症。

三、内伤病的诊查技巧

（一）一般症状四诊诊查

1. 全身诊查

轻微的损伤一般无全身症状。一般内伤，由于气滞血瘀，经络阻滞，脏腑不和，常有神疲纳呆，夜寐不安，便秘，舌紫暗或有瘀斑，脉浮数或弦紧，需要望、闻、问、切四诊结合综合诊查。通过望诊、问诊可以辨别：气逆，血蕴于肺脏，患者有胸胁满闷，喘咳少气；亡血过多，患者望诊可见烦躁，问诊可见口渴、小便短少；瘀血攻心，患者望诊、问诊可见昏愦不知人事。严重内伤一定要望神色，问具体情况，切诊脉象，触诊温度、感觉等。

2. 局部诊查

内伤往往可出现不同部位的症状。气血阻滞者可在局部触诊有无明显压痛点、灼热、肌肉反射、范围局限程度。损伤部位在头部可见头痛，伤在胸胁者可见胸部压痛。此时望诊亦很重要，胸部受伤可见咳嗽、呼吸不畅，损伤局部可见肿胀、瘀斑、青紫及功能障碍。

（二）特殊症状诊查

内伤除一般症状外还有气血、经络、脏腑的特殊症状，有些可危及生命，必须辨别诊查清楚，以助诊断。伤气后轻者望诊可见咳喘、呃逆、呕吐、少气懒言，严重者望诊可见昏迷不醒、意识失常、晕厥、高热昏迷等症状。

四、内伤病的治疗要点

由于内伤主要是由外力作用导致的，病理变化主要是体内气血和脏腑受损，治疗内伤应以气血为纲，同时调理脏腑为基本治疗原则，运用整体观念采用辨证施治方法进行以内外药物疗法为主，兼配以针灸、按摩、理疗等治疗。

1. 闭证治疗要点

闭合性颅脑与严重肢体损伤，往往会产生闭证。闭证属实证，是由于伤后气机不利，闭塞机窍所致。骨伤科内伤的闭证多为气闭，其治疗以开闭通窍为主，一般采用急救措施。一般处理：患者平卧，保持安静，避免过多搬动；迅速检查伤情，密切监视血压、脉搏、呼吸等生命体征；注意保暖和防暑，维持正常体温。对症治疗：若呼吸、心跳停止应立即予以心肺复苏等急救措施。开窍通关法：若伤者气闭昏迷不醒，可采用取嚏开窍及熏鼻开窍等急救方法，以及灌服苏合香丸使之苏醒。针灸疗法：体针选取涌泉、足三里、人中为主穴，内关、太冲、百会为配穴，昏迷加十宣，素髎。

2. 脱证治疗要点

内伤脱证类似于现代医学的休克，是因为机体受到严重损伤后大量出血，剧烈疼痛，组织坏死、分解，代谢产物释放等导致神经、内分泌、新陈代谢等功能紊乱。表现为面色苍白、四肢厥冷、呼吸急促、血压下降、脉微欲绝、昏迷不醒等。临床分为亡阳和亡阴，治疗以回阳固脱，救阴敛阳为主要法则。一般处理：保持安静，避免过多的搬动，注意保温与防暑，维持正常体温。让患者平卧，头部略微放低，以增加头部气血流通的速度。因头部损伤引起虚脱的伤员则应取头侧偏位，以防舌后坠或呕吐物阻塞呼吸道而致窒息。对症处理：内出血者，应立即采用有效的止血方法进行止血，必要时手术治疗；对因剧烈疼痛引起的脱证，适当给予止痛剂；虚脱者往往感到寒冷，适当维持正常体温，以免受寒；因亡血引起的脱证，应及时、快速、足量补充有效循环量；某些系统功能衰竭往往是脱证的并发症，故在治疗脱证时应及早考虑到某些功能衰竭的预防和治疗。针灸治疗：针灸可行气活血，镇痛解痉，回阳固脱，调和阴阳。

常用穴位选择人中、十宣、涌泉、百会、劳宫、中冲、内关、合谷等穴。中药内治：气脱宜补气固脱，急用独参汤；血脱宜补血益气固脱，用当归补血汤或人参养荣汤加减；亡阴宜益气养阴，用生脉散合增液汤加减；亡阳宜回阳固脱，用参附汤加减。

总之，闭脱之证，均属急危重症，临证时应予以区分。一般内伤闭证比较多见，脱证比较少见，有时二者兼见。对于闭证、脱证及闭脱互见者，要注意病情的发展和转归，闭证可因失治误治发展为脱证，使病情进一步加重。闭证以开闭、通关开窍、祛邪治标为主；脱证以扶正固脱治本为主。

第五节　骨病

一、骨病的生理与病理特点

皮肤位于体表，为人体之壁，有赖于卫气的充养，有着护卫机体，控制汗孔的功能。肌肉是人体肢节运动的主动力，主收缩，能使肢体运动。皮肉功能的正常发挥有赖于卫气营血的濡养。而营卫气血的生成则有赖于肺脾两脏，肺气充足，宣发正常，则卫气和津液得以布散全身。脾气健运，则生化有源，肌肉得以充养。阳经经络多起自四肢爪甲，终于头面，内行于胸腹空廓，但不入于脏腑。人体的筋都附着于骨节，筋经相连，因此，筋有联络骨骼，维持肢节活动功能。"肝主筋，其华在爪"，肝血充足，筋得濡养，才能坚韧有力。"骨为干"，骨主要支持人体，保护内脏。而骨还内藏精髓，与肾的生理功能密切相关。肾藏精，精生髓，合骨者肾也。肾气的充盈对骨的生长、发育、壮健有重要作用。

人体各脏腑组织只有得到真气的激发，才能发挥各自的功能，气在全身周流不息，来维持脏腑经络的生理活动，因此，"人之有生，全赖此气"。血形成以后循行于全身，内至五脏六腑，外达四肢百骸，"血和经脉流行，营复阴阳，筋骨劲强，关节清利矣"。

"腠理发泄，汗出溱溱，是谓津。谷入气满，淖泽注于骨，骨属屈伸，泄泽，补益脑髓，皮肤润泽，是谓液。"津液多布散于肌表，渗透并润泽皮肉筋骨，有温养充润的作用，多藏于骨节、筋膜、颅腔之间，以滑利关节，充养骨髓，滋养脑髓。津液的生成、输布和代谢，有赖于气的升降出入，如肺、脾、肾、三焦、膀胱等的气化功能；反之，气也要津液的运载，才能发挥其生理功能。血与津液，都以营养、滋润为其主要功能。津血互生，血液得到津液的不断补充才能在周身环流不息。

无论是外伤皮肉筋骨或是内伤脏腑经络，均会影响气血津液的正常运行，导致机体功能紊乱而产生一系列病理变化。气血循行发生障碍，体表的皮肉筋骨与体内的五脏六腑失去濡养，以致脏腑功能失常，进而又导致局部气血凝滞，导致骨病的发生，如痈疽、流痰、流注等疾病都是这种病理变化的结果。

气血是整个机体生理与病理的根本，津液、脏腑、筋骨的濡养是以气血为本，而导致发生骨病的病理也是以气血发生改变为基础，继而影响脏腑、津液展现为皮肉、筋骨的病理表现。风、寒、暑、湿之邪侵入机体迁延日久，由浅入深，由经络而侵入脏腑发生骨痹；津液、气血、脏腑发生病变而导致骨痿；外感邪毒，湿热内生，深窜入里，留于筋骨，致经脉被阻，气血不和，或外伤致瘀血凝滞于筋骨，复感毒邪，最终化热酿脓而发为骨疽；体质虚弱，骨骼娇嫩，或有所劳损，肾气亏损，以致气血失和，痰浊凝聚，留于骨骼而发为骨痨；肾火郁遏，气血瘀结，或先天不足，骨络空虚，兼受外伤，气血长期瘀结而致骨肿瘤；风、寒、暑、湿、燥、火等六淫邪气致病首先会影响气血，致使气血的病变，再发展为五脏六腑病变，导致气血、津液、阴阳的失衡而致骨病。

二、骨病的常用辨证思维

1. 骨病性质辨证

具有筋骨、肌肉、关节的酸痛、麻木、重着、伸屈不利、关节肿胀性质的为骨痹；肢体筋脉弛缓，软弱无力，甚则手不能握物，足不能任身，肘、腕、膝、踝等关节知觉脱失，渐至肌肉萎缩不能随意运动的为骨痿；起病初见寒热往来，痛处多漫肿无头，推之不移，疼痛彻骨，皮色不变，继则筋骨疼痛如锥刺，甚至肢体难以屈伸转动，久则郁而化热，肉腐成脓，溃后稀脓淋沥不尽、腥秽，不易收口，形成窦道，或有死骨脱出的为骨疽；骨与关节发生的寒性脓肿，溃后难敛，常流稀薄如痰的脓液，后期出现虚劳现象的为骨痨；具有骨组织局限性肿大，疙瘩叠起，坚硬如石，紧贴于骨，推之不移性质的为骨肿瘤。

2. 病理因素辨证

骨病发生外因多与六淫有关，例如寒邪主收引，易致疼痛，致病后遇寒加重疼痛，筋脉失于温煦而挛缩；湿邪伤肉、伤脾胃，致病后肢体肿胀麻木，腹痛、腹胀不舒；火热伤阴，腐肉为脓，致病后灼伤津液，筋脉骨肉枯萎。邪毒侵入人体后，引起邪毒感染，轻者可见局部红、肿、热、痛，重者腐肉为脓，肢体坏死，甚至全身化脓性感染。气血运行失常，局部气血瘀滞不同，有偏盛偏衰，有虚有实，有寒有热等变化，会发生骨痹、骨痿、骨疽、骨痨等病症。津液输布正常可濡养全身，如果不得输化则变为痰饮，痰随气升降于人体各部位，无处不到，引起各种病变，津血同源，痰为津液之变，瘀为血液凝滞，两者发病常互为兼夹。

"五脏相通，移皆有次，五脏有病，则各传其所胜"，说明五脏在生理上互相联系、贯通，但在病理上也常互相传变。骨病常见的脏与脏兼病的有肝肾阴虚、肝脾不调、肺脾气虚、肺胃阴虚、肺肾阴虚，脾肾阳虚，心肾不交，心脾两虚等。

三、骨病的诊查技巧

1. 望、闻、问、切、动、量六诊结合

骨病患者病情比较复杂，需要通过六诊结合进行诊查。通过问诊可以了解患者有无肿胀或肿物，持续时间，肿物大小，有无疼痛，疼痛性质，如化脓性感染有跳痛，骨痨呈隐痛，骨肿瘤呈胀痛或钝痛。骨病患者一般病程较长，通过望诊可以直接观察异常，如通过望神色、望姿态、望舌象、望畸形、望肿胀、望窦道、望功能等。闻诊包括听声音和嗅气味，听患者的声音、喘息、痰鸣等，并加上嗅痰液、脓液的气味辨别证型，味恶臭、质地稠厚者属湿热或热毒；脓液无臭味为气血两亏或寒性脓肿。切诊包括脉诊和触诊两方面，通过脉象诊断患者气血、虚实、寒热的变化；通过触诊可以增加临床诊断的正确性，触摸有无压痛、有无畸形、皮肤温度、异常活动、有无肿块及肿块大小和移动度。动诊的诊查需要结合望诊、切诊、量诊，检查患者的步态、检查肢体功能、肢体活动与疼痛的关系。量诊一般与动诊同步进行，量诊的诊查需要动诊的配合，功能异常时需要动诊的同时进行量诊，使诊查更为精确。

2. 体征诊查

邪在肌表，属表证，病轻较浅；邪入脏腑、骨髓，属里证，病重较深。表证初见局部红肿、热痛，伴有汗无汗等较轻的全身症状；火热邪毒深窜入里，症见急危重症，则属里证。局部皮肤不光泽，不红不热，酸痛麻木、肿硬，肢体痿弱，疮形平塌，根脚散漫则属寒证、阴证，见于骨痨、骨痿、骨痹等病。局部红肿热痛，肉腐成脓，疮形高起，溃后脓黄而稠，属热证、阳证，见于骨痈、骨痹、骨痨、骨肿瘤等。

四、骨病治疗要点

1. 内治法治疗要点

骨病的发生与损伤可能有关，但其病理变化和临床表现与损伤截然不同，因此在治疗上也有其特殊性，如骨病疮疡之证的骨髓炎、骨结核等症，必须内治与外治并重。在应用内治法时必须确定疾病的性质，明确患者的体质，辨明其阴阳、表里、寒热、虚实，分初起、成脓及溃后三期进行治疗。一般来讲，疮疡初起未成脓者宜用内消法，控制毒邪消散于早期，中期疮形已成，则用托毒透脓之内托法，后期疮疡毒势已泄，则用补益之法，生长肌肉，强筋壮骨，加速恢复。但在病情复杂时要数法并用。其他痰湿阻遏者加利湿祛痰药物，气血凝滞者佐以行气活血和营等法。

2. 其他疗法治疗要点

练功疗法在骨病疗法中也是必不可少的方法，通过练功可以防止肌肉萎缩、关节僵硬、骨质疏松，对骨痹、骨痿、骨疽等恢复起着重要的作用。针灸疗法通过腧穴作用于脏腑、经络，可以调和阴阳，扶正祛邪，疏通经络，行气活血，对骨痹、骨痿等病症效果更为突出，在治疗上以"盛则泻之，虚则补之，热则疾之，寒则留之，陷下则灸之，不盛不虚，以经取之"为原则。其他各种理疗方法也对骨病的治疗有着较好的疗效，但是对于心脏病、出血体质、骨肿瘤、骨痨等患者要禁用。骨病在疼痛急性期往往会采用封闭疗法，对消肿止痛有良好疗效，但是骨与关节结核、骨髓炎、化脓性关节炎、骨肿瘤患者要禁用。

参考文献

[1] 赵文海.中医伤科学[M].上海：上海科学技术出版社，2006.

[2] 石印玉.中西医结合骨伤科学[M].北京：中国中医药出版社，2007.

[3] 丁继华，彭太平.中医骨伤科基础[M].2版.北京：人民卫生出版社，2009.

[4] 刘献祥，林燕萍.中西医结合骨伤科学[M].北京：科学出版社，2011.

[5] 王和鸣，丁建中，周临东.骨伤科基础研究[M].北京：北京科学技术出版社，2005.

[6] 何伟，张俐，王维佳，宫恩年.骨病临床研究[M].北京：北京科学技术出版社，2006.

[7] 赵文海，庄洪，种清治，张建福.骨与关节损伤临床研究[M].北京：北京科学技术出版社，2006.

[8] 刘献祥.骨伤内伤学[M].北京：人民卫生出版社，2012.

第七章　中医五官科

第一节　耳科病证

一、耳与脏腑经络的关系

耳司听觉，主平衡。耳与肾、心、肝胆、肺、脾关系密切。《素问·阴阳应象大论》说："肾主耳……在窍为耳。"肾之精气上通于耳；肾精充沛，耳窍得以濡养，则耳功能正常。肾脏功能失调，可产生耳鸣、耳聋、眩晕、耳内长期流脓、耳内胀塞等病证。

《证治准绳》云："心在窍为舌，以舌非孔窍，因寄窍于耳，则肾为耳窍之主，心为耳窍之客。"心主神明，耳司听觉，受心之主宰。又心主血脉，耳为宗脉之所聚，心血上奉，耳得心血濡养而功能健旺。心的生理功能失调，如心虚血耗，或心肾不交，可致耳鸣、耳聋、耳眩晕，邪热上犯耳窍，内陷心包，可致黄耳伤寒。

肝胆之气上通于耳。肝藏血，主疏泄气机，耳有赖于肝血之奉养与肝气之条达；又胆经循行于耳周。外感邪毒或脏腑失调，致肝胆火热上犯耳窍，常致耳胀、耳肿、耳痛、耳流脓、耳鸣耳聋、耳眩晕等病证。

《温热经纬》云："肺经之结穴在耳中，名曰笼葱，专主乎听。"故肺气贯于耳。风邪犯肺，肺失宣降则有耳胀痛、耳堵塞感、耳鸣耳聋。肺气虚弱，亦可致耳病，或易招至邪犯耳窍。

脾气虚弱，耳窍失养则功能失司，或易为邪毒所犯。脾气受损，运化失调，聚湿生痰，浊阴不降，上干于耳，甚或痰与火结，壅闭耳窍，致生耳病，如耳胀、脓耳、耳眩晕等。

耳是经脉聚会之所，十二经脉中直接循行于耳的经脉有手足少阳经、手太阳经及足阳明经。

二、耳科病证辨证的常用思维方法

1. 辨虚实

新病多实，久病多虚或虚实夹杂。舌红苔厚多实，舌淡苔少多虚。脉象有力多实，脉象无力多虚。

2. 辨脏腑病位

五脏六腑病变皆可引起耳病，以肝胆、肾、脾胃病变引发者居多。一般耳病新发、实证多见肝胆病变，久发、虚证多见肾、脾胃等病变。病变较久亦常常虚实夹杂。

三、耳科病证主要证候的辨证思路

耳科最常见的症状是耳流脓、耳鸣、眩晕、耳痛。其辨证思路如图 7 - 1 所示：

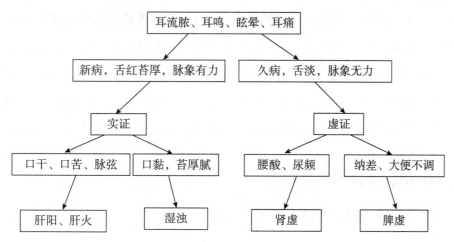

图 7 - 1 耳科病证主要证候辨证示意图

【提要】

1. 病证虚实要结合全身状况辨证，虚实每伴寒热。

2. 耳流脓的辨证需全身辨证和局部辨证相结合，局部辨证指辨流脓的量、色、质及鼓膜色泽。

四、耳科病证的治疗要点

1. 常用治法

泻肝、补肾、运脾。常配合应用通窍法。

泻肝，需分泻肝火、平肝阳、清化肝胆湿热等；补肾需分滋肾阴、温肾阳、补肾气等；运脾需化湿健脾配合，升清降浊合用，并注意化湿与健脾的侧重面和升清与降浊的比例。

通窍法是耳鼻咽喉科常配合使用的治法。选用具有辛散、走窜、芳香、化浊、升清功能的药物，促使透邪外出，舒畅气机，清除壅滞，升举清阳，达到诸窍通利的目的。

2. 内外治疗相结合

有些耳病需配合外治法，如耳疖的耳内外敷有较好疗效；脓耳的清洁法及滴药必不可少；耳胀的滴鼻法是常用且有效的外治法。

五、案例示范

刘某，女，32 岁。1991 年 8 月 30 日初诊。先右后左耳病 20 多年，有时淌水流脓，或有疼痛。每年有 2~3 次急性发作，同时伴以听力下降和耳鸣，鸣声为持续性，音调不高，音量一般。非急性发作时诸症稍轻。现在为急性发作的后期，溢脓比前几天减少。检查：右耳鼓膜大穿孔，鼓室尚干净、潮润；左鼓膜混浊，标志消失。中央有一钙化点且有菲薄感，未见明显穿孔。舌苔薄腻滑润，底有紫气，舌质淡白，脉濡。

（一）辨病（主证分析）

患者耳病多年，有时淌水流脓，故诊断为脓耳。

（二）证候分析

1. 辨病邪特点及所属脏腑

耳流脓为主证，舌苔薄腻湿润，检查右耳鼓膜大穿孔，鼓室湿润。考虑湿邪为患。病多在脾胃或肝胆，考虑发病季节时临长夏且无肝胆湿热表现，结合舌脉象，辨为病在脾胃。耳虽隶属于肾，具体病状还需辨证。

2. 辨虚实

患者病程较长，以耳流脓为主，舌苔薄腻，底有紫气，舌质淡白。故辨为以虚为本，湿浊为标。

综上分析，本病为脾胃虚弱，湿浊阻滞。

（三）治法方药

治分标本先后，应取渗湿化浊，稍参益气升清：升麻 3g，太子参 10g，苍术 6g，川黄柏 3g，茯苓 10g，夏枯草 10g，陈皮 6g，六一散 15g。5 剂，水煎服。

二诊时脓水告涸，但为时无几，再度潮润而外溢。无疼痛，耳内憋气及耳鸣仍然存在。鸣声调高而音量大，对外来噪音感到很不舒服，全身无力。舌苔薄，脉细。内湿难彻，取异功散加味，佐以升清：升麻 3g，葛根 6g，白术 6g，太子参 10g，茯苓 10g，陈皮 6g，川黄柏 3g，夏枯草 10g，菊花 10g，甘草 3g。7 剂，水煎服（选自《中医临床家干祖望》）。

第二节　鼻科病证

一、鼻与脏腑经络的关系

鼻司呼吸，主嗅觉、协发音。鼻与肺、脾胃、胆、肾、心等关系密切。鼻为肺之窍，又为肺之官；鼻连颜颡，下通于肺，是肺之门户，属肺之系。鼻为呼吸之气出入之门户，故鼻窍通畅，呼吸之气出入畅利，则肺气通利。肺气清利，则嗅觉灵敏。

鼻为一身血脉多聚之处，脾胃健旺，清升浊降，则鼻的生理功能正常。

胆之经气上通于脑，肝胆有热或肝胆火热上迫常导致鼻病的发生。

肾为气之根，肺之气津濡养卫护鼻窍，有赖于肾之精气充养。肾气虚，肺失温煦，易为风寒之邪所犯而致鼻病。

心主血脉，心主神明，心主嗅，心火亢盛或心肺有病可致鼻病。

十二经脉中，直接循行于鼻或鼻旁者，有手足阳明、少阳、太阳及手少阴、足厥阴经。

二、鼻科病证辨证的常用思维方法

1. 辨虚实

新病多实，久病多虚或虚实夹杂。涕浊多为实，涕清稀多虚。若鼻出血，以鲜红量多者为实，淡红者或色红量少者为虚。

2. 辨寒热

新病多寒，久病多热或寒热错杂。涕浊或色黄多热，青白涕多寒。

3. 辨脏腑病位

五脏六腑病变皆可引起鼻病，以肺、脾、胆、肾病变引发者居多。一般鼻病初起，多见肺、胆病变，久病多见肾、脾胃等病变。可结合具体症状辨证。

三、鼻科病证主要证候的辨证思路

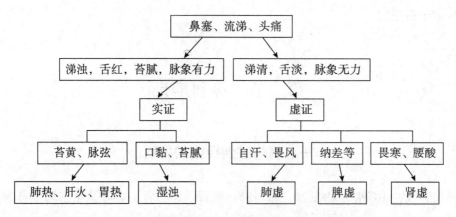

图 7 - 2　鼻科病证主要证候的辨证思路示意图

【提要】

1. 虚实寒热要结合全身状况辨证。久病者常虚实夹杂。

2. 局部辨证和全身辨证相结合。局部辨证指依据鼻黏膜的色泽，鼻涕的性状进行辨证。一般情况全身辨证与局部辨证相符，亦有两者相矛盾的情况，需综合分析，以全身辨证为主。

四、鼻科病证的治疗要点

1. 常用治法有宣肺、清肺、运脾化湿、清肝、补益肺脾肾等，常配合通窍法，病初起常选用宣肺或清肺法。热证清热、虚证补益，具体依据辨证而定。

2. 内外治疗相结合。有些鼻病需配合外治法。如滴鼻治疗、喷鼻治疗等。

五、案例示范

张某，男，67 岁，1984 年 5 月 24 日初诊。患者鼻衄两天，出血不止。初发鼻衄，往某医院就诊，经纱布条填塞鼻腔，压迫止血。自述衄血色鲜红，量多不易止，口渴不已，喜凉饮，饮不解渴，牙齿痛，大便 3 日未行，小便黄，舌质红，苔黄厚而燥，脉弦数等。检查：左侧鼻内肌膜鲜红，鼻内干燥。右侧鼻内抽出纱条后，可见鼻内有块状血痂附着，肌膜鲜红，鼻中隔前下方脉络怒张，肌膜浅表溃烂。

（一）辨病（主证分析）

患者以鼻出血为主症，故诊断为鼻衄。

（二）证候分析

1. 辨病邪特点及所属脏腑

鼻出血，血色鲜红、量多，检查鼻内肌膜鲜红，鼻中隔前下方血管怒张，故考虑为热证；结合症状见口渴喜凉，牙痛，大便 3 日未解，小便黄，为阳明胃热表现。舌脉象为实热伤津之象。

2. 辨虚实

邪气盛则实。鼻出血色鲜红，量多，兼口渴喜凉，牙痛，便 3 日未解，小便黄，苔厚而燥，脉弦数为阳明亢盛的实证表现。综上分析，病机为胃火炽盛，迫血妄行，上冲至鼻，发为鼻衄，故辨证为胃火鼻衄。

（三）治法方药

症由胃火所发，治以清胃为主，选用清胃散加味，以清泄胃火，不至上窜，使火热清，血自降。生地黄 15g，牡丹皮 12g，黄连 10g，当归 12g，升麻 6g，生石膏 30g，大黄 10g，墨旱莲 30g，白茅根 30g，怀牛膝 30g，赤芍 12g，生甘草 6g。3 剂，水煎服，每日 1 剂。

二诊：3 剂药尽，鼻衄基本停止，牙痛消失，口渴不甚，大便得通，但稍干燥。为巩固疗效，兼除他症，按上方，减生石膏量为 20g，大黄易芒硝（冲服），继投 3 剂，并给以鼻炎液 2 支，滴鼻，以滋润鼻腔。

连诊两次，共服药 6 剂，药后复查，鼻内肌膜已由鲜红色转为淡红色，溃烂面已愈合良好，诸症皆除（选自《蔡福养临床经验辑要》）。

第三节 咽喉科病证

一、咽喉与脏腑经络的关系

咽喉的功能主要有司吞咽，行水谷；司开阖，行呼吸；发声音，和共鸣；御邪毒，护气道等功能。咽喉与肺、脾胃、肝、肾关系密切。喉下接气道，与肺相通，为肺系之所属。肺主气，喉主发音，肺气清，喉窍利，则声音洪亮。

咽下接食道，与胃相通，为胃系之所属，脾胃功能健，清升浊降，则咽喉得养。若脾胃实热，火热循经上攻咽喉，可致咽喉红肿疼痛，甚则咽喉闭塞，吞咽障碍，呼吸不通。若脾胃虚弱，气血不足，清阳不升，可致咽喉失养，或易致邪毒留滞咽喉为患。

《灵枢·经脉》："肾足少阴之脉……其直者，从肾上贯肝膈，入肺中，循喉咙，挟舌本。"肾精充沛，水升火降，则咽喉清利，发音洪亮。肾阴虚，咽喉失养，虚火上炎，肾阳虚，虚阳上越，均可致咽喉病。

咽为肝之使，咽喉的生理功能正常，有赖于肝气条达，肝郁气滞，肝郁犯脾，或肝火上逆，可致咽喉哽哽不利、咽喉疼痛、失音等病。

咽喉乃人体经脉循行的要冲，十二经脉中，除手厥阴心包经和足太阳膀胱经间接通于咽喉外，其余经脉皆直接循行咽喉。

二、咽喉科辨证的常用思维方法

1. 辨寒热

病证突发每有寒闭，日久每兼郁热。脉弦、脉紧多寒，脉洪、脉数多热。咽喉病多见痰症，痰黄黏多为热，痰稀多寒。

2. 辨虚实

新病多实，久病多虚或虚实夹杂。舌红苔厚多实，舌淡苔少多虚。脉象有力多实，脉象无力多虚。

3. 辨脏腑病位

五脏六腑病变皆可引起咽喉病，以肺、脾胃、肝、肾引发者居多。一般咽喉病初起，实证多见，病在肺胃肝，久病多虚实夹杂，病在肺、脾、肾等。可结合具体症状辨证。

三、咽喉科病证主要证候的辨证思路

咽喉科的主要病证有咽痛、咽干、异物感、声嘶等，其辨证思路如图 7 - 3 所示：

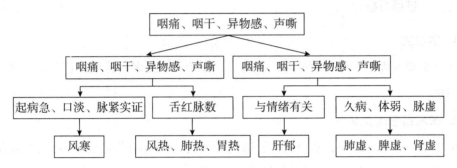

图 7 - 3　咽喉科病证主要证候的辨证思路示意图

【提要】

1. 新病暴发多寒，但每夹郁热，或极易化热；久病迁延多虚，但每夹邪实。

2. 风邪、痰邪、热邪是咽喉科病证中最多见或最易夹杂之邪，辨证时需重点关注，虚实寒热要结合全身状况辨证。病证持续，舌质暗，舌下脉络瘀滞，为痰凝血瘀之象。局部辨证和全身辨证相结合，局部辨证指观察咽部黏膜及扁桃体的色泽变化。

四、咽喉科病证的治疗要点

1. 常用治法：宣肺、清肺、清胃、补益肺脾肾、化痰、解郁等，病初起亦常选用宣肺或清肺法。

2. 实热证需配合通腑泻热法。

3. 常配合化痰法，注意区分清热化痰、润燥化痰、温化痰湿。

4. 内外治疗相结合。有些咽喉病需配合外治法，如扁桃体上见分泌物，漱口清洁有助于疾病的治疗。

五、案例示范

陈某女，44 岁，营业员声，音嘶哑 5 个月。咽喉干痛不适，如有物梗阻，周身乏力，纳差，头晕，小便多。舌淡，苔薄白，脉沉弱。检查：咽喉无异常，左声带中 1/3 处广基息肉，色灰白，声带活动好，无明显充血。

（一）辨病（主证分析）

患者以声音嘶哑为主证，故诊断为喉瘖。

（二）证候分析

1. 辨虚实

正气虚弱为虚证，患者周身乏力，纳差，头晕，小便多。舌淡，苔薄白，脉沉弱。辨为虚证。

2. 辨所属脏腑及病性

喉主发声，喉之发声，实乃内在的肺气所推动。病变脏腑不离肺。结合症状纳差、头晕，及检查发现声带息肉且病程时间较长，故病亦在脾，脾不升清故头晕，脾失运化故纳差，息肉为痰浊结聚之象，与脾不化湿关系密切。虽然病久，但结合全身症状分析可除外明显的肾虚表现。故综合分析，病在肺脾，以气虚为主，痰浊结聚为标。

（三）治法方药

补益肺脾，化痰散结。炙黄芪 15g，党参 10g，白术 10g，当归 10g，陈皮 6g，升麻 6g，半夏 6g，瓜蒌 10g，桃仁 8g，诃子 8g，昆布 15g，炙甘草 5g。以上方出入（曾先后用海浮石、僵蚕、苍术、茯苓等）服用 20 剂。

二诊：症状缓解，检查见息肉消失，仅声带边缘稍肥厚。拟方：炙黄芪 15g，党参、茯苓、海浮石、昆布、海藻各 10g，法半夏、诃子各 6g，红花 3g，继服 10 剂后，发音清亮，查其双侧声带色白光滑，闭合良好。予补中益气丸善后（选自《谭敬书医案》）。

第四节　眼科病证

一、眼科病证的生理与病理特点

眼为五官（清窍）之一，主司视觉，禀先天之精所成，受后天之精所养，与脏腑经络有着密切的联系。

肝开窍与目。肝主疏泄、藏血的功能正常，则眼受肝血（真血）濡养，气血调和，辨色视物正常，泪液输布有度。若肝血不足，或气机不畅，则目失所养，视物障碍；若肝火上炎，则目赤畏光。

目为心使，诸脉属目。眼的功能正常，有赖于心藏神、主血脉功能的正常。若心藏神（神光）功能失常，则眼目无神，或目不识人；若心主血脉功能失常，则目络瘀组、不耐久视；若心火上炎，可致两眦红赤、胬肉肥厚。

清阳出上窍。眼的功能正常，有赖于脾主运化、升清阳、主统血功能的正常。若脾失健运或升清障碍，则目失所养，可致目珠干涩、上胞垂缓、视物昏蒙、云雾移睛、血灌瞳神等病症。

肺为气本，主宣降。眼的功能正常，有赖于气血和畅，卫外有权。若肺气虚，或肺气不宣，则气血失和，可生目病。

肾为先天之本，主藏精。眼的功能正常，有赖于肾精充足，水火互济。若肾精亏虚，则眼目失养，可致视物障碍。

十二经脉直接或间接地与眼有联系。奇经八脉中，与眼直接有关的主要有督脉、任脉、阳跷脉、阴跷脉及阳维脉。

二、眼科病证的常用辨证思维方法

1. 辨脏腑病位

在五官与五脏的对应关系中，眼属肝（木）。

在眼（五轮）与五脏的对应关系中，胞睑属脾，两眦属心，白睛属肺，黑睛属肝，瞳神属肾。

2. 辨外障与内障

外障是指发生在胞睑、两眦、白睛、黑睛的眼病，多起病突然，发展迅速，外显证候较为明显。

内障，狭义内障专指晶珠生翳障者，广义内障指发生在眼内组织的眼病，一般眼外观端好，多有视觉变化，外显证候不明显。

3. 辨虚实

外障多实，内障多虚，但仍需结合全身辨证。两者主要病因、表现见图 7 - 4、图 7 - 5。

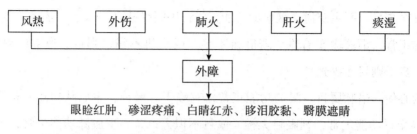

图 7 - 4 眼科病证之外障的病机关键示意图

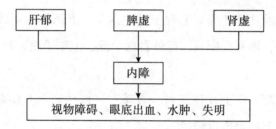

图 7 - 5 眼科病证之内障的病机关键示意图

三、眼科病证主要证候的辨证思路

临床上，眼科病证的常见症状与体征是视物障碍、眼痛、眼痒、目涩、畏光、眼眵、流泪、翳膜和眼位改变，通常使用脏腑辨证结合五轮辨证法即可判断其病位、内障外障、虚实等（图 7 -6）。

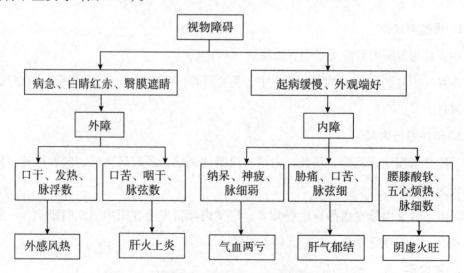

图 7 - 6 眼科病证主要证候之视物障碍辨证示意图

【提要】

1. 在眼科病证辨证中，需选用合适的理论，如脏腑辨证法、五轮辨证法等，结合全身辨证进行。同时，辨证过程中需要注意辨证与辨病相结合。

2. 辨外障、内障仅为局部辨证，临证时必须结合全身辨证进行。

3. 八纲辨证、六经辨证、卫气营血辨证、气血津液辨证等也可择机而用。

四、眼科病证的治疗要点

1. 眼科病证的常用内治法有祛风清热法、泻火解毒法、利水祛湿法、止血法、活血化瘀法、疏肝理气法、补益气血法、补益肝肾法、退翳明目法。

2. 使用祛风清热法，注意辛温药的使用。

3. 泻火解毒需进行脏腑定位，注意不损伤脾胃。

4. 祛湿当别寒热，注意养阴与祛湿的关系。

5. 止血注意不留瘀，并且应注意治疗出血的原因。

6. 理气、活血须注意不伤及正气。

7. 补益注意气机的升降与流通。

8. 退翳明目须有次第，可佐以清肝、平肝、疏肝之品。

五、案例示范

洪某，男，44岁，技术员。自1956年起，双眼视力下降，诊断为双视神经萎缩。视力0.6（双），眼底视乳头颞侧淡白，筛板显露，边缘清。症见头晕耳鸣，失眠多梦，饮食不振，胃脘饱胀，二便失调，口苦，苔白腻，脉缓。

1. 主症分析

慢性起病，视力减退，双眼外观端好，属内障范畴。

2. 证型分析

病属内障，结合头晕耳鸣、失眠多梦、饮食不振、胃脘饱胀、二便失调、口苦、苔白腻、脉缓等症，判断病位在肝、肾、脾、胃，可辨为虚实夹杂证，虚为肝肾不足，实为湿困脾胃。

3. 治法方药

急则治其标，缓则治其本，当化湿醒脾为先。选用平胃散加味，处方：苍术10g，厚朴10g，藿香10g，陈皮6g，茯苓10g，车前子10g，甘草3g。

服 10 剂后，舌苔转净，脘胀消失，湿邪已化。再以滋补肝肾法调理，视力长期稳定于 0.7（双）。

参考文献

[1] 柳文，王玉光.中医临床思维[M].北京：人民卫生出版社，2015.

[2] 史宇广，单书健.当代名医临证精华——眼底病专辑[M].北京：中医古籍出版社，1992.

第八章　急危重症

第一节　概论

中医急危重症是中医临床医学的一门重要学科，是一门跨学科、跨专业的新兴学科，是在中医药理论指导下研究临床各科急危重症的诊断、辨证救治、辨证救护的一门学科。

中医急危重症所涉及的范围极其广泛，凡临床各科的疾病处于急危重阶段均属其研究的范围。另外，也包括急性中毒及各种危重病综合征等。中医急危重症所研究的疾病为各科疾病的急危重阶段，病情有其固有特点，即病性的危重性、证候的整合性、病机的衡动性。具体来说就是，发病急、传变快、病情危重；在疾病急危重状态时，往往由单一的脏腑经络病变转化为多脏多腑及经络、气血津液的改变；病情处于一种动态变化的过程中，经常出现大实大虚证候的极端变化。这就要求我们在临床操作中应该本着救人治病大原则，要明辨缓急，急则治标，缓则治本，动态观察，辨证救治，已病防变，随证救治。

一、急危重症的基本思维特点

急危重症病情来势凶猛，变化迅速，短时间即可致命。现代急诊及危重症医学形成了围绕患者的急性病症、伤痛和稳定患者生命体征为中心的临床思维与决策方法，其特点主要体现在：

1. 简明快捷的诊断思维模式

急危重症从起病到就医时间短，在病史资料的搜集不可能完整的情况下，需要医师思维敏捷，运用比较简捷的思维方法，抓住主要问题所在，对疾病进行大的定性分类，找准大的方向，层层递进，迅速排除大多数无关疾病，选出几种可能的疾病，既避免漏诊、误诊，又能高效率地得到诊断结论。

2. 救命为先的治疗策略

面对生命垂危的患者，急诊多需要"急则治其标"，尽快识别具有生命危险的患者，及早采取紧急措施，优先处理危及生命的严重问题，以挽救患者生命，打断疾病发展的恶性循环，为原发疾病的进一步全面诊断和治疗赢得时间。

二、中医急危重症理论的继承与创新

历代中医治疗急症危重症的成果，无不是在中医理论指导下产生的。我国古代劳动者通过长期的医疗实践，在探讨急症危重症的病因、病机、辨证治疗等方面积累了丰富的经验。辨证救治是中医急症危重症的研究重点，因此必须注重对中医理论的研究，如八纲辨证、卫气营血辨证、六经辨证、脏腑经络辨证等。没有完整、系统地继承中医药理论，就不会对疾病有一个正确的认识，也就无法从临床中找到研究的线索。同时要处理好继承与创新的关系：继承是基础，创新是关键，只继承而不创新就不会有发展。理论的创新来源于长期反复的临床积累沉淀和扎实的传统中医药理论基础，我们必须重视历代中医对急症医学积累的成果，挖掘、整理有关急症的理论知识、实践经验、急救方药和急救技术，这样才能有助于在临床实践中发现原有理论的优势或不足，为中医急诊学理论创新提供智力保障。

在近代中医急诊学理论创新研究中，产生了许多关于急症的新理论，如姜春华的"截断扭转"，黄星垣的"热毒学说"，董建华的"三期二十一候"，万友生的"寒温统一"等，他们对于急症的发展起到了推动作用。在众多医家中，赵凯教授根据多年临床经验，提出根据"态势证候观"来把握疾病的诊疗。"态势证候观"是基于中医整体观，运用于临床的一套简便而系统的诊疗思路，有利于系统把握中医整体治疗的精髓，强调把握诊疗的整体性、时间性、时空性、阶段性、变化性。在急危重症的诊治过程中可参考此思维模式进行辨证，内容详见上篇第二章。

三、急危重症救治要求及注意事项

急危重症的救治，对中医医师及学生有较高的要求。需要熟练运用中西医理论对常见疾病进行诊治，还包括基本的急救意识、对急危重症早期发现识别及处理的能力、与患者、家属及其他医护人员的沟通能力等。中医研究生在急危重症的救治方面经验相对欠缺，因此培养急危重症的临床思维显得至关重要。

在急危重症救治过程中，中医研究生还需注意以下各个方面：

1. 密切观察患者生命体征及症状变化，准确判断患者疾病严重程度，采取适当的救治措施，必要时请相关科室会诊协助救治。

2. 不可思维固化，主观武断。正如《黄帝内经·汤液醪醴论》所云："病为本，工为标，标本不得，邪气不服。"

3. 灵活运用各种急救方法，急危重症患者病情复杂，应根据患者病情，选择适宜的急救方法。临床上常用急救方法包括：针刺法、艾灸法、拔罐法、雾化吸入法、止血法、注射法、灌肠法、结肠滴注法、药熨法、熏洗法、贴敷法、搐鼻催嚏法、噙化法、刺络法等。

4. 勤临证、读经典、善总结，多借鉴。临床经验的积累，经典著作的学习，以及对历代名家学术思想的学习，对于急危重症救治水平的提高大有裨益，如名中医李可撰写的《李可老中医急危重症疑难病经验专辑》中就有很多可以借鉴的急救经验。

第二节　急危重症治则治法

一、治则

1. 及早祛除病因和诱因

急危重症是发病急、变化迅速、危及生命的病症。其中病因和诱因的存在是引起疾病发生，更是疾病加重的重要原因，因此及早地祛除病因和诱因，使疾病向有利于机体康复的方向发展。如失血迅速寻找出血原因和部位，及时有效地止血；卒心痛、急性缺血性中风应迅速开通病变血管，都是治疗原则和方法，体现时间就是生命的原则。

2. 救命留人的"生命观"

急危重症有发病急、变化迅速、病情重、危及生命的特点，同时急危重症又存在多种因素致病、症状复杂、各种平衡紊乱、各种矛盾纷杂的特点。在这种情况下，诊断上要有一个降阶梯诊断的概念，即首先把危及生命的病证诊断出来，治疗上首先是抢救生命，如急性中风神昏并发呼吸衰竭，应首先救治呼吸衰竭。救命留人的"生命观"虽然在"急则治其标、缓则治其本"的原则能有所体现，但在急危重症中更要强调救命的重要性和紧急性。同时围绕"生命观"必须有整体观、平衡观、联系观，即在处理急危重症复杂情况和矛盾时，围绕生命观整体地考虑各种病证的处理先后和力度。运用脏腑经络、气血阴阳之间的关系、取得机体的平衡，最终挽救生命。其次是在治疗过程中尽量减少并发症和后遗症。

3. 明辨虚实、权治缓急的"正邪论"

明辨虚实，权治缓急，是中医急诊学治疗的总则。"邪气盛则实，精气夺则虚""盛则泻之、虚则补之"，但在补虚泻实的具体应用方面，要掌握最佳时机，所谓"权治缓急"，就是暴病当急不能缓，表里缓急急者先，虚实缓急据病情。张景岳在《景岳全书》中指出："治病之则，当知邪正，当权衡轻重。凡治实者，用攻之法，贵乎查得其真，不可过也；凡治虚者，用补之法，贵乎轻重有度，难从简也。"客观地论述了虚实补泻的用法。

4. 动态观察、辨证救治的"恒动观"

急危重症，传变无定，临证之时，要动态观察，辨证救治，切不可固守一法一方，延误治疗的最佳时机。

5. 已病防变、随证救治的"未病论"

"已病防变"是中医学治则中"治未病"的重要体现，临床救治的过程中要真正做到"安其未受邪之地"，根据病机的变化，随证救治。

二、治法

（一）祛邪法

祛邪法和扶正法共同组成了中医学治则的总纲，也是中医急救原则的总纲。所谓祛邪就是祛除邪气，排除或减弱病邪对机体的侵袭和损害的一种治则。临床上主要用于实证，即所谓"实则泻之"之意。宣透发汗、通里攻下、清热解毒、活血化瘀等是祛邪法在临床上的具体应用。

1. 宣透发汗法

宣透发汗法包括宣肺透解、宣肺利水、宣毒透斑、宣上透下法。

2. 清热解毒法

清热解毒法包括清解毒热、清解气热、清解血热、清解湿热法。

3. 通里攻下法

通里攻下法包括通腹泻浊和泻下逐水法。

4. 活血化瘀法

活血化瘀法包括解毒活血、凉血活血、通脉活血、化痰活血、活血止血法。

（二）扶正法

扶正法是中医学重要的治法，不仅广泛地运用于多种慢性虚弱性疾病，对于急危重症也很重要。所谓扶正就是辅助正气，提高机体的抗病能力，或迅速挽救人体亡失的气、血、津、液。临床上主要用于极虚证、正气暴脱之证，即所谓"虚者补之"之意。益气回阳固脱、益气固引救逆等是扶正法的运用。

1. 益气回阳固脱

邪炽正衰，元阳耗散，五脏真元之气衰竭，可造成"气绝而亡"，急取益气回阳之味，固护元阳，使真气续而不绝，阴阳相抱，方用四逆汤、参附汤等。

2. 益气固引救逆

亡血伤津，损液耗精，以致阴精衰耗，元阴衰脱无以敛阳，则可引发阴阳离决而猝死，急取敛阴生精之味固护元阴，方用生脉散、三甲复脉汤等。

（三）醒神法

心神窍闭，神气不行，或元神散脱而引发神昏之候，急当以辛透开达之品，开窍醒神，或以强心固脱之味，固护元神。

1. 开窍醒神

窍闭神昏者，必以透络达邪、开窍醒神之味以疏达神机，畅流神气。用药多以辛开之剂疏达闭窍，又分辛温、辛凉两类。但临床上也应注意因病邪性质不同而合理选用活血、豁痰、泻热、化湿之品，使之更有针对性，方用安宫牛黄丸、至宝丹、紫雪散或苏合香丸。

2. 益元醒神

危急病证攻伐之后，或邪炽伤正，造成精、气、神败伤，心气衰竭，神明失主而出现元神脱散、昏萎不振者，急当强心壮神，兴奋神机，使陷者提，萎者振。临床多以回阳救阴，复脉提陷之法以苏醒神志，方用回阳救急汤或生脉散、复脉汤等。

（四）吐洗法

吐者，引邪上越随吐而除；洗者，荡涤邪秽随冲洗而排。吐洗法是清除邪浊等有实之邪的一种常用治法。

1. 吐法

痰浊、宿食、毒物等有形实邪留滞于咽喉。胸膈、胃脘等部位，当以吐法祛邪外达，临床常用探吐、药物催吐法救治，方用瓜蒂散、盐汤探吐方或参芦饮等。

2. 洗法

邪毒外滞肌表，内留食道、胃脘等人体上、外部位，应当采取洗冲之法驱邪外出，临床常用洗胃术、皮肤清洗术。

（五）探病法

虚实难明，寒热难辨，病在疑似之时，以相应之法试探，或行诊断性治疗之法。具体来说，若疑为虚证而欲用补药，先以消导之剂，若消而不效，即知为真虚；若疑为实证而欲用攻法，则先轻用甘温纯补之剂，补而觉滞，即知不为实邪。假寒者，略投温剂必见烦躁；假热者，略寒之必现呕恶。此法于急诊临床之际往往能立判真伪，指导下一步治疗。但应注意：探病之法不要贻误治疗，试剂亦当轻剂，不可误治。

（六）扶正祛邪法

临床上扶正法用于急虚证、正气暴脱之时；祛邪法用于邪气壅盛、正气不衰之时。单独的扶正法和祛邪法多用于疾病的早期、突发期。然而临床上更多的疾病表现为虚实夹杂之证，此时单独使用者少，多联合使用以达到救治的目的。

1. 合并使用扶正祛邪

合并使用，体现了攻补兼施的临床救治原思想，临床上最为常用。如益气回阳、解毒活血法救治瘀毒内陷的脱证。

2. 先后使用扶正祛邪

先后使用，也是中医急诊学中重要的急救原则，临床上要正确权衡正邪关系，轻重缓急，采取先攻后补或先补后攻的方法，是中医学辨证论治的重要体现。

第三节 两纲三态六要辨证思维

八纲辨证是最基本的辨证方法，在急危重症领域，八纲辨证简明而切实有效。但八纲辨证需要按照一定的方法和思路分步进行，首先辨明阴阳两纲，第二步以虚实为核心进行"虚态""实态""虚实互存态"三类状态辨析，继而全面归纳总结以虚实、表里、寒热组合的证候，为临床救治及时提供准确的治则治法，即先辨阴阳，再辨虚实、表里、寒热（图8-1）。

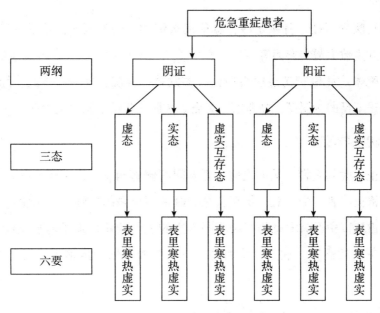

图8-1 两纲三态六要辨证示意图

一、首辨两纲——急危重症的临证思辨总纲

面对急危重症紧急、复杂的临床表现，"察色按脉，先别阴阳"，首先应将患者的病证划分阴阳两类，以阴阳两纲辨析阴证、阳证，重点要判别是否存在阴脱、阳脱的情况。

（一）阴证与阳证

其鉴别重在于对中医四诊资料的综合分析。

1. 望诊

阴证多见精神萎靡不振，面色苍白或暗淡，舌质淡而胖嫩等；阳证多见面色潮红或通红，喜凉，狂躁不安，口唇燥裂，舌质红绛等。

2. 闻诊

阴证多见语声低微，呼吸怯弱；阳证多见语声壮厉，呼吸气粗等。

3. 问诊

阴证多见饮食减少，不烦不渴或喜热饮，小便清长；阳证大便或硬，或秘，或有奇臭，烦渴引饮，小便短赤等。

4. 切诊

阴证多见腹痛喜按，身寒足冷，脉象沉微细涩、弱迟无力；阳证多见腹痛拒按，身热，脉象浮洪数大滑实有力等。

总之，机体功能偏于亢进的为阳证，如发热、喜凉、亢奋、舌红、脉大有力等；机体功能偏于不足的为阴证，如恶寒、喜温、虚弱、舌淡、脉弱无力等。

（二）阴脱与阳脱

脱证即正气脱越之谓。凡人之病，无非阴阳偏盛偏衰，迨衰弱至极，阴阳相互不能维系，势将离决者，即谓脱。统而言之，脱证不越阴阳二端，曰阴脱与阳脱。阴脱与阳脱是急重病证中最为常见的两类不同性质的危险证候，辨证稍差或救治稍迟则死亡立见。对于危重病证，重点要辨明是否存在阴脱、阳脱的情况。二者的鉴别要点在于：

1. 辨汗

阴脱汗热，味咸而黏；阳脱汗凉，味淡，不黏。

2. 辨四肢末端的温度

阴脱四末温和；阳脱厥冷。

3. 辨舌脉

阴脱舌红苔干或如镜面，脉象细数或脉大而尺脉微；阳脱舌淡白苔润，脉象微细欲绝。

（三）案例示范

【病案一】

靳某，男，6岁，1964年2月18日初诊。吐泻5日，身冷如冰，呼吸微弱，肛门如洞，续断有暗红色粪水渗出，面色如土。全家围于床前，号啕大哭，呼天抢地。诊之寸口无脉，趺阳脉微，知一丝胃气尚存。急予参附汤救之。

红参15g，炮附子10g，干姜5g。

浓煎，一滴一滴不断地抿入口中，经半日两煎服尽，阳气竟回，身温睁目，肢体亦可移动，寸口脉虽微弱，然已可触知。继予上方加赤石脂10g，回阳救逆，固涩下元。1 剂后洞泄亦止。三诊上方又加山茱萸 15g，2 剂，阴阳两兼，药尽而愈。

【病案二】

尹某，女，67 岁，1977 年 5 月 12 日初诊。

现病史：患者于 3 天前因心肌梗死并心源性休克，经西医全力抢救，血压仍在 20～40/0～20mmHg。心电图示后侧壁广泛心肌梗死。为保证液体及药物的静脉通路，两侧踝静脉先后被剖开，均有血栓形成而且粘连。因静脉给药困难，抢救难以继续，仅间断肌内注射中枢兴奋剂，家属亦觉无望，亲人齐聚，寿衣备于床头，以待时日，同时请中医会诊。

刻下证见：喘促气难接续，倚被端坐，张口抬肩，大汗淋漓，头面如洗，面赤如妆，浮艳无根，阳脉大而尺欲绝，舌光绛无苔且干裂，中医诊为脱证，此乃阴竭于下，阳越于上。急用山茱萸 45g，检净核，浓煎频服。下午 3 时开始服药，当晚 9 时，血压升至 90/40mmHg，喘势见敛。连续服药 2 天，共进山茱萸 150g，阳脉见敛，尺脉略复，喘促大减，血压 110/70mmHg。至第 5 天，两关脉转弦劲而数，并发胸水、心包积液，胸脘疼痛憋气，改用瓜蒌薤白白酒汤加丹参、赤芍、白芍以活血化瘀、化痰宣痹。治疗至第 8 天，X 线胸片检查，诊为心包积液并胸水。两寸脉弦，中医诊为饮邪犯肺。以上方加葶苈子 10g、大枣 7 枚。服 1 剂，胸中豁然，再剂症消。后用养阴佐以活血化瘀之品，调理月余，病情平稳。两踝剖开处溃烂，骨膜暴露，转外科治疗 4 个月方愈。出院时心电图仅留有病理性 Q 波。

按语：以上医案均为第二届国医大师李士懋的医案。病案一属于因吐泻 5 日所致的阳脱证。临床首辨阴阳，根据身冷、呼吸微弱、寸口脉无，诊为亡阳证，趺阳脉微，为胃气未绝，尚有一线生机，予以参附汤回阳救逆。病案二属于阴脱证。根据喘促端坐、大汗如洗、面赤浮艳、舌光绛无苔且干裂、阳脉大而尺欲绝，诊为阴竭阳脱证，用大剂山茱萸为师法张锡纯，以救阴而收敛浮越之阳气。

二、次分三态，确立急危重症正邪关系之本

人体的所有病证都是邪正斗争的结果，邪正的进退、转化决定了病证的虚、实还是虚实夹杂。所谓三态就是以虚实证候为核心的"虚态、实态、虚实互存态"。三态辨证的重点在于辨别人体的正气和病邪在急危重症发生和发展过程中的关系，虚证反映

人体正气虚弱而邪气也不太盛；实证反映邪气太盛而正气尚未虚衰，邪正相争剧烈；而虚实互存态则反映着正气与邪气相互错杂的状态。通过动态辨识虚、实、虚实夹杂的三类状态，可以把握患者邪正盛衰的情况，时时以固护正气为念，确立虚则补之，实则泻之，虚实夹杂则攻补兼施的治则治法，促使危重症病情的向愈、好转。分清虚、实和虚实夹杂的情况，就大体把握了大方向，不会犯虚虚实实的原则性错误。

急危重症"正气虚于一时，邪气突盛而爆发"的病机特点决定着虚实真假疑似的证候更为常见，而临床急危重症辨别虚实证候的真假则极为重要。急危重症虚实真假的鉴别重点有四点：①脉象沉取有力无力，有神无神；②舌质胖嫩与苍老；③言语发声的亢亮与低怯；④患者既往体质的强弱等。

三、辨析六要，明确急危重症复杂病机及其动态演变的病机核心

两纲三态确立之后，即需要以虚实为主，从六要，即表、里、寒、热、虚、实的角度全面把握患者的复杂病机和病情的动态演变。急危重症疾病的病机复杂，经常会出现表里、寒热、虚实交织在一起的情况，如表里同病、虚实夹杂、寒热错杂等；变化迅猛，可出现不同程度的转化，如表邪入里、里邪出表、寒证化热、热证转寒、实证转虚、因虚致实等。进行六要辨证，不仅要熟练掌握各类证候的特点，还要注意它们之间的相兼、转化、夹杂、真假，才能正确而全面地认识疾病，诊断疾病。

（一）表里辨证

表里辨证在急性外感病证的临床辨证中有重要的意义。表证多见于外感病的初期，一般起病急，病程短。表证有两个明显的特点：一是外感邪气入侵人体所引起；二是病位在皮毛肌腠，病轻易治。里证多见于外感病的中、后期或内伤疾病。里证的范围甚广，除了表证以外的临床表现都可以纳入里证范畴。里证病位深，病情一般较重，病因复杂，病位广泛，症状繁多。表里鉴别的要点如下：

1. 寒热

表证恶寒发热并见；里证但寒不热或但热不寒；寒热往来可见于少阳证及疟疾。

2. 兼证

表证多恶寒、无汗、身疼、鼻塞、喷嚏等腠理郁闭的表现；里证多心悸、腹痛、吐泻等脏腑失调的表现。

3. 舌脉

表证舌象变化多不明显，脉象多浮；里证舌象多有明显变化，脉象多样。

（二）寒热辨证

寒证与热证反映机体阴阳的偏盛与偏衰。在决定急危重症病证寒热证属性时，最关键的是要辨别寒热真假、寒热错杂与寒热转化，而以辨别寒热真假最为关键。

当寒证或热证发展到极点时，有时会出现与疾病本质相反的一些假象，如"寒极似热""热极似寒"，即所谓真寒假热、真热假寒，这些假象常见于病情危笃的严重关头，需要从患者很多细微之处着眼，决定着患者证候的主要属性及治则治法的主要方向。寒热真假的误诊误治常常关系到患者的生死存亡。如真寒假热较为常见，其产生机制是阴寒内生格阳于外而形成虚阳浮越、阴极似阳的现象，表现为身热、面色浮红、口渴、脉大等热象，但患者身虽热却反欲盖衣被，渴欲热饮而饮不多，面红时隐时现、浮嫩如妆，脉大却按之无力，或可见到四肢厥冷、下利清谷、小便清长、舌淡苔白等症状。此时应注意，其假热多出现在四肢、皮肤和面色方面；与真热不同，假热之面赤是面色白而仅在颧颊等局部出现浅红娇嫩之色，而舌象、脉象等往往反映患者证候的实质。

寒热错杂不仅要认清上下、表里等部位是否存在着寒热夹杂，还要分清寒热的多少。寒多热少者，应以治寒为主，兼顾热证；热多寒少者，应以治热为主，兼顾寒证。寒热转化反映了邪正盛衰的情况。由寒证转化为热证，是人体正气尚盛，寒邪郁而化热；由热证转化为寒证，多属邪盛正虚，正不胜邪。

案例示范

【病案一】

马某，男，30 岁，成都人，住四川省会理县北街。1920 年 3 月患瘟疫病已七日，延余诊视，见其张目仰卧，烦躁谵语，头汗如洗，问其所苦，不能答。脉象沉伏欲绝，四肢厥逆，遍身肤冷。唇焦齿枯，舌干苔黑，起刺如铁钉，口臭气粗。以手拭之，则觉口气蒸手。小便短赤点滴，大便燥结已数日未通。查其前服之方，系以羌活、紫苏、荆芥、薄荷、山楂、神曲、枳实、厚朴、栀子、黄连、升麻、麻黄及葛根诸药连服四剂。辛散发表过甚，真阴被劫，疫邪内壅，与阳明燥气相合，复感少阴君火，热化太过，逼其真阴外越，遂成此热深厥深阳极似阴之证，苟不急为扑灭，待至真阴灼尽，必殆无救，拟下方治之：

大黄 26g（泡水兑入），生石膏 30g，枳实 15g，厚朴 15g，芒硝 10g，知母 12g，生地黄 60g，黄连 10g。

服一剂，病情如故。服两剂后大便始通，脉沉而虚数，但仍神识昏蒙，问不能答。照方再服两剂，连下恶臭酱黑粪便，臭不可当，其后口津略生。又照原方再服两剂，大便始渐转黄而溏，舌钉渐软，唯舌中部黑苔钉刺尚硬，唇齿稍润，略识人事，始知其证索饮而渴。进食稀粥少许，照前方去枳实、厚朴，加天冬、麦冬各 15g，沙参 20g，生地黄 12g，甘草 6g，将大黄分量减半。连进四剂后，人事清醒，津液回生，苔皮渐退而唇舌已润，唯仍喜冷饮。继以生脉散加味，连服三剂而愈。

人参 15g，麦冬 15g，当归 10g，生地黄 15g，杭芍 15g，五味子 3g，生石膏 10g，黄连 5g，甘草 6g。

【病案二】

杨某，男，31 岁，云南省姚安县人。至 1923 年 3 月已病 20 日。始因微感风寒，身热头痛，连进某医方药十余剂，每剂皆以苦寒凉下并重，加犀角（现以水牛角代替）、羚羊角、黄连等，愈进愈剧，犹不自反，殆至危在旦夕，始延余诊视。斯时病者目赤，唇肿而焦，赤足露身，烦躁不眠，神昏谵语，身热似火，渴喜滚烫水饮，小便短赤，大便已数日不解，食物不进，脉浮虚欲散，此乃风寒误治之变证。缘由误服苦寒，凉下太过，已将真阳逼越于外而成阴极似阳之证，外虽现一派热象，是为假热，而内则寒冷已极，是为真寒。如确系阳证，内热熏蒸，应见大渴饮冷，岂有尚喜滚饮乎？况脉来虚浮欲散，是为元阳有将脱之兆，苦寒凉下，不可再服，唯有大剂回阳收纳，或可挽回生机。病象如此，甚为危笃。急拟白通汤加上肉桂一剂治之。

附片 60g，干姜 26g，上肉桂 10g（研末，泡水兑入），葱白 4 茎。

拟方之后，病家云及是晚因无人主持，未敢煎服。次晨，又急来延诊，余仍执前方不变，并告以先用上肉桂泡水试服，若能耐受，则照方煎服，舍此无别良法。病家乃以上肉桂水与服之。服后旋即呕吐涎痰碗许，人事稍清，自云内心爽快，遂进上方。服一剂后，情病较减，即现出恶寒肢冷之象。午后再诊，身热约退一二，已不作烦躁谵语之状且得熟寐片刻，乃以四逆汤加上肉桂主之。

附片 100g，干姜 36g，甘草 12g，上肉桂 10g（研末，泡水兑入）。

服上方后，身热退去四五，脉稍有神，小便赤而长，略进稀粥。再剂则热退七八，大便始通，色黑而硬，唯咳嗽痰多，痰中兼带有血。病家另延数医诊视，皆云热证，出方总不离苦寒凉下之法。由于前医所误之鉴，又未敢轻试。后因患者吃梨一个，当晚忽发狂打人，身热大作，有如前状，又急邀余诊治，始言吃梨之事。余视之，舌白而滑，仍喜滚饮，此阳神尚虚，阴寒未净，急欲扶阳犹不及，反与滋阴清凉之水果，又增里寒，病遂加。重即告以禁服生酸水果冷物及清凉苦寒之药为幸，余仍主以大剂回阳祛寒之剂治之。照第二方加倍分量，并加茯苓30g、半夏16g、北细辛4g，早晚各服一剂，共连服六剂。三日后再诊，身热已不作，咳痰渐愈，饮食增加，小便淡黄而长，大便转黄而溏。又照方去半夏、细辛，加砂仁、白术、黄芪，每日一剂，连进十余剂，诸病俱愈。后体健胜于前。

按语：以上两个医案均选自《吴佩衡医案》。临床上典型寒热证容易诊断，但有寒证、热证时，寒热真假之证却不易诊断。真寒假热，乃阴阳行将离决，缘于阳气虚衰，阴寒内盛，虚阳不能固于其位而浮越。浮于外者谓之格阳，浮于上者谓之戴阳。其临床特点为外呈一派热象，内显一派寒象。

病案一虽然从望诊、问诊（四肢厥逆、遍身肤冷）来看颇似阴证、寒证，但是从里从本（小便短赤，大便秘结，口臭气粗，口气蒸手，唇焦齿枯，舌干苔黄，起刺如铁钉）来看是内热蕴结证，脉沉浮欲绝为邪气阻滞，所以是一个真热假寒证；病案二从望诊、问诊（目赤，唇肿而焦，赤足露身，烦躁不眠，神昏谵语，身热似火，小便短赤，大便已数日不解）来看颇似阳证、热证，但从里从本（渴喜滚烫水饮，脉浮虚欲散）来看是阴寒内盛、格阳于外。脉微欲绝，寒、热均可见到，但是如果摸到有挣扎、不可宁静之脉则必为热伏。另外，大便干稀、喜冷热饮都是很重要的参考指征。

（三）寒热和表里

寒热、表里相互联系，可形成多种证候，如表寒里热、表热里寒、表寒证、表热证、里寒证、里热证等。

（四）再辨识虚实

辨别寒热、表里之后，应注意详加辨识虚实与表里寒热之间的关系，进行综合判断分析。虚实常通过表里寒热几个方面反映出来，形成多种证候，临床常见的有表虚、表实、里虚、里实、虚热、实热、虚寒、实寒等。

【结语】

在急危重症诊治中，采用最基本的八纲辨证，先辨阴阳，再辨虚实、表里、寒热，认识到急危重症的基本病机是"正气虚于一时，邪气突盛而爆发"，遵循急则治其标的原则，着眼于祛邪、扶正。

参考文献

[1] 柳文，王玉光.中医临床思维[M].北京：人民卫生出版社，2015.

[2] 刘清泉.中医急诊学[M].北京：中国中医药出版社，2013.

第九章　中医临床实践能力培养

"取法乎上，仅得其中"，前面我们学习了各科的临床思维方法及六经辨证等不同的思辨方法，各有其特点，思考的角度不尽相同，但在临床中读者应该避免固化，必须融会贯通，"法乎上"就是真正意义上的"天人合一"，是综合各种因素及变量的"大数据"，这是中医的精髓所在，也是本书一再强调的。有"天人合一"的思辨方法还必须通过大量的临床实践才能真正掌握和应用，但学生和年轻医生，缺少病源，无法进行大量的临床实践。怎么办？所以本章从另一方面入手，以期促进读者中医临床实践能力的培养。我们知道培养学生临床实践能力最好的方法就是大量学习各类医案，若仅仅靠阅读往往难以全面把握医家心得。本章学习医案的方法，较以往的顺序有所不同。分为四步，一是先了解每个医家的临床思维特点；二是学习该医家医案，根据医案中患者的病症特点，结合该医家的临床思维特点，自己处方；三是对照原医案方药，进一步理解该医家的治疗思路。最后再次总结，不断纠偏，还原论治的关键，从而掌握该医家思辨的方法。

第一节　张仲景临床思维特点

张仲景，东汉末年著名医学家，被尊为医圣，著有传世巨著《伤寒杂病论》。《伤寒杂病论》开创六经辨证，首立辨证论治原则，是中医临床的基本原则。在方剂学方面，《伤寒杂病论》中记载了大量有效的方剂。这是中国第一部从理论到实践、确立辨证论治法则的医学专著，是中国医学史上影响最大的著作之一，是后学者研习中医必备的经典著作。

一、临床思维主要特点

张仲景遵循了"病脉证并治"的思辨模式，首先重视疾病分类中的层次概念，临证时先区分的是"病",在辨清"病"这一级母分类的基础上,再据脉、症进行细分类(子分类)——辨证。其思维逻辑为"病→脉→证→治"。其次强调病位、病势、病机变化的层次概念,疾病的病位病势由表至半表半里再入里,病机有虚有实、有虚实夹杂;有寒有热、有寒热错杂。其治疗中的法、方、药的确立全依据于证,着眼于病机,具体体现在"证有定型,治有定方""审证求因,知犯何逆,随证治之""证有变体,治有变方""同病异证则异治,异病同证则同治"。《伤寒论》中亦首载方证辨证,有"柴胡证""桂枝证"的提法,而方证相应仍是据理辨证,因证立法,方随法出,法以方传。

二、病案分析

1. 太阳病的诊治思路

以太阳病条文为例,可见仲景六经辨证"辨病脉证并治"的思路。

太阳之为病,脉浮、头项强痛而恶寒。(1)

此条为太阳病的提纲。太阳主表,统摄营卫,是人体防御病邪侵袭的第一道屏障,其卫外功能的强弱,决定于卫气的盛衰和营卫的协调作用,故有太阳"为六经之藩篱"之说。外邪侵袭人体,太阳首当其冲,奋起与邪相争而导致营卫失调,卫阳不能密布肌表,营阴不能正常运行于脉中。太阳病虽有发热恶寒,但早期多先见恶寒,故太阳病提纲不言发热,而云恶寒,意在告诫后世医者,见到恶寒即可诊为"太阳病"。若等待发热出现方知太阳病已成,就会延误疾病的治疗。

太阳病,发热,汗出,恶风,脉缓者,名为中风。(2)

太阳病,或已发热,或未发热,必恶寒、体痛、呕逆、脉阴阳俱紧者,名为伤寒。(3)

逐级分类是仲景智慧的集中体现。在《伤寒论·辨太阳病脉证并治上》中,母分类是对太阳病的定义,而"中风""伤寒"则是太阳病的子分类,如图9-1所示:

外邪侵袭人体,太阳首当其冲,与邪相争,表现出两种情况:一者卫失固密,营阴外泄。脉证特点为发热恶风,汗出,脉浮缓,名为太阳中风证,又称中风表虚证。太阳主表,统摄营卫,风邪外袭,营卫失调,肌表失于温煦则恶风;阳气外浮与邪相争则发热;风邪伤表,卫外不固,营阴不能内守则汗出;风邪袭表,汗出肌腠疏松,营阴不足,故脉浮缓。二者寒闭肌表,营阴郁滞。脉证特点为发热恶寒,无汗而喘,身疼腰痛,骨节疼痛,脉浮紧。此类名为太阳伤寒证,又称伤寒表实证。外感寒邪,

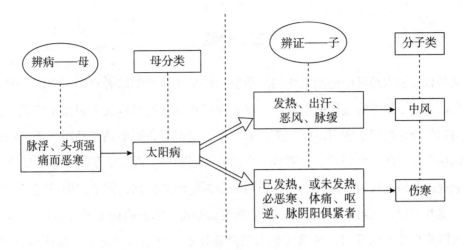

图 9 – 1   太阳病辨证分类示意图

束于肌表，卫阳被郁，温煦失职，故见恶寒；卫阳被遏，势必郁滞化热，是以发热，故表伤于寒者，多恶寒发热同时并见。卫阳既遏，寒凝收引，营阴郁滞，筋骨失于濡煦，故见头项强痛、肢体骨节疼痛。至于喘促，乃为邪闭于外，肺气不利之象。

太阳中风，阳浮而阴弱。阳浮者，热自发；阴弱者，汗自出。啬啬恶寒，淅淅恶风，翕翕发热，鼻鸣干呕者，桂枝汤主之。(12)

太阳病，头痛发热，身疼腰痛，骨节疼痛，恶风，无汗而喘者，麻黄汤主之。(35)

此论及太阳病的辨证论治，方证相应。营卫失和，开合无序，若卫阳开而不合，则汗出；若卫阳闭而不开，则无汗。开则为虚，闭则为实。风为阳邪，主疏泄，故认为汗出者，为风邪所致；寒主收引，主凝滞，故认为无汗者，为寒闭所致。因此，汗出者，称为中风表虚证，治以解肌祛风、调和营卫，方用桂枝汤。无汗者，称为伤寒表实证，治以发汗解表、宣肺平喘，方用麻黄汤。然则《伤寒论》六经没有一个固定不变的脉证，所谓"观其脉证，知犯何逆，随证治之"，方剂依照病证灵活加减。

2. 自诊病案

陈某，女，34 岁，发寒热 1 周，每日下午先寒战，后高热，至夜汗出热衰。胸闷，呕吐痰涎，头痛，口干而黏，喜热饮而饮不多，大便溏，舌苔黏腻，脉濡数。查血涂片，找到间日疟原虫。

自诊辨证：

自拟治法：

自拟方剂：

三、小结

张仲景首创六经辨证论治之先河。伤寒六经是外感病的综合模型，它以三阴三阳六个层次表述了外感病过程的阶段性，以它和脏腑经络的对应关系模拟了病位，又据六气为病的理论模拟了病因，以三阴三阳的多少模拟了正邪的消长情况。六经病分别为太阳病、阳明病、少阳病、太阴病、少阴病、厥阴病。六经辨证将外感病演变过程中所表现的各种证候以阴阳为纲加以归纳，作为论治的依据，其中三阳病证以六腑及阳经病变为基础，三阴病证以五脏及阴经病变为基础。六经病证实质上仍是十二经脉、五脏六腑病理变化的反映。仲景所创六经辨证体系，融会医经之长，精研经方之术，有机贯通，因证立法。

六经辨证即是以六经之常去观察分析疾病的非常变化，就是通常达变的方法。它重在提示辨证的方法，重在疾病表现的色、脉、症状与病程的综合分析。疾病是千变万化的，六经辨证的方法也是多元化的。在临床中运用六经，首先以六经提纲证来辨六经。例如，凡是符合"脉浮，头项强痛而恶寒"的疾病即属于太阳表证，不管是西医的什么疾病。《伤寒论》有397法，如无纲目之制，则后世学者无不望洋兴叹。于是仲景于六经之首各设提纲证以统摄之，开宗明义，以反映本经病证的脉证特点和主要病机，故为徐灵胎、方有执、柯韵伯等伤寒大家所公认，亦为后世广大学者所遵循。将疾病归分六经之后，更要知常达变，而后再根据疾病的阴阳、寒热、虚实的属性，和病位表里的变化，分析证候特征，判断其类型、轻重，依据各方面的诊断识别去认识疾病，分析病机，随证施治。例如，根据临床表现，太阳病又分太阳中风证与太阳伤寒证，随证遣方用药亦有不同。而对于其他更为复杂的证候表现，如经方大家胡希恕所言："而半表半里为诸脏器所在之地，病邪充斥于此体部往往使某一脏器或某些脏器发病，证情复杂多变，不如表里为证单纯，容易提出概括的特征。如少阳病的口苦、咽干、目眩，虽可说明半表半里的阳热证，但阳证不热或少热，即不定有此特征。而厥阴病所述，是对照少阳病一些证候说的，有些不够概括。少阳、厥阴之辨，便不可专凭上述的特征为依据，而需另想辨证之道了。其法亦不难，因为表里易知，阴阳易辨证，若病既不属于表不属于里，即属于半表半里；其为阳证则属少阳，其为阴证则属于厥阴。《伤寒论》三阳篇先太阳，次阳明而后少阳；三阴篇，先太阴，后少阴而后厥阴。均将半表半里置于最后，即暗示人以此意。"此外，又当明了六经传变规律，防微杜渐。

【自诊病案原案之病机、治法、方药】

辨证：疟邪踞于少阳，痰湿内蕴。

治法：和解截疟，仿小柴胡汤、截疟七宝饮加减。

处方：柴胡、炒常山、槟榔、青蒿、法半夏各9g，知母、黄芩各6g，草果3g，青皮、乌梅各4.5g，川桂枝3g，生姜1片。

一日服2剂，翌日疟仍作，但自觉寒热减轻，继服即不再发，7天后复查，疟原虫转阴（江苏新医学院中医内科教研组．中医内科学——疟疾［M］．南京：江苏人民出版社．1977．）。

第二节　李东垣临床思维特点

李杲（1180—1251），字明之，晚号东垣老人。李东垣师从易水学派宗师张元素先生，在张元素脏腑议病观点的启发下，结合自己的实践与研究，创立了外感与内伤的脏腑辨证体系，积极倡导"脾胃学说"，成为金元四大学派中颇有实力和影响的学派，后世称其为"补土派"，亦有"外感宗仲景，内伤法东垣"之说。著作主要有《脾胃论》《内外伤辨惑论》和《兰室秘藏》等。

一、临床思维主要特点

李东垣在内伤病的辨证中，首先重视内伤和外感的鉴别。辨阴证阳证是鉴别外感与内伤的总纲。外感风寒，是感受六淫之邪，有形质之物受病，如风伤筋、寒伤骨。所以发病之时，无论中风或伤寒，即恶寒发热，筋骨疼痛，着床枕，非扶不起。内伤脾胃，是饮食劳役所伤，是无形质之元气受病，如心肺之气亏损，则荣卫皮毛不能卫护其外，不任风寒；而又阴火上冲，伴见躁热、怠惰嗜卧、四肢沉困不收等症。故见发热之病，要明审其病是属于外伤风寒的实证之发热，还是内伤元气之虚证。李东垣系统地对二者进行鉴别，创造性地提出了内外伤辨惑论，丰富了脏腑辨证的理论。

二、病案分析

1. 麻木病案

李正臣夫人病，诊得六脉俱中，得弦洪缓相合，按之无力。弦在上是风热下陷入阴中，阳道不行。其证闭目则浑身麻木，昼减而夜甚。觉而开目，则麻木渐退，久则绝止。常开其目，此证不作。惧其麻木不敢合眼，致不得眠。时有痰嗽，觉胸中常似有痰而不利，时烦躁，气短促而喘，肌肤充盛，饮食不减，大小便如常，惟畏其麻木不敢合眼为最苦。观其色脉，形病相应而不逆。《内经》曰"阳盛瞋目而动轻，阴病闭目而静重"，又云"诸脉皆属于目"。《灵枢》经云："开目则阳道行，阳气遍布周身；闭目则阳道闭而不行，如昼夜之分。"且麻木为风，三尺之童皆以为然，细校之则有区别耳。久坐而起亦有麻木，为如绳缚之久，释之觉麻作而不敢动，良久则自已。以此验之非有风邪，乃气不行。主治之当补其肺中之气，则麻木自去矣。如经脉中阴火乘其阳分，火动于中为麻木也，当兼去其阴火则愈矣。时痰嗽者，秋凉在外上而作也，当以温剂实其皮毛。身重脉缓者，湿气伏匿而作也，时见躁作，当升阳助气益血，微泻阴火与湿，通行经脉，调其阴阳则已矣，非五脏六腑之本有邪也。补气升阳和中汤主之：生甘草（去肾热），酒黄柏（泻火除湿），白茯苓、泽泻（除湿导火），升麻（行阳助经），柴胡（以上各一钱）；苍术（除湿补中），草豆蔻仁（益阳退外寒，以上各一钱五分）；橘皮、当归身、白术（各二钱）；白芍药、人参（以上各三钱）；佛耳草、炙甘草（各四分），黄芪（五分）。上吹咀，每服五钱。水二盏，煎至一盏，去渣，食远服之（《兰室秘藏·卷上》）。

按语：脾胃是元气之本，又是升降运动的枢纽。脾胃气虚，升降失常，则诸病由生，这是李东垣临床思维的基本观点。李东垣所言升降，偏重强调升发一面，认为只有谷气上腾，脾气升发，元气才能充沛而生机盎然；反之谷气不升，脾气下流，元气势必亏乏而酿致病变。因此，他论治疾病，十分推崇补中升阳一法。本案麻木乃气不行，而气之不行，是因阳气虚衰不能升发、湿邪停滞之故，所以以补中升阳为治疗重点，而佐以祛湿通经。稍配黄柏，是针对"经脉中阴火乘其阳分"出现的烦躁见证，以泻除阴火与湿，而助阳气升发。李东垣运用补中升阳法得心应手，所治病证十分广泛，除麻木外，还常用于内伤发热、便秘、泄泻、崩漏、疮疡、翳障等病证。

李东垣无论在病因、病机还是治疗上都十分重视整体对局部病变的影响。对各科病证多从整体出发，重于调理脾胃，或整体综合治疗，以冀恢复本身元气，使气血升降通畅，达到治愈局部疾病的目的。

2. 自诊病案

戊申六月初，枢判白文举年六十二，素有脾胃虚损病。目疾时作，身面目睛俱黄，小便或黄或白，大便不调，饮食减少，气短上气，怠惰嗜卧，四肢不收。至六月中，目疾复作，医以泻肝散下数行，而前疾增剧。予谓大黄、牵牛虽除湿热，而不能走经络，下咽不入肝经，先入胃中。大黄苦寒，重虚其胃，牵牛其味至辛，能泻气，重虚肺本。嗽大作，盖标实不去，本虚愈甚。加之适当暑雨之际，素有黄疸之人所以剧增也。

自诊辨证：

自拟治法：

自拟方剂：

三、小结

李东垣在《黄帝内经》《难经》等经典理论的指导下，在其师张元素脏腑虚实寒热辨证说的启示下，尤其重视脏腑虚损病机的讨论。李东垣在临床医疗实践的不断摸索中认识到内伤病研究的不足，创造性地提出了内伤病的脏腑辨治理论。李东垣认为，内伤病的形成是由元气不足引起，而元气不足实由脾胃损伤所致。李东垣基于对经典著作的继承与创新，独创了脾胃学说，提出了"元气之充足，皆由脾胃之气无所伤，而后能滋养元气。若胃气之本弱，饮食自倍，则脾胃之气既伤，而元气亦不能充，而诸病之所由生也"的观点，认为脾胃之气本弱则元气不能充，而百病由生。人体之五脏六腑、四肢百骸，皆赖脾胃升清降浊以濡润之，即"脾胃为后天之本"之意。

李东垣在《脾胃论》中将《黄帝内经》脾胃将五谷之精微"散肝""归心""淫筋""输精于皮毛"的生理功能与脾胃气机的升降作用紧密联系。他认为，中焦脾胃这种升清降浊的有序运动是脏腑生理功能的基本表现形式。但升降之中，有主有次；升清是主要方面，降浊是次要方面，只有升清，浊气才能下降，所以李东垣重视升发脾之阳气，喜用升麻、柴胡等升提清阳药物。李东垣把内伤病脾胃气虚而导致的火证命名为"阴火"，认为元气与阴火是相互制约的，即"火与元气不两立"，元气不足，则阴火独旺，阴火独旺又反过来耗伤元气，"惟当以辛甘温之剂，补其中而升其阳，甘寒以泻其火则愈矣"。因而治疗内伤病，处处以甘温之剂补益脾胃之气，创立了"甘温除大热"的治疗方法，以补中益气汤为代表方剂。

【自诊病案原案之病机、治法、方药】

此当于脾胃肺之本脏，泻外经中之湿热，制清神益气汤主之而愈。

茯苓、升麻（以上各二分），泽泻、苍术、防风（以上各三分），生姜（五分），

此药能走经，除湿热而不守，故不泻本脏，补肺与脾胃本中气之虚弱。

青皮（一分），橘皮、生甘草、白芍药、白术（以上各二分），此药皆能守本而不走经。不走经者，不滋经络中邪；守者，能补脏之元气。

黄柏（一分），麦冬、人参（以上各二分），五味子（三分），此药去时令浮热湿蒸。

上件如麻豆大。都作一服，水二盏，煎至一盏，去渣，稍热，空心服。

火炽之极，金伏之际，而寒水绝体于此时也。故急救之以生脉散，除其湿热，以恶其太甚。肺欲收，心苦缓，皆酸以收之。心火盛则甘以泻之，故人参之甘，佐以五味子之酸。孙思邈云：夏月常服五味子，以补五脏气是也。麦门冬之微苦寒，能滋水之源于金之位，而清肃肺气，又能除火刑金之嗽，而敛其痰邪。复微加黄柏之苦寒，以为守位，滋水之流，以镇坠其浮气，而除两足之痿弱也（《脾胃论·调理脾胃治验》）。

按语：本案目疾，实为黄疸，乃肝经湿热所致，但有医者未顾及病家"饮食减少，气短上气，怠惰嗜卧，四肢不收"等"素有脾胃虚损病"之症，而一味以泻肝散攻之，重虚其脾胃之气，亦违背了"见肝之病，知肝传脾，当先实脾"之旨，致使运化不能，外界又暑雨相加，故黄疸转剧。治当以培补脾胃元气为本，兼以泻肝经湿热，标本同顾。以人参、白术、生姜补脾和胃，苍术补中兼以除湿，青皮疏肝，橘皮调气，防风针对卫虚嗽作而设。再以白芍、麦冬、五味养阴润燥而退热。本方与上方所治疾病虽不相同，但病本都有脾胃虚损元气不足，故用药颇多相似之处。

第三节　叶天士临床思维特点

叶桂（1666—1745），字天士，号香岩，别号南阳先生。江苏吴县（今苏州）人。祖籍安徽歙县，其高祖叶封山从安徽歙县蓝田村迁居苏州，居上津桥畔，故叶桂晚年又号上津老人。是清代著名医学家，四大温病学家之一。

一、临床思维主要特点

在清代以前，中医论治热病大都用《伤寒论》的方法。明末清初的吴又可著《温疫论》，才把伤寒与温疫分别对待。虽然他对温病理论的建立起了先导作用，但却没有分清"温疫"和"温病"的界线。叶天士首次阐明温病的病因、感受途径和传变规律，明确提出"温邪"是导致温病的主因，突破了"伏寒化温"的传统认识，从根本上划清了温病与伤寒的界限。

《温热论》为温病学说的形成开创了理论和辨证的基础，书中创立的卫气营血辨证方法，表明温病的病理变化主要是卫气营血的病机变化。提出"卫之后方言气，营之后方言血"的从浅至深的认识原则，拟定了"在卫汗之可也，到气才可清气，入营犹可透热转气，入血就恐耗血动血，直须凉血散血"的治疗大法。在诊断上则发展、丰富了察舌、验齿、辨斑疹、白痦等方法。对一些常见急症热病，如时疫和痘、麻、斑、疹等，叶天士都有独到的看法和妥善的治法，他也是中国最早发现猩红热的医家。他的许多治法方剂，经吴鞠通的整理而成为广传后世的效验名方。

二、病案分析

1. 时疫病案

雍正癸丑，疫气流行，抚吴使者嘱叶天士制方救之。叶曰：时毒疬气，必应司天。癸丑湿土气化营运，后天太阳寒水，湿寒合德，挟中运之火，流行气交，阳光不治，疫气大行。故凡人之脾胃虚者，乃应其疬气，邪从口鼻皮毛而入，病从湿化者，发热目黄，胸满，丹疹，泄泻，当察其舌色，或淡白，或舌心干焦者，湿邪犹在气分，甘露消毒丹治之。若壮热，旬日不解，神昏谵语，斑疹，当察其舌，绛干光圆硬，津涸液枯，是寒从火化，邪已入营矣。用神犀丹治之。甘露消毒丹方：飞滑石十五两，淡黄芩十两，茵陈十一两，藿香四两，连翘四两，石菖蒲六两，白蔻仁四两，薄荷四两，木通五两，射干四两，川贝母五两，生晒研末，每服三钱，开水调下，或神曲糊丸如弹子大，开水化服亦可。神犀丹方：犀角尖（现以水牛角代）六两，生地一斤熬膏，香豆豉八两熬膏，连翘十两，黄芩六两，板蓝根九两，银花一斤，金汁十两，元参七两，花粉四两，石菖蒲六两，紫草四两，即用生地、香豉、金汁捣丸，每丸三钱重，开水磨服，二方活人甚众，时比之普济消毒饮云。（明·钱塘魏之琇编集《续名医类案》卷五·疫，第10页，光绪丙申年畊馀堂刊印）

按语：癸丑年，中运为火运不及，全年寒水之气偏盛，丑年为太阴湿土司天。上半年湿土司天；下半年太阳寒水在泉，寒气主事。挟中运之火，流行气交，阳光不治，疫气大行。邪从口鼻皮毛而入，病从湿化者。若寒从火化，邪已入营分，则神昏、谵语、斑疹。叶氏用甘露消毒丹治邪在气分，神犀丹治疗营血、开窍醒神，立竿见影。

2. 自诊病案

沈氏，温邪初发，经水即至，寒热耳聋，干呕，烦渴饮，见症已属热入血室。前医见咳嗽、脉数、舌白，为温邪在肺，用辛凉轻剂，而烦渴愈甚。拙见热深十三日不解，不独气分受病，况体质素虚，面色黯惨，恐其邪陷痉厥，三日前已发痉。

自诊辨证：

自拟治法：

自拟方剂：

三、小结

叶天士对中医学的贡献主要体现在以下六个方面：

1. 卫气营血辨证丰富热病辨证内容

叶天士接受吴又可"邪从口鼻而入"的观点，提出"温邪上受，首先犯肺，逆传心包"的温病传变途径和趋势，被后世温病学家誉为温病之总纲，把温病学说上升到理论高度。同时指出"伤寒之邪留恋在表，然后化热入里，温病则热变最速""辨营卫气血同，若论治法，则与伤寒大异也"，叶氏揭示了外感温病的致病特点，明辨外感温病在病机与治法上别于伤寒。叶天士引申《黄帝内经》中卫气营血之义，并根据温邪致病特点，以卫气营血为纲来认识温病过程中的病理变化，据此来概括证候类型及证候之间的相互传变，作为辨证施治的根据。《温热论》曰："大凡看法，卫之后方言气，营之后方言血，在卫汗之可也，到气才可清气，入犹可透热转气。"此段精辟论述成为温病的辨证论治纲领，确立了卫气营血辨证法在温病辨治体系中的主导地位。叶氏明辨温病与伤寒之不同，所创卫气营血辨证法丰富了外感热病辨证论治的内容。同时，叶氏还发展了前人三焦分证的理论，为温病三焦辨治理论的形成打下了坚实的基础。

2. 三焦理论丰富温病辨治体系

"三焦"，其名首见于《黄帝内经》，本义是说明所属脏腑生理位置及功能。以三焦作为部位分析疾病病机，辨别病证，始于《太平圣惠方》。后世刘河间，所著六书提出分三焦论治，不墨守六经，实属中医辨证法中一次重要突破。然其论简而未畅，其方杂而不精。叶天士继承前辈理论，阐明了三焦所属脏腑在温病过程中的病理变化，并以此概括证候类型，作为辨证施治的根据。叶天士创造性地把三焦辨证与卫气营血辨证有机结合起来，运用于温热病辨治中，使得温病辨治体系的框架大体落成。如在《温热论》有："气病有不传血分，而邪留三焦。"温病"不但分三焦，更续明在气在血"，叶氏的理论对后世产生深刻影响，推动了温病学术的发展，更是启发了清代吴鞠通，其所著《温病条辨》便是在继承叶氏理论基础上的创新与发展。

3. 辨舌验齿之法丰富诊法内涵

因温热毒邪致病具有起病急、传变快、易伤阴液等特殊的病理特点，决定了温病的诊法必须更具特色，以便快速准确地诊断。舌诊在温病诊断中的实用价值逐渐凸显出来，叶天士在实践中形成了较为完善的温病舌诊体系，主要体现在他的著作中。《临证指南医案》中记录的大部分医案中都详细描述了舌与齿的变化。在《温热论》中，有近三分之一的篇幅论舌（舌质和舌苔），近十分之一的篇幅论齿，详细介绍和讨论了温病辨舌验齿之法，可见验舌得到的相关信息是诊断温病的切要。辨舌包括辨舌质和辨舌苔两方面。辨舌质主要从舌体的色泽、胖瘦等方面着眼；察舌苔当从色泽、润燥及厚薄等方面入手，尽可能细致而完整地搜集关于病邪性质、病位的深浅、病情轻重等相关信息。同时，验齿查龈也是温病诊断的重要方法，"温热之病，亦须验齿。齿为肾之余，龈为胃之络，热邪不燥胃津，必耗肾液"。揭示出验齿查龈可以测知胃津与肾液之存亡，如齿燥如石、齿白如枯骨分别反映出胃热津伤与肾阴枯竭。另外辨齿垢、齿龃等情况亦有助于证候诊断和判断预后。辨舌验齿法已成为温病辨证不可缺少的要素，经历百年验证，至今仍然被广泛应用于中医防治温病的理论和实践中。

4. 强调脾胃分治创甘润养胃疗法

叶天士在东垣学说影响下，重视脾胃在人体中的作用。东垣倡导脾气、脾阳是机体运化的动力，临证时多注意健脾气、升脾阳。其所创方剂如补中益气汤、升阳益胃汤、清暑益气汤等亦被后世习用。叶天士汲取东垣学说并结合自己临床实践，认为脾胃虽同为中土，胃属戊土，脾属己土，脏腑之体各殊，提出"脾喜刚燥，胃喜柔润""纳食主胃，运化主脾，脾宜升则健，胃宜降则和"。故临证时脾胃应分别论治。在全面继承和发扬东垣补脾升阳之说基础上，叶天士更注重降胃和胃，并善用甘润养胃药，重视顾护胃阴。正如他所云"阳土喜柔偏恶刚燥，若四君、异功等，竟是治脾之药。腑宜通即是补，甘濡润，胃气下行，则有效验"。叶氏辨治脾胃之法，至今仍有重要学术价值，有效地指导着临床实践。

5. 发展中风学说倡导阳化内风之说

唐宋以前，医家多从外风立论辨治中风。如《诸病源候论·风病诸候上》："由血气偏虚，则腠理开，受于风湿。"金元以后，对中风的病机有了新的认识，产生许多不同学术观点。如刘河间主张情志化火，肝风内动；李东垣责之内虚气衰；朱丹溪认为湿痰化热，热极生风。叶天士否定外风致中风之论断，倡导"阳化内风"，认为中风多为"身中阳气之变动"，与肝关系密切。如肝肾阴亏、阳亢不潜，营阴不足、血虚生风，中土虚衰、肝胃失调，五志化火、烦劳扰动等均影响机体阳气，导致阳气变动，发为中风。这在内风病机认识和辨治方面发展了前人学说，"阳化内风"的认识更接近了中风发病的本质，亦是现代中风辨证分型与治疗的雏形。

6. 阐发络病理论丰富治络之法

络脉是气血津液运行的通道，同时络脉亦是留邪之场所和传病之途径。关于络脉的论述，始于《黄帝内经》，发展于仲景。真正将"通络法"灵活运用到临床实践当属叶天士，并集中体现在他的著作中，多处提及"初病在经，久痛入络，以经主气，络主血"等理论。总结出络病的特点主要是以疼痛为主，多为针刺样痛或胀痛，病史较久，舌暗红、青紫有瘀斑瘀点，脉涩等。络病分虚实，因邪气痹阻，络脉不通，如风、湿、暑、瘀血、痰饮等所致当属实，因络脉空虚，脉道失营而为病当属虚。叶天士宗《黄帝内经》"疏其气血令其条达"之旨，在"络以通为用"的原则下，归纳出多种通络方法和常用药物。如辛香甘温通络法，以人参、肉桂、干姜等为常用药物；散寒化饮通络法，以生姜、桂枝、麻黄等为常用药物；温阳宣行通络法，以附子、白术、茯苓等为常用药物；芳香开窍通络法，以犀角（现以水牛角代替）、麝香、沉香等为常用药物，临证尚有降气通络法、清肝通络法、涤痰通络法、搜邪通络法等。叶天士首次阐明络病理论，开创了治络法之先河。当今，通络法仍广泛应用于中风、面瘫、痹证、痴呆等疾病的治疗中，临床中对于久病久痛之病人，数法不效，尝试通络法，每获佳效。

【自诊病案原案之病机、治法、方药】

五液暗耗，内风掀旋，岂得视为渺小之恙。议用玉女煎两清气血邪热，仍有救阴之能。

玉女煎加竹叶心，武火煎五分。

又脉数，色暗，舌上转红，寒热消渴俱缓。前主两清气血伏邪，已得效验。大凡体质素虚，祛邪及半，必兼护养元气，仍佐清邪，腹痛便溏，和阴是急。

白芍　炙草　人参　炒麦冬　炒生地

又脉右数左虚，临晚微寒热。

复脉汤去姜、桂（《临证指南医案·卷九》）。

按语：症属热入血室，误用辛凉轻剂，轻清走表，不达病所，里热越炽，烦渴愈甚，热极生风，阴血耗伤，发为痉厥。先以玉女煎（石膏、熟地黄、麦冬、知母、牛膝）加竹叶心，两清气血邪热以救阴。伏邪已去，继以白芍、炙甘草酸甘化阴，舒缓筋脉；人参、炒麦冬、炒生地黄益气生津，固本复元，后以复脉汤（即炙甘草汤）去姜、桂之辛燥调理收功。

第四节　吴鞠通临床思维特点

吴鞠通（1758—1836），名塘，江苏淮安人，是一位杰出的中医温病学家。他撰写《温病条辨》七卷，创立了温病三焦辨证纲领。吴鞠通治疗温热病时，将三焦辨证和卫气营血辨证一炉而冶，相辅而行，完善了温病的辨证论治体系，丰富了温病的证治内容，完善了温病病证的理、法、方、药，具有很高的理论水平和实用价值，是继叶天士、薛雪之后温病学派的重要代表人物。

一、临床思维主要特点

吴鞠通有感于当时医师墨守伤寒治法不知变通，在北京检核《四库全书》时，得见吴又可的《温疫论》，深感其论述宏阔有力，发前人之所未发，极有创见，又合于实情，便仔细研究，受到了很大启发。他对叶天士更是推崇，但认为叶天士的理论"多南方证，又立论甚简，但有医案散见于杂证之中，人多忽之而不深究"，于是他根据《黄帝内经》中以上、中、下三焦划分人体上、中、下三个部分的概念，在继承了《伤寒论》六经辨证和叶天士卫气营血辨证理论的基础上，参古博今，结合温病发生、发展变化的一般规律，以及病变累及三焦所属脏腑的不同表现，以上焦、中焦、下焦为纲，以温病病名为目，将六经、脏腑及卫气营血辨证理论贯穿其中，重点论述三焦脏腑在温病过程中的病机变化，并以此概括证候类型，按脏腑进行定位、诊断和治疗，撰写了《温病条辨》七卷，以条文和注解相结合的方式对温病加以阐述，创立了温病的"三焦辨证"学说这一温病辨证纲领。

二、病案分析

1. 湿温病案

王某，三十三岁。壬戌四月二十二日，证似温热，但心下两胁俱胀，舌白，渴不多饮，呕恶嗳气，则非温热而从湿温例矣，用生姜泻心汤之苦辛通降法。

生姜一两，干姜五钱，茯苓六钱，生薏仁五钱，半夏八钱，黄芩三钱（炒），黄连三钱，生香附五钱。

水八碗，煮三茶杯，分三次服，约二时服一次。二煎用水三杯，煎一茶杯，明早服。

二十三日，心下阴霾已退，湿已转阳，应清气分之湿热。

连翘五钱，杏仁泥三钱，银花五钱，藿梗三钱，芦根五寸，滑石五钱，熟石膏五钱，黄芩炭三钱，郁金三钱，黄连二钱。

水八碗，煎三碗，分三次服。渣再煮一碗服。

二十四日，斑疹已现，气血两燔，用玉女煎合犀角地黄汤法。

生石膏两半，牛蒡子六钱，知母四钱，元参八钱，银花一两，薄荷三钱，连翘一两，细生地六钱，犀角（现以水牛角代替）三钱，桔梗四钱，黄芩四钱（炒），人中黄一钱。

二十五日，面赤，舌黄大渴，脉沉肢厥，十日不大便，转矢气，谵语，下证也。予小承气汤。

生大黄八钱，枳实五钱，浓朴四钱。

水八碗，煮三碗，先服一碗，约三时得大便，止后服；不便再服第二碗。

又大便后，宜护津液，议增液法。

麦冬一两（连心），连翘三钱，细生地一两，银花三钱，元参三钱，甘草二钱（炒），煮三杯，分三次服。能寐不必服。

二十六日，陷下之余邪不清，仍思凉饮，舌黄微，以调胃承气汤小和之。

生大黄二钱，元明粉八分，生甘草一钱。

二十七日，昨日虽大解而不爽，脉犹沉而有力，身热不退而微厥，渴甚面赤，犹宜微和之，但恐犯数下之戒，议增液承气，合玉女煎法。

生石膏八钱，知母四钱，黄芩三钱，生大黄三钱（另煎，分为三份，每次冲一份服）。

煮成三碗，分三次服。若大便稀而不结不黑，后服勿冲大黄。

二十八日，大便虽不甚爽，今日脉浮不可下，渴思凉饮，气分热也；口中味甘，脾热甚也。议用气血两燔例之玉女煎，加苦药以清脾瘅。

生石膏三两，黄连三钱，元参六钱，麦冬一两，细生地一两，知母三钱，黄芩六钱。

煮四碗，分四次服。得凉汗，止后服；不渴，止后服。

二十九日，大用辛凉，微合苦寒，斑疹续出如许，身热退其大半，不得再用辛凉重剂，议甘寒合化阴气加辛凉，以清斑疹。

连翘三钱，元参四钱，细生地五钱，银花三钱，黄芩三钱，花粉三钱，黄连二钱，薄荷一钱，麦冬五钱，犀角（现以水牛角代替）三钱。

煮三碗，三次服。渣再煮一碗服。

大热虽减，余焰尚存，口甘弄舌，面光赤色未除，犹宜甘寒苦寒合法。

连翘三钱，细生地六钱，黄芩三钱，丹皮三钱，元参四钱，黄连二钱，麦冬五钱，银花三钱。

水八碗，煮三碗，分三次服。

初二日，于前方内加犀角（现以水牛角代替）二钱、知母钱半。

初三日，邪少虚多，宜用复脉去桂、枣，以其人本系酒客，再去甘草之重甘，加二甲、丹皮、黄芩。此甘润化液，复微苦化阴，又苦甘咸寒法。

初四日，尚有余邪未尽，以甘苦合化入阴搜邪法。

元参二两，黄芩二钱，麦冬八钱，知母二钱，细生地六钱，生鳖甲八钱，银花三钱，丹皮五钱，连翘三钱，青蒿一钱。

头煎三茶碗，二煎一茶碗，分四次服（《吴鞠通医案·卷二》）。

按语：本案为湿温病，以三焦为纲，分为上、中、下之病位，进而明确经络脏腑之不同，再以卫气营血分病邪的浅深程度，邪在卫气治以辛凉解表，邪入营血治以清营凉血，并注重顾护阴津。

2. 自诊病案

张，六十七岁。甲申年正月十六日，本有肝郁，又受不正之时令浊气，故舌黑苔，口苦，胸痛，头痛，脉不甚数，不渴。

自诊辨证：

自拟治法：

自拟方剂：

十七日，老年肝郁挟温，昨用辛凉芳香，今日舌苔少化，身有微汗，右脉始大，邪气甫出，但六脉沉取极弱。

自拟加减：

十八日，老年阴亏，邪退十分之七，即与填阴，耳聋脉芤。

自拟加减：

十九日，较昨日热退大半，但脉仍大。

自拟加减：

二十日，脉静便溏。

自拟加减：

三、小结

吴鞠通擅长治疗温病，将三焦辨证和卫气营血辨证相结合，在温病发展的不同阶段采用不同的治疗方药，他在治疗温病时提出分辨阴阳、别水火之理论，以三焦进行温病辨证。他将人体"横向"地分为上、中、下三焦，上焦以心肺为主，中焦以脾胃为主，下焦包括肝、肾、大小肠及膀胱，而且确立了三焦的正常传变方式是由上而下的"顺传"途径，即"温病由口鼻而入，鼻气通于肺，口气通于胃，肺病逆传则为心包，上焦病不治，则传中焦，胃与脾也；中焦病不治，则传下焦。始上焦，终下焦"，并由传变方式决定了治疗原则："治上焦如羽，非轻不举；治中焦如衡，非平不安；治下焦如权，非重不沉。"

他认为温病有 9 种，吴又可所说的温疫是其中最具传染性的一种，除此之外，另外还有其他 8 种温病，可以从季节及疾病表现上加以区分，这是对于温病很完整的一种分类方法。他提出的"三焦辨证"法，创立了一种新的人体脏腑归类方法，十分适用于温热病体系的辨证和治疗，诊断明确，便于施治。他积极采纳了《伤寒论》的六经辨证，认为"伤寒六经由表入里，由浅入深，须横看；本节论三焦，由上及下，亦由浅入深，须竖看"。三焦辨证法还完善了叶天士卫气营血学说的法则，认为三焦辨证与卫气营血辨证虽同为温病辨证方法，但卫气营血辨证反映由表入里的发展过程，而三焦辨证则体现了温病从上而下的传变规律，二者既有联系，又有区别。吴鞠通还为后人留下了许多优秀的实用方剂，如银翘散、桑菊饮、三仁汤、清营汤、清宫汤、犀角地黄汤、加减复脉汤、三甲复脉汤等。

【自诊病案原案之病机、治法、方药】

一诊断为风温，年老体虚，不能及时传化邪气也，治宜辛凉芳香。

连翘三钱，桔梗三钱，豆豉三钱，荆芥二钱，薄荷钱半，生甘草一钱，郁金二钱，元参三钱，银花三钱，藿梗三钱。共为粗末，芦根汤煎。

二诊为下虚阴不足也，议辛凉药中加护阴法。

桔梗三钱，麦冬三钱，元参五钱，甘草钱半，豆豉二钱，细生地三钱，连翘二钱，银花三钱，芦根三钱。今日一帖，明日一帖，每帖煮二杯。

三诊可知其阴之所存无几，予复脉法。

炙草三钱，白芍六钱，阿胶三钱，麦冬八钱，麻仁三钱，大生地八钱。

四诊即于前方内加鳖甲六钱，以搜余邪。

五诊再于前方内加牡蛎八钱收阴，甘草三钱守中（《吴鞠通医案·卷一》）。

按语：风温者，震方司令而化温也。温邪化热，先伤乎肺，继而变证甚繁，总之手三阴见症为多，治法宜辛凉，不宜辛温，宜甘润，不宜苦降。盖辛温烁肺，苦降伤胃。今观先生之治，则有辛凉解肌，甘寒退热，芳香利窍，甘苦化阴，时时轻扬，存阴退热诸法，种种有条，方全法备，则先生不亦神圣工巧之手乎。

第五节　丁甘仁临床思维特点

丁甘仁（1865—1926），名泽周，江苏武进人，是孟河医派的重要代表人物，与费伯雄、马培之、巢崇山并称"孟河四大家"。精于内、外、喉诸科，尤其在外感热病的辨证论治方面有独到之处。

一、临床思维主要特点

丁甘仁在外感伤寒与温病的论治中，打破伤寒与温病历来对立的局面，将二家之说融会贯通，使伤寒六经辨证与温病卫气营血辨证相结合，宗《伤寒论》而不拘泥于伤寒方，宗温病学说而不拘泥于四时温病。其灵活发挥张仲景六经辨证思想，并吸取温病学派之长，经方与时方并用，提倡寒温融合。同时，丁甘仁善用经方，主张用药和缓、轻灵，强调临证用药要先辨其性，择其要而用之。

二、病案分析

1. 伤寒病案

吴先生，伤寒两感，挟滞交阻，太阳少阴同病。昨投温经达邪消滞之剂，形寒怯冷渐减，而绕脐腹绞痛，不思饮食，苔薄腻，脉象弦紧，渴喜热饮。寒邪客于厥少两经，肝脾气滞，不通则痛。仍守原意，加入理气，望通则不痛之意。

川桂枝五分，炒赤芍一钱五分，熟附块一钱，制川朴一钱，赤茯苓三钱，枳实炭一钱，仙半夏二钱，小茴香八分，福泽泻一钱五分，细青皮一钱六，六神曲三钱，两头尖（酒浸，包）一钱五分，带壳砂仁（后下）八分，川郁金一钱五分。

二诊：太阳少阴之邪能渐得外达，寒热较轻而未能尽退，少腹作痛，甚则上攻胸脘，小溲短赤，不思纳谷，舌苔布腻而黄，脉象弦紧而迟。客邪蕴湿挟滞互阻，厥气乘势横逆，阳明通降失司。再拟疏邪温通，泄肝化滞。

清水豆卷四钱，紫苏梗一钱五分，金铃子二钱，延胡索一钱，赤茯苓三钱，枳实炭一钱五分，制川朴一钱，川郁金一钱五分，福泽泻一钱五分，细青皮一钱，六神曲三钱，炙枸橘一钱，带壳砂仁八分，两头尖（酒浸，包）一钱五分。

按语：本例表证夹滞未尽，患者绕脐腹绞痛，不思饮食，苔薄腻，脉象弦紧，渴喜热饮，此为寒邪客于厥少两经，气滞血瘀，方用桂枝汤解表邪，附子温少阴之阳，川朴、茯苓、枳实、半夏、六神曲、砂仁和胃化湿，茴香、青皮、两头尖、郁金、泽泻疏肝暖肝、活血化瘀。二诊太阳少阴之邪渐解，湿滞血瘀依旧，守原方，去附子，解表药改豆卷、苏梗，酌加金铃子、延胡索、枸橘等理气活血化瘀之品，以冀痊愈。所用治法遵循六经辨证规律，并且用药体现出轻灵和缓的特点。

2. 自诊病案

李某，初起寒热往来，继则大便溏泄，次数甚多，腹痛隐隐，里急后重，纳谷衰少，泛泛呕恶，汗多肢冷，舌苔灰腻而黄，口干不多饮，面色萎黄，腿足浮肿，脉象左部弦小而数，右部濡数无力。

自诊证候：

自拟治法：

自拟方剂：

三、小结

丁甘仁临床思维特点主要体现在以下两个方面：

1. 六经为纲，寒温融合

丁甘仁治疗外感热病，受业师汪莲石的影响，对仲景《伤寒论》研究较深，在六经辨证方面颇得其长。丁甘仁认为，伤寒与温病同属外感病，之所以不同，是由于

"人之禀赋各异，病之虚实寒热不一，伤寒可以化热，温病亦能化寒，皆随六经之气化而定"。其独特的辨证思路，体现了融古化新的汇通风格，形成寒温统一的融合趋势，与何廉臣共成为寒温融合学派的先期代表。

《丁甘仁医案》所载外感病案，包括伤寒、风温、暑温、湿温、痉症五类。从具体病案分析可见，伤寒案共16例，皆按六经辨证，以经方加减。其中三阳证用麻黄汤、桂枝汤、大青龙汤、小青龙汤、栀子豉汤、承气汤、增液汤、小柴胡汤，三阴证用麻黄附子细辛汤、四逆汤。

丁甘仁对温病的治疗，采用伤寒六经辨证与温病卫气营血、三焦辨证相结合，经方与时方并用的辨治方法。一般情况下，邪在卫分、气分，则按三阳经辨治，而以阳明经辨治者多；邪入厥阴，则按热入营血或逆传心包辨治。湿温病若湿胜阳微，则按三阴经辨治。温病初起，邪犯肺胃，病在卫分、气分，多用辛散透解法。温病的治疗与伤寒不同，温邪属阳，最易化热伤津，徒用汗法则易伤津，津愈伤而热愈炽；若不用汗法，则邪无出路。若初病即用寒凉滋阴，恐邪遏难出，故其治当辛散与生津二者兼顾，可见同是表病初期用辛散药，温病要顾及伤津化热的一面。温病所用辛散药多为辛凉轻疏之品，但若邪闭较甚，亦可少加辛温而不燥烈之药，如荆芥穗，助其透发。伏温郁久化火入营，或病势急剧，初病迅速转入营分，或入营血，或逆传心包，丁甘仁不是单纯地凉血滋阴，而是略加轻疏之品，由营转气，由里出表。

2. 善用经方，轻灵和缓

丁甘仁特别推崇张仲景的《伤寒论》，谓医有两大法门，一为《伤寒论》之六经病，一为《金匮要略》之杂病，皆学理之精要，治疗之准则。丁甘仁临床运用经方每能得心应手，治外感热病常以《伤寒论》方化裁，或仿《伤寒论》组方之义自拟处方。如《丁甘仁临证医集》中伤寒病的选案均按六经辨证，选用经方化裁。三阳证中表里寒热者用桂枝白虎汤或大青龙汤，热入血室者用小柴胡加清热通瘀之剂，三阴证属太阴少阴合病者用四逆汤，对伤寒杂证，亦能活用经方。治疗温病时，与六经分证相符合者大都选《伤寒论》方加减，否则按六经分证思想活用时方。风温病选案31例，用经方化裁的经验有19例。如肺胃热甚，热痰交阻，用麻杏石甘汤加竹叶、芦根；大热、大渴、大汗、脉洪大者，选用白虎汤加桑叶、淡豆豉。湿温病51个案例中有21例用了经方加减，如邪在卫、气，见恶寒发热，胸闷泛恶，选桂枝汤；热重于湿，壮热口渴，用苍术白虎汤；热重于湿，兼表证者，用葛根芩连汤加味，湿化热自阳明经入腑，用调胃承气汤加减；伏温夹湿，陷入厥阴，用四逆散等。治疗内科杂病时，也以《伤寒论》《金匮要略》方为主，其辨证精当，处方有准则。胸痹病中，选案 6 例中有 5 例运用了经方加减，选用瓜蒌薤白半夏汤或瓜蒌薤白白酒汤加味。肿胀（水肿）病 14 例案例中有 9 例运用经方，如五苓散、越婢汤、麻黄附子甘草汤。吐血病中 3 例病案均用经方加减，吐血色鲜红用《金匮要略》柏叶汤、千金犀角地黄汤，色黑如墨用附子理中汤。痢疾病中，20 例中有 13 例用经方，寒湿下利用桃花汤，湿热下利用白头翁汤等。黄疸病中，22 个病例中有 14 例用经方化裁，阳黄用栀子柏皮汤，阴黄用茵陈术附汤，湿热并重用麻黄连翘赤小豆汤、茵陈五苓散。

丁甘仁主张用药和缓、轻灵，临证用药每每先辨其性，择其要而用之。他编著了《药性辑要》，详细论述了药物的性味归经及其应用，并指导其临床治疗。在处方用药上，最擅运用"轻可去实"之法，其对轻可去实的运用，根据事实证明，看到使用重剂而不见效、药量无可再加又无法可施之时，改用轻剂，或有转机之望，从而达轻可去实的目的。丁甘仁的这一用药特点，既是治疗疾病的需要，又或考虑用药太重伤患者正气。其轻指药之性缓而量微，所选用药物既能发挥治疗作用而又没有留邪伤正的弊端，如丁甘仁在治疗湿温病时，用药多轻灵，芳香化湿，惯用藿香、佩兰；利湿则用泽泻、滑石、薏苡仁、茯苓皮等；清热用金银花、连翘、竹叶、青蒿；调中和胃则用砂仁、白扁豆、白蔻仁、枳壳。所用药物的量轻，多则三钱，少则五分，生姜加一片，荷叶取一角，中病即止。

【自诊病案原案之病机、治法、方药】

此乃少阳之邪，陷入太阴，脾不健运，清气下陷，湿浊郁于曲肠。颇虑正不胜邪，致生虚脱之变。仲圣云：重于表者，先治其里，缓治其标。姑以理中汤加减，以温运太阴而化湿浊。

炒潞党参二钱，熟附片八分，炒于术二钱，云茯苓三钱，仙半夏二钱，广陈皮一钱，炮姜炭五分，炙粟壳二钱，六神曲三钱，带壳砂仁（后下）八分，炒谷芽三钱，炒麦芽三钱，戊己丸（包）一钱二分，灶心黄土（荷叶包煎）四钱。

二诊：初起寒热往来，继则大便溏泄，次数甚多，腹内响鸣，肛门坠胀，纳谷减少，口干不多饮，面色萎黄，腿足浮肿，舌苔薄腻而黄，脉象左弦小，右濡滑无力。此乃少阳之邪，陷入太阴，脾不健运，清气下陷，湿浊不化。尚虑正气不支，致生变迁。再宜温运太阴而化湿浊；佐入分利，利小便正所以实大肠也。

炒潞党参二钱，熟附子一钱，炮姜炭六分，六神曲三钱，炒怀山药三钱，云苓三钱，猪苓三钱，广陈皮一钱，炒车前子（包煎）三钱，炒于术二钱，仙半夏二钱，大腹皮二钱，香连丸（包）钱半，炙粟壳三钱，灶心黄土（包）四钱。

按语：本例初起寒热往来，继则大便溏泻，腹痛隐隐，里急后重，苔灰腻而黄，实有湿热蕴结大肠之证。案中辨其为脾失健运、清气下陷，是侧重于患者便溏次多、纳少呕恶、汗多肢冷、面色萎黄、下肢浮肿、脉数无力等症，故治疗选用理中汤合六君子汤加减，以温运太阴（脾）、化湿助运、涩肠止泻。二诊因药后症情未见改观而加用猪苓、炒车前子等以"利小便而实大便"，并加入香连丸以清热化湿行气止痢。因便溏次数多，虑正气不支，故配以炙粟壳、灶心黄土以收涩。所用治法体现了攻补兼施而偏重于补，寒温并用而偏重于温。

第六节　郑钦安临床思维特点

郑钦安（1824—1911），清代医家，名寿全。原籍安徽，行医于成都。学本《黄帝内经》《周易》太极、仲景之奥旨，强调元阳真气在人体生命活动中的重要作用，治病立法重在扶阳，用药多为大剂姜、附、桂等辛温之品，人称"姜附先生""郑火神"。精研《伤寒论》，谓六经辨证可愈外感，亦可治内伤。著《伤寒恒论》十卷（1869年）、撰《医法圆通》四卷（1874年）、《医理真传》四卷（1869年）。

一、临床思维主要特点

郑钦安认为医学一途，不难于用药，而难于识症。亦不难于识症，而难于识阴阳。提出"人生立命全在坎中一阳""万病皆损一元阳气""辨证不离伤寒六经""治病重在扶阳"，贯穿以阴阳为总纲、万病皆在六经、固护一元真气的学术思想，善用大辛大热、大剂量之姜、附、桂以回阳救逆。成为后世追奉火神派的理论指导，被誉为火神派的祖师爷，他强调学习应用《伤寒论》应"不拘于方，明理为要"，他对于阳虚证的辨证和对于温热药的运用经验值得学习。但是大辛大热、大剂量之姜、附、桂等温热药不是万能的，在热病尤其是热疫早期应当禁忌，后期应用必须符合中医辨证之原则。

二、病案分析

1. 齿牙肿痛辨治

按齿牙肿痛一证，诸书有十二经之分，其实在可从不可从之例，总之以有余、不足为主。然有因风火抑郁而致者，有因胃中积热而致者，有真阳虚而阴气上攻者，有元阴虚而元阳为害者。

因风火抑郁而致者，先有发热、身疼可征，法宜宣散，如升阳散火汤，消风散，清胃散，麻杏（石甘）汤之类。

因积热上攻而致者，定多饱闷吞酸，口渴饮冷，面赤唇红，气粗蒸手。法宜去其积滞为主，如平胃散加大黄、石膏、丑牛、槟榔之类。有真阳虚而阴气上攻者，其人齿牙虽痛，面色必青白无神，舌多青滑黑润、黄润、白黄而润，津液满口，不思茶水，口中上下肉色，多滞青色而不红活，或白惨黄而无红色（以上等情，不仅此症，一切阳虚病多见此情）。法宜扶阳抑阴，如白通汤，姜桂饮，阳八味，潜阳丹之类。

因阴虚而火邪为病者，其人定多心烦饮冷，便赤等情。法宜养阴，如六味地黄汤，鸡子黄连汤，导赤散之类。

近来市习，一见牙肿齿痛，便以生地、细辛、防风、荆芥、石斛、知母、石膏、玄参、丹皮、狗地牙等治之，风火则可，阳虚则殆。

按语：齿牙肿痛，本属小证，然有经年累月而不愈者。平时若不究明阴阳虚实，治之不能就痊，未免贻笑大方，学者勿因其小而失之。

2. 惊悸辨治

按惊悸一证，名异而源同，同在心经也。惊由神气之衰，不能镇静；悸由水气之扰；阴邪为殃。二证大有攸分，不得视为一例。予意当以心惊为一证，心悸为一证，临证庶不致混淆，立法治之，方不错乱。夫曰惊者，触物而心即惶惶无措，偶闻震响而即恐惧无依，此皆由正气衰极，神无所主，法宜扶阳，交通水火为主，如白通汤、补坎益离丹之类，多服自愈。悸者，心下有水气也，心为火地，得阴水以扰之，故心不安，水停心下，时时荡漾，故如有物忡也。法宜行水为主，如桂苓术甘汤、泽泻汤之类。若悸甚而心下痛甚，时闻水声，又当以十枣汤，决堤行水，不可因循姑息，以酿寇仇也。

近来市习，一见惊悸，并不区分，概以安魂定魄为主，一味以龙骨、朱砂、茯神、远志、枣仁、参、归治之，治惊之法，尽于斯矣。

按语：知非氏曰：《经》曰"阳气者，欲如运枢，起居如惊，神气乃浮"，钦安分惊为一证，以为正气衰微，神无所主，法宜扶阳，与《内经》吻合，自是方家举止。分悸为一证，指为心下有水气，亦合仲景之法。凡医皆能如此认证，言言有物，谓有不愈之病，吾不信也。

三、小结

郑钦安临床思维特点主要体现在以下三个方面：

1. 阴阳为纲，尤重心肾阳气

郑钦安抓住仲景以阴阳为总纲的核心思想，贯穿全书之中而大加发挥。他以《周易》丰富的辩证法和天地整体运动为指导，用八卦原理阐发人体生理病理的阴阳法则，堪称精妙之至。其中坎卦解、离卦解、辨认一切阳虚证法与一切阴虚证法，尤属切要。"坎为水，属阴，血也，而真阳寓焉。中一爻，即天地。天一生水，在人身为肾，一点真阳，含于二阴之中，居于至阴之地，乃人立命之根，真种子也"，"离为火，属阳，气也，而真阴寄焉。中二爻，即地也。地二生火，在人为心，一点真阴，藏于二阳之中……人身之主也"，认为心肾为人身立命之本，人身赖以生存的元阴元阳，彼此互为其根，相互依存转化，体现出分之则二，合之则一的对立统一观。郑氏曰："予意心血不足与心阳不足，皆宜专在下求之，何也？水火互为其根，其实皆在坎也。真火旺则君火自旺，心阳不足自可愈；真气升则真水亦升，心血不足亦能疗。"由此可见，郑氏之重阳气实际是重少阴肾中之阳也。郑钦安不但内外科、儿科治疗经验丰富，而且妇科、外科疾患均药到病除，他治疗妇科疾病，仍以阴阳辨证为原则，经、带、胎、产四大病症，不论其病情证候变化多么复杂，归根结底不外阴阳两证。

2. 百病不离六经气化

郑氏说："气化二字乃《伤寒》书一部的真机。"从气化方面对伤寒进行阐述，对六经各作证解、附解。证解是六经大旨，附解是补六经未发之大意，颇有精卓之见。他认为："今人只知冬月为伤寒，不知一年三百六十日，日日皆有伤寒，只要见得是太阳经证的面目，即是伤寒也。"认为六经各有标、本、中三气，客邪入于其中，有从中化为病，有不从中而从标化为病，有本气为病。邪入一经，初见在标，转瞬即在中。如果不细心辨证，便不了解邪之出入变化。所以六经受病均可依据其标、本、中气的变化进行分析。三阳之病是阳虚阴亏，故救阴为先；三阴之病是阴盛阳必衰，以温补为要。但阳中有阴症，阴中有阳症，则须弄清三阴三阳互为表里的气机。

3. 联系实际，阐释条文精义

《伤寒恒论》一书，其特点为不抄袭前人陈说，而是紧密扣合临床实际，切实说理，独抒己见来注释《伤寒论》。如："病有发热恶寒者，发于阳也；无热恶寒者，发于阴也。发于阳者七日愈，发于阴者六日愈。"注释说："病发于阳，指太阳也，太阳底面，即是少阴，病发于阴，指少阴也。若专指太阳营卫之阴阳，则与太阳风、寒两伤病情不符。余每临证，常见独恶寒身痛而不发热者，每以桂枝汤重加附子，屡屡获效。以此推之，则病发于阴，确有实据。至所言六七日者，是论阴阳之度数说法也。"

【附】郑钦安辨阴阳之法

1. 辨认一切阳虚证法

凡阳虚之人，阴气自然必盛（阴气二字，指水旺，水即血也。血盛则气衰，此阳虚之所由来也）。外虽现一切火症（此火名虚火，与实火有别。实火本客气入阳经，抑郁所致。虚火即阴气上僭，阴指水，气即水中先天之阳，故曰虚火。水气以下流为顺，上行为逆，实由君火太弱，不能镇纳，以致上僭而为病），近似实火，俱当以此法辨之，万无一失。阳虚病，其人必面色唇口青白无神，目瞑踡卧，声低息短，少气懒言，身重畏寒，口吐清水，饮食无味，舌青滑，或黑润青白色，淡黄润滑色，满口津液，不思水饮，即饮亦喜热汤，二便自利，脉浮空，细微无力，自汗肢冷，爪甲青，腹痛囊缩，种种病形，皆是阳虚的真面目，用药即当扶阳抑阴（扶阳二字，包括上中下，如桂枝、参、芪，扶上之阳；姜、蔻、西砂，扶中之阳；天雄、附子、硫黄，扶下之阳）。然又有近似实火处，又当指陈。阳虚证，有面赤如硃而似实火者（元阳外越也，定有以上病情可凭），有脉极大劲如石者（元阳暴脱也，定有以上病情可凭），有身大热者（此条有三：一者元阳外越，身必不痛不渴，无外感可凭；一者产妇血骤虚，阳无所附；一者吐血伤阴，元气无依，吐则气机发外，元气亦因而发外也），有满口齿缝流血者（阳气虚不能统血，血盛故外越也），有气喘促、咳嗽痰涌者（肺为清虚之脏，着不得一毫阴气，今心肺之阳不足，故不能制僭上之阴气也。阴气指肾水肾火，此条言内伤），有大、小便不利者（阳不足以化阴也，定有以上病情可凭）。

2. 辨认一切阴虚证法

凡阴虚之人，阳气自然必盛（阳气二字，指火旺。火旺则水亏，此阴虚之所由来也）。外虽现一切阴象，近似阳虚证，俱当以此法辨之，万无一失。阴虚病，其人必面目唇口红色，精神不倦，张目不眠，声音响亮，口臭气粗，身轻恶热，二便不利，口渴饮冷，舌苔干黄或黑黄，全无津液，芒刺满口，烦躁谵语，或潮热盗汗，干咳无痰，饮水不休，六脉长大有力，种种病形，皆是阴虚的真面目，用药即当益阴以破阳（益阴二字，包括六阴在内，照上气血盛衰篇，论气有余便是火一段，存阴、救阴、化阴、育阴诸方具备，仔细揣摩，便知阴虚之道也）。然亦有近似阳虚者，历指数端。阴虚证，有脉伏不见，或细如丝，而若阳虚极者（热极则脉伏也，定有以上病形可凭），有四肢冷如冰，而若阳绝者（邪热内伏，而阳气不达于四末也，定有以上病情可凭），有忽然吐泻，大汗如阳脱者（此热伏于中，逼出吐泻也，定有以上病形可凭），有欲言不能，而若气夺者（热痰上升蔽壅也，定有以上病情可凭）。此处不过具其一二，余于阴虚证作有问答数十条，反复推明，细玩便知。

按阴虚证皆缘火旺（火即气），火盛则伤血，此千古不易之理。后贤专以火立论，而阴虚证之真面目尽掩矣。仲景存阴、化阴、育阴、救阴之法俱废，无人识矣，今特证之。

第七节　张锡纯临床思维特点

张锡纯（1860—1933），字寿甫，河北盐山县人。张氏精研中医，兼采西说，力倡衷中参西，从理论到实践都做了不懈努力。所著《医学衷中参西录》一书，在理法方药方面多数发明创新，突破前人藩篱，为中医学继承和发扬之范例。

一、临床思维主要特点

衷中参西，继承创新。张锡纯在医学理论上崇尚《黄帝内经》，在阐述药性上推尊《本草经》，组方师法《伤寒论》《金匮要略》，而对历代医家的学术成就亦兼容并蓄。作为实际派大师，他重视临床实践，提倡在明药性的基础上中西医并用，在坚持发展中医的前提下取西医之长，补中医之短。先生之大作，名为衷中参西，衷中者，仍以中为要也。体现了他治学重创新，强调紧跟时代潮流的思想。

二、病案分析

1. 腹痛病案

曾治奉天刘某腹疼，三年不愈。其脉洪长有力，右部尤甚，舌心红而无皮，时觉头疼眩晕，大便干燥，小便黄涩，此乃伏气化热，阻塞奇经之经络，故作疼也。为疏方：生石膏两半，知母、花粉、玄参、生杭芍、川楝子各五钱，乳香、没药各四钱，甘草二钱，一剂疼愈强半。即原方略为加减，又服数剂痊愈。

可见张锡纯临床辨证之准确，对石膏的运用是得心应手。

2. 自诊病案

刘某丁卯来津后，其脑中常觉发热，时或眩晕，心中烦躁不宁，脉象弦长有力，左右皆然。其愤激填胸，焦思积虑者已久。

自诊辨证：

自拟治法：

自拟方剂：

三、小结

张锡纯临床思维特点主要体现在以下四个方面：

1. 博采众长，继承创新

张锡纯强调继承学习前人经验，并善于充分消化发挥，不为前人所限，反对泥古不化。受《黄帝内经》"其大气之搏而不行者，积于胸中""五谷入于胃也，其糟粕、津液、宗气分为三遂。故宗气积于胸中，出于喉咙，以贯心脉，而行呼吸焉"之启迪，明确提出大气说，认为"大气入于脏腑者，不病而卒死"并非"大邪"之气，而是宗气（大气）下陷所致，并创制升陷汤专制下陷之证。

2. 对症用药处方讲求少而精

张锡纯主张治病时宜选对症之药，重用而取效。他说："恒择对症之药，重用一味，恒能挽回急重之病，且得以验药力之实际。"在他自制的诸方中，不少方药不超过八味，而以五六味者为多见，少则一二味者。如一味薯蓣粥，三味扶中汤（于术、生山药、龙眼肉）、化血丹（花蕊石、三七、血余炭）、秘红丹（大黄、肉桂、生赭石）、三鲜（茅根、藕、小蓟根）等。在药物的用量上常有 60～90 克。他常重用山茱萸治疗虚脱，取得满意疗效。治癫狂，脉实者大黄用 60 克。严厉批评用药多而杂，分量轻的倾向，曰："用药以能治病为宗旨，医者疏方，恒至二十余味，其分量皆在二三钱之间，即将病治愈，亦不知何药之力。"言之有理、令人信服。

3. 善用石膏

石膏一药，首载于《神农本草经·中卷》，后世历代医家多把石膏作为治热病之要药，具有"清热泻火、除烦止渴"的功效，用于"温病邪在气分，壮热、烦渴，脉洪大等实热亢盛之证"，"肺热所致的咳嗽痰稠，发热，以及气喘等证"，"胃火上炎所致的头痛、牙龈肿痛"等证。临床多取其大寒之性，治疗里热证。然张锡纯在《医学衷中参西录》中如此论述："石膏之质原为硫、氧、氢、钙化合而成，其性凉而能散，有透表解肌之力，为清阳明胃腑实热之圣药，无论内伤、外感用之皆效，即他脏腑有实热者用之亦效。《神农本草经》原谓其微寒，其寒凉之力远逊于黄连、龙胆草、知母、黄柏等药。"但是张锡纯在主张重用生石膏的同时，又强调应随证候的不同酌情加减石膏的用量，治疗中风的搜风汤用石膏八钱，治温病的清解汤中用生石膏六钱，治伤寒的加味越婢加半夏汤，石膏用量仅为三钱等。

4. 遣方用药注重维护脾胃升降功能

张氏用药重视脾胃升降功能，脾气升则健，胃气降则和。呕吐、吐衄、喘证，痰饮等与胃气不降密切相关。导致胃气不降的原因，不外肾虚不摄和肝胆气冲上逆，治之则以降胃、镇冲、补虚、泻肝为主法。呕吐其治有二：胃气上逆，胆火上冲，治宜镇逆汤。以代赭石、清半夏降逆和胃，龙胆草、白芍、青黛清泻胆火不使上冲，野台参、生姜健胃补中，并少佐吴茱萸辛散解郁，配伍合理，用药精当，疗效显著。对胃虚气逆，闻药呕吐加剧者，则以薯蓣半夏粥或一味代赭石而收奇功。对于吐衄，张氏特别重视调气，认为胃气"上逆之极，血即随气上升而吐衄作矣"。治因热而吐衄者用寒降汤，治因寒而吐衄者用温降汤。喘证外因痰塞阻肺，内因肾不纳气。张氏则认为胃气上逆，迫肺气上涌亦可作喘。用参赭镇气汤和滋培汤治之，均配伍降胃之药，如代赭石、苏子、牛蒡子、陈皮等。痰涎形成，一是心肺阳虚，不能温通，导致脾气不升，胃气不降，水湿停聚，发为痰饮，一是肾虚不摄，冲气夹胃气上逆，不能下行以运化水饮，发为痰饮。因此，张氏治疗痰饮，以降胃镇冲为主法，理饮汤和理痰汤为其代表方，颇有见地，富有显明的个人特色。

【自诊病案原案之病机、治法、方药】

知系脑充血证。为其脑中觉热，俾用绿豆实于囊中做枕，为外治之法。又治以镇肝息风汤，于方中加地黄一两，连服数剂，脑中已不觉热，遂去川楝子，又将生地黄改用六钱，服过旬日，脉象和平，心中亦不烦躁，遂将药停服（《医学衷中参西录·医方（十二）》）。

按语：本案因长期焦思恼怒，气郁化火，耗伤肝阴，风阳升动所致。上冒巅顶则脑热眩晕，烦躁、脉弦长有力皆为肝阳上亢之征。案中用绿豆作枕外治泄其内火，镇肝息风汤乃张氏发明之名方，对肝肾阴虚，阴不维阳而阳亢风动证，疗效确切，近代常用于高血压及脑血管意外见上述证候者。本案用此内服以滋阴潜阳，平肝息风，加生地黄滋肾水涵肝木，内外同治而收效迅速。

参考文献

[1] 柳文，王玉光.中医临床思维[M].北京：人民卫生出版社，2015.

[2] 张玉辉，杜松.叶天士学术思想探析[J].中华中医药杂志，2007，25（12）：2512－2513.

[3] 夏翔，王庆其.历代名医医案精选[M].上海：上海人民出版社，2004.

[4] 苏颖.中医运气学说[M].2版.北京：中国中医药出版社，2012.

[5] 唐步祺.郑钦安医书阐释[M].3版.成都：巴蜀书社，2006.

[6] 张锡纯.医学衷中参西录[M].2版.石家庄：河北人民出版社，1977.